Ursula Georgii
Durch Chakrenausgleich in die Balance

Ursula Georgii

Durch **Chakrenausgleich** in die Balance

Burnout energetisch heilen

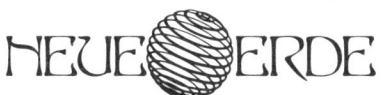

Bücher haben feste Preise.
1. Auflage 2020

Ursula Georgii
Durch Chakrenausgleich in die Balance

© Neue Erde GmbH 2020
Alle Rechte vorbehalten.

Titelseite:
Foto: aapsky/shutterstock.com
Gestaltung: Dragon Design, GB

Lektorat:
Natalie Nicola, www.projekt-herzenstexte.jimdosite.de

Satz und Gestaltung:
Dragon Design, GB
Gesetzt aus der Berkeley

Gesamtherstellung: Appel & Klinger, Schneckenlohe
Printed in Germany

ISBN 978-3-89060-754-2

Neue Erde GmbH
Cecilienstr. 29 · 66111 Saarbrücken
Deutschland · Planet Erde
www.neue-erde.de

Inhalt

Danksagung 9
Vorwort 11
Einleitung 13

I Burnout und Stress 15

Was ist Burnout und wer ist betroffen? 15
Wissenswertes über Stress 21
Körper und Psyche 26

II Balance 37

Aspekte der Balance und Aspekte und des Ungleichgewichtes 37
    Übung: Das Energiegefäß 38
    Übung: Die sieben Säulen 42
Die Gegensätze im Energiehaushalt ausgleichen 43
    Übung: Körperliche Entspannung als Voraussetzung für emotionale und geistige Balance 46
    Übung: Standwaage zur Förderung der Balance 57
    Übung: Auf der Stelle gehen 57
    Übung: Gehmeditation 60

III Die energetische Dimension von Burnout 63

Wesenskontakt 66
    Übung: Verbindung mit dem eigenen Wesenskern 69
    Übung: Sammeln der Wesensenergie 71
Die Chakren 72
Wichtige Aspekte der sieben Hauptchakren in Bezug auf Burnout 74
Wurzelchakra 75
    Übung: Erdung und Erdenergie 81
    Übung: Reinigung des Wurzelchakras mit der Kraft des Bergkristalls 82
Bauchchakra 84
    Übung: Reinigung des Bauchchakras mit der Kraft des Wassers 88
    Übung: Ausgleichung und Aktivierung des Bauchchakras 88

Solarplexuschakra 91
  Übung: Wahrnehmen und Stärken der eigenen Lebensenergie im
    Solarplexuschakra 96
  Übung: Reinigung des Solarplexuschakras mit der Kraft des Feuers 98
  Übung: Reise ans Meer 101
Herzchakra 102
  Übung: Reinigung des Herzchakras mit der Kraft des Windes 110
  Übung: Öffnung der Herzensblüte 111
  Übung: Herzenswunsch 112
Kehlchakra 113
  Übung: Klären und aktivieren des Kehlchakras 121
  Übung: Reinigung des Kehlchakras von alten Kommunikationsmustern 122
Stirnchakra 124
  Übung: Klären und vitalisieren des Stirnchakras 131
  Übung: Reinigung des Stirnchakras von alten Mustern, Bildern und
    Antreibern 133
Kronchakra 134
  Übung: Berufung 135
  Übung: Verbindung mit dem eigenen Wissen 141
Wechselwirkungen zwischen den Chakren 142
  Übung: Chakrareise 143
  Übersicht: Chakren und Burnout 146
Die Aura 153

IV Energetischer Selbstschutz 158
Stärkung der Präsenz im Hier und Jetzt 160
  Übung: Atmen 160
  Übung: Präsenz in diesem Augenblick 161
  Übung: Baum im Wind 162
  Übung: Erdung von den Füßen 164
Umgang und Schutz in der akuten Situation 165
  Übung: Atmen und Erden 167
  Übung: Sonne und kosmische Energien 168
  Übung: Die eigene Aura spüren 169
  Übung: Die Aura als energetischer Schutzmantel 171

Übung: Wahrnehmen und Schutz der unteren Chakren   172
Übung: Schaffen eines energetischen Schutzraumes   174
Übung: Lichtsäule   175
Übung: Deutliche Grenzen setzen   176

Techniken, nachdem die Situation beendet ist   177
Übung: Energieaustausch und energetische Reinigung   178
Übung: Energetische Reinigung mit Farben   179
Übung: Reinigung mit Wind   180

V Strategien und Techniken zur Stressverminderung und Stressvermeidung   184

Klärung der Arbeitssituation   185
Umgang mit Stress auf der Arbeit   187
Übung: Kräftigung des Selbstbewusstseins und der persönlichen Stärken   189
Strategien zum Umgang mit Mobbing   193
Klärung der privaten Lebenssituation   196
Umgang mit Stress im privaten Bereich   199
Übung: Achtsamkeit im Hier und Jetzt   201
Übung: Ich bin die Chefin meiner Gedanken   202
Zeit des Wandels: Veränderungen in der Lebensmitte bei Frauen   207
Übung: Verabschieden von alten Wünschen   210

Abschlussbetrachtung   218
Literaturhinweise   220
Über die Autorin   221

➡ **Zu den meisten Übungen gibt es geführte Anleitungen als Audios:**
https://shop.neueerde.de/balance
(QR-Code auf der hinteren Klappe)

Danksagung

So viele wegbegleitende Menschen hatten Einfluss auf das Entstehen dieses Buches, dass es mir unmöglich ist, ihnen allen an dieser Stelle persönlich zu danken.

Besonders möchte ich mich aber bei all jenen bedanken, die mich in den letzten Jahren in meinen Seminaren, Kursen und in der Einzelarbeit dazu angeregt haben, mich mit dem Thema Burnout intensiv zu beschäftigen und zahlreiche neue Übungen zum Thema zu entwickeln.

Ganz besonderer Dank gebührt meiner Lektorin Natalie Nicola, die mit viel Herz und ebenso viel Wissen über die Energiearbeit mit Aura und Chakren wesentlich dazu beigetragen hat, dass dieses Buch eine klare Struktur aufweist, verständlich geschrieben und somit ein alltagstaugliches Arbeitsbuch geworden ist.

Zuletzt möchte ich mich herzlich bei Petra Schneider für ihre Geduld und ihre Unterstützung während des Entstehungsprozesses dieses Buches bedanken. Sie hat mich auch in Zeiten der Zweifel und Schreibpausen immer wieder bestärkt und mir Mut gemacht.

Vorwort

Warum rennen wir so oft gestresst, rastlos und überfordert durch unser Leben? In der heutigen leistungsorientierten Zeit sind immer mehr Menschen von Erschöpfungszuständen bedroht oder betroffen. Jede Krise im privaten oder beruflichen Bereich ist ein Hinweis darauf, dass wir uns mit unseren Erwartungen und Ansprüchen und mit unseren tiefsten Sehnsüchten und Lebenszielen auseinanderzusetzen haben.

Entlang der Chakren und der ihnen zugrundeliegenden Prinzipien möchte ich mit diesem Buch eine Art inneren Wegweiser entwerfen, um sich immer wieder neu den eigenen Themen widmen zu können. Es ist kein medizinischer Ratgeber. Das Buch dient dir – liebe Leserin, lieber Leser – dazu, dich selbst besser kennenzulernen. Um zu verdeutlichen, dass wir uns auf den folgenden Seiten auf einer wesentlichen Ebene begegnen werden, habe ich mich dafür entschieden, dich mit dem persönlichen »Du« anzusprechen.

Es stellen sich grundlegende Fragen wie: Was raubt dir deine Energie und deinen Schlaf? Warum fühlst du dich kraftlos? Wie kannst du dich vor dem negativen Einfluss anderer schützen? Wie kannst du dein Leben heute so verändern, dass es zu dir und deinen Bedürfnissen passt?

Ich lade dich anhand der hier ausgewählten Anregungen und Übungen dazu ein, deine inneren Antreiber zu erkennen und alte Prägungen hinter dir zu lassen. Dieses Buch lebt von deiner Mitarbeit. Es ist ein Arbeitsbuch, das dich an meinen praktischen Erfahrungen teilhaben lässt. Durch die Arbeit mit den Chakren und dem energetischen Selbstschutz erhältst du konkrete Anregungen und umsetzbare Möglichkeiten, um stressige Situationen besser zu bewältigen und nicht mehr passende Lebensbedingungen oder Verhaltensmuster ein Stück weit zu wandeln.

Wenn du mit dir selbst verbunden bist, erwächst dir die Kraft und die Stärke, mit den vielschichtigen Herausforderungen deines Alltags anders umzugehen. Möge dich die Energiearbeit auf deinem Weg in die Balance unterstützen.

Ursula Georgii, im Juli 2019

Einleitung

Burnout ist kein individuelles Versagen, sondern zeigt eine gesamtgesellschaftlich relevante Herausforderung unserer Zeit, die enorme Auswirkungen auf den einzelnen Menschen, die Familien und unsere sozialen Systeme hat.

In Kapitel I wird gezeigt, was Burnout eigentlich ist, wer davon betroffen sein kann und welche Persönlichkeitsstrukturen und Überzeugungen die tiefsitzende, alle Lebensbereiche umfassende Erschöpfung begünstigen. Es werden die Zusammenhänge von Burnout und anhaltendem Stress sowie die daraus resultierenden körperlichen, emotionalen und psychischen Auswirkungen beleuchtet.

Aus dieser Betrachtung heraus wird die Notwendigkeit deutlich, neue umsetzbare Ideen zu entwickeln, um über längere Zeiträume hinweg gut für sich selbst zu sorgen. Voraussetzung hierfür ist eine wertschätzende und die eigenen Bedürfnisse respektierende innere Haltung, die uns darin bestärkt, immer wieder ausreichend Rückzugsräume zur Entspannung zu schaffen und Abstand von den Anforderungen und Sorgen des Alltags zu bekommen.

In Kapitel II setzen wir uns mit den verschiedenen Bereichen unseres Lebens auseinander, um herauszufinden, welche Aspekte überwiegend in Balance sind und uns Energie und Kraft geben und welche Bereiche derzeit mehr im Ungleichgewicht sind und uns daher Energie und Kraft nehmen. Balance erfahren wir dann, wenn wir uns die Gegensätze in unserem Energiehaushalt bewusst machen und wissen, wie wir sie immer wieder ausgleichen können.

Kapitel III ist der Hauptteil dieses Buches und stellt einen ganz neuen und einzigartigen Ansatz dar, um die Ursachen und Auswirkungen von Burnout und Stress zu erkennen. Dabei werden bei der energetischen Betrachtung Energien in Form von alten Prägungen, gedanklichen Konzepten, Gefühlsmustern und Verhaltensweisen sichtbar. Wenn wir diese Energiemuster erkennen, haben wir die Chance, bewusst damit zu arbeiten und sie nach und nach zu wandeln oder aufzulösen. Dafür dienen die Techniken und Übungen aus der Energiearbeit mit Aura und Chakren.

In Kapitel IV vermitteln die Übungen aus dem energetischen Selbstschutz eine wache Aufmerksamkeit und ein bewusstes Sein im jetzigen Augenblick. Dadurch wird es möglich, die eigenen Bedürfnisse wahrzunehmen und sich bei Bedarf gegen Fremdenergien abzugrenzen und sich von den Gefühlen und Erwartungen anderer zu befreien. Verbunden mit den aufgezeigten Möglichkeiten, nicht mehr passende Verhaltensweisen, Rollen und Muster aufzuspüren und hinter sich zu lassen, entsteht immer öfter eine wunderbare Präsenz und Balance im Hier und Jetzt. Die erlebte »Krise« kann als Chance erkannt werden, wieder auf den eigenen wesensgemäßen Weg zu kommen und zu erkennen, dass wir häufig selbst entscheiden können, auf welche Art und Weise wir uns in eine »stressige« Situation hineinbegeben und wie wir aus ihr wieder hinausfinden. Bis zu einem gewissen Grad können wir wählen, ob wir die Herausforderungen des Alltags als wertvolle Erfahrungen erleben oder sie als schwächende, energieraubende Störungen betrachten.

In Kapitel V werden sowohl für die Arbeitswelt als auch für den privaten Bereich ganz konkrete und umsetzbare Möglichkeiten aufgezeigt, die zur Erhaltung der geistigen Vitalität und körperlichen Beweglichkeit in allen Lebensphasen beitragen.

Das alles führt dazu, dass wir mit dem Fluss des Lebens schwimmen und Entscheidungen für ein gesundes und glückliches Leben treffen können, wenn sie anstehen. Folgen wir unserem Herzen, unserer Sehnsucht und unserem Wesenskern, dann können wir ein Leben in Freiheit und Leichtigkeit führen und uns so eine wunderbare Zukunft erschaffen.

I
Burnout und Stress

Was ist Burnout und wer ist betroffen?

In diesem Kapitel möchte ich die komplexen Zusammenhänge zwischen Burnout und Stress und die damit einhergehenden körperlichen, emotionalen und gedanklichen Prozesse kurz und verständlich darstellen. Dabei habe ich nicht den Anspruch eine fundierte wissenschaftliche Analyse oder einen medizinischen Ratgeber vorzulegen, sondern einen Überblick über die überaus komplexe Thematik zu geben.

In den letzten Jahren haben sich zahlreiche in der Öffentlichkeit stehende Menschen aus Sport, Film und Politik dazu bekannt, an einem Burnout zu leiden und sich infolgedessen über längere Zeiträume oder dauerhaft aus dem beruflichen Alltag zurückgezogen. Nicht zuletzt durch diese Medien-Berichte hat sich das Thema »Burnout« als ein ernstzunehmendes Phänomen etabliert. Unabhängig von Beruf, Geschlecht, Alter oder Familienstand geraten heute immer mehr Menschen in Deutschland mindestens einmal im Leben in eine erschöpfungsbedingte Lebenskrise.

In der Literatur wird Burnout als ein komplexes Erscheinungsbild unserer modernen leistungsorientierten Industriegesellschaft beschrieben. Als Burnout-Syndrom bezeichnet man die Summe der Symptome und Krankheiten, unter denen jemand leidet. Häufig betroffen sind das Herz-Kreislauf-System, der Rücken, das Immunsystem, das Innenohr und das seelische Erleben. Alle Organe können Symptome aufweisen. Burnout kann zu einer körperlichen, emotionalen und geistigen Krise führen. Es haben sich bereits vielfältige Ansätze entwickelt, um mit dem Phänomen angemessen umzugehen. (siehe Literaturhinweise)

Im internationalen Diagnose-Klassifikationssystem (ICD-10 Z73) gilt Burnout als Rahmen- oder Zusatzdiagnose und nicht als Behandlungsdiagnose. Es wird als Erschöpfungssyndrom bezeichnet, einhergehend mit Problemen und Schwierigkeiten bei der Lebensbewältigung. Ab 2022 soll der Begriff Burnout laut WHO ausschließlich für Belastungen in beruflichen Zusammenhängen verwendet werden (ICD-11). Hierzu gehört ein Gefühl von Erschöpfung, ein verringertes berufliches Leistungsvermögen sowie eine zunehmende geistige Distanz oder negative Haltung zum eigenen Job. (natur&heilen, August 2019, Seite 8)

Zu einem Burnout gehört eine massive Antriebslosigkeit bei schwerer körperlicher und seelischer Erschöpfung sowie ein Sinnlosigkeitsempfinden, mit der Tendenz, dieses unbedingt verbergen zu wollen. Grundsätzlich ist eine starke Grundmotivation vorhanden, durch noch mehr Leistung eine Besserung des persönlichen Zustands zu erzielen, was die Betroffenen jedoch weiter in die Erschöpfungsspirale treibt. Der Kern der Überlastung liegt dabei in einer langanhaltenden beruflichen und/oder privaten Über- oder Unterforderung, die meist mit einer akuten Stresssituation gekoppelt ist. Letztere bringt das schon lange »volle Fass« sprichwörtlich zum Überlaufen.

Ein Burnout ist von einer zeitlich begrenzten Arbeitsmüdigkeit zu unterscheiden. Es handelt sich um einen fortschreitenden Prozess, in dem sich Gefühle der Erschöpfung und Anspannung miteinander abwechseln. Bezeichnend für ein Burnout ist, dass die Ermüdung nach ausreichend Schlaf, einem geruhsamen Wochenende oder selbst nach einem längeren Urlaub nicht verschwindet. Ein Burnout mündet häufig in einer schweren Depression. Zusammenfassend könnte man sagen, dass ein Burnout aus einer sich allmählich aufschaukelnden Stressreaktion entsteht. Selbst bei vergleichsweise schwachen Reizen wird enormer Stress erfahren. Hieraus ergibt sich eine Auflösung aller willensunabhängigen Regulationsvorgänge im Körper. Das bedeutet, dass lebenswichtige Funktionen wie etwa Herzschlag, Atmung, Verdauung und Stoffwechsel nicht mehr reibungslos ablaufen. Dadurch fällt es immer schwerer, ein inneres Gleichgewicht aufrechtzuerhalten oder wieder herzustellen.

Ein Burnout verläuft prozesshaft. Hält eine Belastung über Wochen, Monate oder sogar Jahre an, kann jeder Mensch betroffen sein, unabhängig von Alter, Geschlecht oder Beruf. Wie bereits angedeutet, ist das vor allem dann wahrscheinlich, wenn zu einer langanhaltenden Über- oder Unterforderung im Berufsleben eine akute Belastung im Privatleben hinzukommt. Oder umgekehrt. Es spielen also in der Regel verschiedene Aspekte eine Rolle, die dazu beitragen, dass es zu einer ernsthaften Krise mit dauerhafter chronischer Erschöpfung kommt. Von dieser Krise sind alle Ebenen des Seins betroffen: Gedanken und Gefühle sowie körperliche Empfindungen beeinflussen sich gegenseitig und verstärken einander.

Dass sich die Erkrankung über viele Jahre hinweg entwickelt hat, ist den Betroffenen meist nicht bewusst. Oft wird der persönliche Zustand über einen langen Zeitraum hinweg nicht ernstgenommen und infolgedessen auch nicht behandelt. Es ist ein sehr individueller Prozess, in dem sich ein Burnout entwickelt. In manchen Fällen zeigt sich die Dramatik der Situation erst in einem aufrüttelnden Unfall – oder zu spät in einem Suizid oder Herztod.

Am Anfang der Erschöpfungsspirale steht oft eine nicht in Freiheit getroffene oder dem eigenen Wesen nicht entsprechende Entscheidung. Es kommt infolgedessen zu einer Spannung zwischen den Ansprüchen im Außen (sollen, müssen) und den im Innen erlebten Wünschen und Fähigkeiten (wollen, dürfen), die sich im Laufe der Jahre oder Jahrzehnte mehr und mehr zuspitzt. Oft gehen Jahre einer für gut und richtig befundenen Herausforderung dem Erschöpfungszustand voraus. Das kann zum Beispiel die Entscheidung gewesen sein, eine Familie zu gründen und gleichzeitig die berufliche Karriere voranzutreiben; oder ein verlockendes Stellenangebot, das einen die gute soziale Einbindung im Heimatort aufgeben ließ. Was es auch war, die Lage erforderte vom Betroffenen über einen langen Zeitraum hinweg ein enormes persönliches Engagement in Form von Zeit, Geld und Energie. Sie war mit einem Verlust verbunden. Diesen Verzicht, diese Niederlage konnte oder wollte man allerdings nicht bewusst fühlen. Lieber nahm man ein kräfteraubendes Verbergen der Situation und des inneren Erlebens (vor sich selbst und vor anderen) in Kauf, bis die Umstände immer konfliktreicher wurden. Mit der Zeit kam es zu einer zunehmenden Entfremdung und einem inneren Rückzug von anderen Menschen. Die Spaltung von Innen und Außen wird immer größer, je mehr das soziale Korrektiv durch eine offene Kommunikation mit Freunden und Familie fehlt. Wird die unbewusste Verdrängung von Gefühlen nicht erkannt und rechtzeitig unterbunden, wird das Leben selbst irgendwann zur bedrohlichen Sackgasse, das Dasein als sinnlos empfunden.

Sobald wir erkennen, dass unsere Begeisterung und unser jahrelanges Engagement uns nicht dorthin geführt haben, wo wir sein wollten, entsteht eine große Verunsicherung. Die Partnerschaft ist vielleicht schon lange nicht mehr befriedigend. Aber eine Trennung kommt auch nicht in Frage. Der Job macht einen schon lange nicht mehr glücklich. Aber etwas anderes ist auch nicht in Sicht. Am Ende des Tages ist man erschöpft, geht nicht mehr ins Kino oder mit Freunden ins Café, sondern verbringt den Abend vor dem Fernseher und schläft auf dem Sofa ein. Ein massives Sinnlosigkeitsempfinden macht sich breit. Nichts macht mehr Freude. Die Erfahrung ist erschütternd und stellt für die Betroffenen in dieser Phase ein unüberwindliches Problem dar. Man hat sich ein Bild davon aufgebaut, wie das Leben sein sollte, und klammert sich daran. Oder man wird von anderen Menschen über ein Bild oder die entsprechende Rolle definiert und – da Veränderung immer auch Unsicherheit schafft – unbewusst darin festgehalten. Wenn das endlich erkannt und zugegeben wird, bricht etwas zusammen. Und es fehlen nun der Halt und die Sicherheit, die diese alte und nicht mehr passende Vereinbarung mit sich selbst und anderen – trotz allem – gegeben hat. Daher versuchen Betroffene das bisherige, nicht mehr stimmige System möglichst lange aufrecht zu erhalten. Es bleibt einem scheinbar ja auch lange Zeit nichts anderes übrig als weiterzumachen, denn man hat so viele Jahre in genau diese Lebensumstände investiert. Es ist sehr schwierig – aber nicht unmöglich – einen Schlussstrich zu ziehen und sich ab diesem Zeitpunkt ein ganz anderes, bislang noch unbekanntes, neues Leben zu erschaffen.

Bei Frauen tritt ein Burnout häufig in den Wechseljahren auf. In dieser Zeit, wenn sich das ganze körperliche, emotionale und psychische System gravierend verändert, rücken häufig grundsätzliche Lebensfragen in den

Vordergrund, und die Perspektive wandelt sich. Bestehende Beziehungen, der berufliche Weg, die Situation im allgemeinen und das eigene Selbst werden hinterfragt. Auf diese Zusammenhänge werde ich in Kapitel V genauer eingehen.

Burnout wird durch langanhaltenden Stress ausgelöst. Kommt noch eine zusätzliche Belastung hinzu, wie zum Beispiel die Sorge um ein krankes oder gebrechliches Familienmitglied, Mobbing oder die Angst um den Arbeitsplatz, kann er nicht mehr bewältigt werden. Selbsttäuschung und das Festhalten an nicht mehr passenden, veralteten inneren Überzeugungen und Gefühlen führen ebenfalls zu extremem Stress. Persönlichkeitsanteile wie mangelndes Selbstvertrauen oder sehr hohe eigene Ansprüche und Erwartungen senken die Belastbarkeit ebenso stark wie eine erhöhte Verletzlichkeit durch Enttäuschungen oder Verluste. Es scheint unmöglich, sich für etwas zu entscheiden. Eine Art persönliche Lähmung tritt ein. Das Ausbrennen mit sinkender Arbeits- und Lebenszufriedenheit sowie depressiven Stimmungen sind die Folge.

Unter dieser prozesshaften Entwicklung eines Burnouts verändert sich auch das körperliche Wohlsein immer nachhaltiger. Es können Rückenbeschwerden, Magenschmerzen oder Schlafstörungen auftreten. Hinzu kommen möglicherweise Symptome wie Herzrasen, Blutdruckkrisen oder Weinkrämpfe. Die Selbstheilungs- und Regulationskräfte des Körpers sind vermindert. Das emotionale Befinden verändert sich mehr und mehr, da die Dauerbelastung durch die körperlichen Beschwerden das Gefühlsleben massiv beeinflusst. Da die Situation natürlich emotional verarbeitet werden muss, kommt es zu Stimmungsschwankungen und Stimmungen, die bis dahin so nicht empfunden wurden und nach der Krise so auch nicht mehr erlebt werden.

Die körperliche und emotionale Belastung schlägt sich wiederum in den Gedanken nieder. Die Gedanken kreisen zunehmend um die Sorgen und die scheinbar nicht mehr zu bewältigenden Probleme und Ängste. Dies wirkt sich dann wieder auf die Gefühle und Empfindungen aus. Wird diese Entwicklung nicht oder zu spät erkannt, kann es zu einem kompletten Zusammenbruch kommen. Entgleisungen im Empfinden und im Verhalten wie zum Beispiel unkontrollierte Wutausbrüche sowie Alkohol- und Drogenmissbrauch gehen dem häufig voraus.

Ein Burnout kann sich über Jahre hinweg anbahnen. Man merkt zwar einerseits irgendwo tief im Inneren, dass etwas Grundlegendes nicht mehr stimmt. Andererseits kann oder will man das, was nicht sein darf, aber nicht wahrhaben. Oder man ist in der derzeitigen Lebenssituation nicht in der Lage, Konsequenzen zu ziehen. Man macht trotz der stressigen und krankmachenden Umstände weiter wie bisher, und es verwundert nicht, dass dann zu alledem immer noch weitere kräftezehrende Lebensumstände hinzukommen. Findet sich kein Ausweg oder »Stopp« für diese fatale Situation, landet der Mensch in der Krise. In seiner Verzweiflung stellt sein System den Betrieb ein. Nichts geht mehr.

Fragen zum Erkennen der Betroffenheit von Burnout
Folgende Fragen nach Nelting (2014, Seite 86), die ich erweitert habe, helfen dir dabei, zu erkennen, ob du dich im Burnout oder auf dem Weg dorthin befindest.
- Hast du Zeiten, in denen du nicht erreichbar bist? Schaltest du zum Beispiel abends oder in deinen Pausen das Handy und den Computer aus, oder spürst du zumindest das Bedürfnis danach?
- Machst du im Alltag echte Pausen, ohne etwas nebenbei zu erledigen oder zu telefonieren? Kannst du die Pausen genießen und dich dabei entspannen?
- Kannst du Arbeit oder Verantwortung abgeben und dich dabei wohlfühlen?
- Kannst du dich notfalls abgrenzen und auch einmal nein sagen?
- Glaubst du, dass du richtig gute und verlässliche Mitarbeiter oder Kunden hast?
- Hast du regelmäßig Verabredungen mit dir nahestehenden Personen? Hältst du diese Verabredungen meistens auch ein? Fühlst du dich im Kontakt mit anderen wohl?
- Freust du dich auf ein schönes Essen, einen Spaziergang in der Natur oder auf ein Gespräch mit deiner Nachbarin?
- Bemerkst du manchmal einen Schmetterling, bunte Blumen oder lachende Kinder und kannst dich daran erfreuen?
- Lachst du manchmal herzhaft? Kannst du ab und zu auch über dich selbst lachen?

- Fühlst du dich nach ausreichend Schlaf morgens meistens erfrischt und freust dich auf den neuen Tag?

Wenn du von dir sagen kannst, dass du das alles schon lange nicht mehr gemacht hast, aber eigentlich Sehnsucht danach hast, dann fange doch jetzt an, die Dinge zu ändern. Dieses Buch wird dich darin unterstützen zu erkennen, was dir Energie nimmt und dich erschöpft und was dir auf der anderen Seite wirklich entspricht, dir Freude macht und dir Energie gibt. So kommst du deinen Herzenswünschen näher und findest einen gangbaren Weg, danach zu leben.

Wissenswertes über Stress

Was ist Stress, wie entsteht er und wie wirkt er sich aus? Die Stressreaktion ist ein biologisches Anpassungs- und Notfallprogramm, das dazu dient, eine Stressursache zu bewältigen. Wird es aktiviert, schüttet der Körper zunächst Stresshormone aus. Unsere Körperreaktionen in akuten Stresssituationen entsprechen auch heute noch denen der Menschen früherer Zeiten. Das Herz pumpt mit hoher Frequenz, um mehr Blut in die Muskeln zu transportieren. Der Blutdruck und der Zuckerspiegel steigen an. Das ganze zielt darauf ab, kurzfristig einen maximalen körperlichen Einsatz im Kampf oder bei der Flucht zu ermöglichen. Hatte der frühe Mensch die Situation überlebt, normalisierte sich alles durch Bewegung schnell wieder. Die ausgeschütteten Stresshormone Cortisol, Noradrenalin und Adrenalin wurden verstoffwechselt.

Bleibt eine vermeintliche Gefahr jedoch, wie es heute oft der Fall ist, dauernd bestehen und bewegt sich der Mensch nicht ausreichend, um die Botenstoffe abzubauen, bleibt der Hormonspiegel im Körper hoch. Die Folgen können unter anderem verengte Gefäße und Ablagerungen bis zum Infarktrisiko, Bluthochdruck sowie ein überhöhter Zuckerspiegel bis hin zur Zuckerkrankheit sein. Weitere Symptome für dauerhaften Stress können Nachtschweiß, Zittern, Herzklopfen, Übelkeit, häufiger Harndrang, Durchfall oder eine motorische Überaktivität wie zum Beispiel Nägelkauen, Kratzen am Körper, Zähneknirschen oder nervöser Redefluss sein.

In der auf einen langanhaltenden Stress folgenden Widerstandsphase kann es unter anderem zu Blutzuckererhöhung, Schilddrüsenunterfunktion, Schlafstörungen, Erschöpfbarkeit, Atembeschwerden, Kälteintoleranz, Schwindel, Abnahme der Sexualfunktionen und dem Ausbleiben der Regelblutung kommen. Die Verhaltensweise ist zunehmend von übersteigerter Abwehr gegen Vorgesetzte und Mitarbeiter sowie von überzogener Kritik und verändertem Arbeitsverhalten geprägt.

Setzt anschließend die Erschöpfungsphase tatsächlich ein, drohen je nach Persönlichkeitstyp und Schwere des Burnouts der Zusammenbruch der Infektabwehr, heftige Beschwerden und Erkrankungen im Magen-Darmbereich und im Herzen sowie bedrohliche psychische Symptome wie Verzweiflung und Suizidgefährdung. In dieser Phase kommt es zu häufigen und auch längeren Arbeitsunfähigkeiten.

Die drei Phasen einer Stressreaktion stimmen weitgehend mit den Symptomen einer Burnout-Entwicklung überein. Typischerweise können die aus der Übersicht ersichtlichen Symptome auftreten. (Jaggi, 2008, Seite 7ff)

Phase der Aktivierung	Widerstandsphase	Erschöpfungsphase
Schwitzen (Nachtschweiß)	Blutzuckererhöhung	Zusammenbruch der Infektabwehr
Zittern	Schilddrüsenunterfunktion	Herzstechen, Herzrhythmusstörungen
Herzklopfen	Schlafstörungen	
Übelkeit	Erschöpfbarkeit	Magendruck
Häufiger Harndrang	Atembeschwerden	Erkrankungen des Magen-Darm-Traktes
Durchfall	Kälteintoleranz	
Motorische Überaktivität (z.B. Nägelkauen, Kratzen, Zähneknirschen)	Ausbleiben der Regelblutung	Herzinfarkt
	Potenzstörungen	Zahlreiche, auch längere Arbeitsunfähigkeiten
Nervöser Redefluss	Antipathie gegen Vorgesetzte und Mitarbeiter	Verzweiflung
Übersteigertes, unkritisches Anpassertum	Wenig differenzierte, aggressive Kritik	Suizidgefährdung
	Rückzug und Abkapselung in der Arbeit	

Die oben aufgezeigten körperlichen Symptome und die markanten Änderungen im Verhalten müssen im Gesamtzusammenhang betrachtet werden. Das heißt, dass nicht jede Erkrankung, jede Müdigkeit, jede Erschöpfbarkeit und auch nicht jeder Wutausbruch einem kurz bevorstehenden Burnout zugeschrieben werden kann.

Störungen des Immunsystems
Das Immunsystem soll verhindern, dass von außen eindringende Krankheitserreger und Fremdstoffe in den Körper gelangen und bereits im Körper befindliche Keime erkannt und zerstört oder aus dem Körper hinausbefördert werden. Es muss dazu zwischen körpereigenen und hilfreichen Stoffen einerseits und fremden und schädlichen Stoffen andererseits unterscheiden. Nicht der Norm entsprechende Zellen, wie zum Beispiel Krebszellen, müssen erkannt und zerstört oder in ihrer Entwicklung gehemmt werden.

In einer für viele Menschen normalen Arbeitswoche erfolgt bei anhaltendem Stress ein Cortisolanstieg. Hierdurch wird die erste Abwehr des Immunsystems geschwächt: Keime können unbehelligt, zum Beispiel über den Mund-Rachenraum, in den Körper eindringen, ohne abgewehrt zu werden, da Cortisol u.a. die Immunzellen bremst. Man sieht noch gesund aus, da die Keime zunächst unbehelligt bleiben. Am Wochenende oder im Urlaub sinken die Cortisolwerte aufgrund der Entspannung wieder ab und die Immunabwehr arbeitet wieder verstärkt. Hierbei werden die bereits im Körper befindlichen Keime unschädlich gemacht, wodurch man sich krank fühlt.

Das Immunsystem gerät zunehmend durcheinander, wenn der Stress und dadurch der Cortisolspiegel anhaltend hoch sind. Sinkt der Cortisolspiegel wie im Burnout auch in Ruhephasen nicht ab, hilft sich der Körper, indem er die Gene abschaltet, die das Immunsystem so sensibel auf Cortisol reagieren lassen. Es können also wieder häufiger Infektionen auftreten. (Nelting, 2014, Seite 51ff)

Nelting weist zudem darauf hin, dass das körpereigene Abwehrsystem sehr empfindlich auf seelische Vorgänge und Szenen reagiert. Positive Bilder und Vorstellungen stärken die Barriere gegen Keime. Trauer, Sorgen und abstoßende Szenen führen hingegen dazu, dass die Barriere gegen

Keime geschwächt ist. Da im Burnout vor allem negative Gedanken, Gefühle und innere Bilder vorherrschen, kann es zu einer Phase ständiger, auch in der Intensität zunehmender Infekte kommen. Im Laufe der Zeit können allergische oder entzündlich-allergische Reaktionen sowie sogenannte Autoimmunreaktionen entstehen. Die Abwehr von fehlerhaften Zellen und Krebszellen kann aus der Balance geraten. Es ist also vorstellbar, dass aus dieser Sicht im Burnout auch einer Krebserkrankung der Weg gebahnt werden kann.

Hörstörungen im Burnout
Das Hören hatte in der menschlichen Entwicklungsgeschichte eine besondere Bedeutung. In der Steinzeit war es im Vergleich zu heute eher leise. Es gab nur natürliche Geräusche wie das Rauschen der Blätter im Wind oder kurze manuelle Geräusche wie das Behauen eines Steines. Wurde es laut, gab es meist Gefahr: durch Donner, Sturm, Erdrutsche, tosende Bäche, Schneelawinen, Kampfgeschrei oder das Gebrüll eines wilden Tieres. Lärm zeigte also meistens eine das Leben bedrohende Gefahr an. Zum Überleben war es daher notwendig, die Entfernung und Richtung der Gefahr zu orten. Als Wächter der Sinne musste das Ohr auch im Schlaf offenbleiben. Eine sofortige Körperreaktion ermöglichte es den Menschen damals, um ihr Leben zu rennen oder mit dem Feind oder einem wilden Tier zu kämpfen. Auch heute noch hat Lärm einen starken Einfluss auf uns, denn die Stressreaktion läuft nach wie vor automatisch ab. Es ist bekannt, dass Dauerlärm den Blutdruck erhöhen, zu Herzinfarkt führen, die Durchblutung des Magens verringern und das Gefühl von Ohnmacht erzeugen kann. Bei anhaltendem Stress werden die Innenohrgeräusche, die von unseren Ohren normalerweise ausgefiltert werden, zunehmend hörbar und durch eine gesteigerte Aufmerksamkeit des Betroffenen im Gehirn verfestigt. Durch den so erlebten Dauerton verschwindet die wohltuende Ruhe vollständig. Tinnitus ist im Burnout häufig therapierbar, indem das Geräusch wieder in den Hintergrund bewegt wird. Bei einer plötzlichen Hörminderung sollte umgehend ein HNO-Arzt aufgesucht und absolute Ruhe eingehalten werden. (ebd. Seite 58ff)
    Kommt der Mensch zur Ruhe, verschwinden akustische Nervosität und Überempfindlichkeit des Hörens und Sehens, die oft mit nervösem

Juckreiz verbunden sind, meistens wieder, da sie nur die Erregung des Nervensystems widerspiegeln. Haben sich Ängste und Kontrollzwänge bei Erwachsenen aufgrund realer Bedrohungen im Kindesalter entwickelt, kann psychotherapeutisch behandelt werden. Eine Abneigung gegen Geräusche, etwa die des Lüfters am Computer, verschwindet in der Regel durch die Behandlung des Burnouts.

Schwerhörigkeit spielt im Burnout als eigenständiger Stressfaktor eine belastende Rolle. (ebd, Seite 66ff) Da schwerhörige Menschen Geräuschquellen nicht eindeutig zuordnen können, kann dies zu Angst oder Unruhe führen, die wiederum die Anspannung im Burnout verstärkt. Betroffene erhalten außerdem wichtige mündlich transportierte Informationen nicht, nicht vollständig oder nicht korrekt. Zudem fühlt sich ein schwerhöriger Mensch schnell aus dem sozialen Kontakt ausgeschlossen, möglicherweise auch missverstanden.

Ein gut angepasstes Hörgerät kann durch die Verbesserung der Hörleistung zu einer Besserung von Tinnitus, akustischer Nervosität sowie zur allgemeinen Stressreduzierung beitragen.

Um lärmbedingten Stress soweit wie möglich zu verringern, ist es meiner Meinung nach ratsam, den Lärmpegel in Schulen, am Arbeitsplatz und vor allem in der Nacht im Schlafzimmer weitestgehend zu vermindern. Dazu können geeignete Baumaßnahmen wie Lärmschutzfenster, begrenzte Raumgrößen oder Ohrstöpsel dienen.

Hyperstressreaktion
Unter einer Hyperstressreaktion versteht man, dass bei einem langanhaltend hohen Stresspegel verstärkt Stresshormone ausgeschüttet werden, die nun schon bei eher schwachen Reizen erfolgen und sich zudem kaum oder gar nicht zurückbauen. Mögliche Ursachen für diese hohe Stressanfälligkeit und ein damit einhergehendes Burnout scheinen traumatische Kindheitserlebnisse unterschiedlicher Intensität und Häufigkeit zu sein. Zudem kann eine Verbindung zwischen dem Stress, dem eine werdende Mutter in der Schwangerschaft ausgesetzt war – zum Beispiel durch einen Unfall, Trennung oder Krankheit und der Hyperstressentwicklung beim Föten – und der daraus hervorgehenden Entwicklung des Gesamtphänomens Burnout vermutet werden. Nicht

zuletzt mag auch dem Temperament eines Menschen eine erhebliche Bedeutung beim Umgang mit Stress und der Entstehung eines Burnouts zukommen. So scheinen eher heißblütige, leicht erregbare oder zwanghaft veranlagte Menschen eine niedrigere Reizschwelle zu haben als zum Beispiel eher passive oder bedächtig-besonnene Menschen.

Bei einer über viele Jahre hinweg erlebten Anspannung und Erschöpfung und dem damit einhergehenden Rückzug aus sozialen Beziehungen sowie einem Sinnlosigkeitserleben des eigenen Tuns, fixiert sich das Stresssystem schließlich in Erregung oder Reaktionslosigkeit. Angst, Verzweiflung, Ohnmacht und der Kontrollverlust im Agieren werden sozusagen als »Durchdrehen« erlebt. Die Alltagskompetenz ist irgendwann aufgehoben, der Betreffende benötigt dringend Hilfe und kommt dann oft als Notfall ins Krankenhaus.

Thesen zum Nachdenken
- Dauerhafter Stress macht unglücklich und krank.
- Stress ist ein erheblicher Risikofaktor für die meisten sogenannten Volkskrankheiten wie Herzinfarkt, Schlaganfall, Krebs.
- Stress wird verursacht, wenn du hier bist, aber dort sein willst. Wenn du in der Gegenwart bist, aber in der Zukunft sein möchtest.
- Stress wird verursacht, wenn du in der Gegenwart bist, aber in der Vergangenheit sein möchtest.
- Stress wird verursacht, wenn du heute genauso empfindest wie damals, in deiner Geschichte als verletztes Kind.

Körper und Psyche

Körperliche Auffälligkeiten und psychosomatische Beschwerden

Bei langanhaltendem Stress und dem damit einhergehenden Burnout finden sich in fortgeschrittenem Stadium unter anderem folgende Krankheiten und Beschwerden. Die Symptome sind in der Regel Ausdruck einer Beeinträchtigung des Gesamtsystems Mensch. (Nelting, 2014, Seite 46ff)

- Reduzierung der Herzfrequenzvariabilität (eine eingeschränkte Anpassungsfähigkeit der Abstände der Herzschläge an aktuelle Belastungen); erhöhtes Herzinfarktrisiko
- Frühzeichen der Zuckerkrankheit (häufiges Wasserlassen, starker Durst, trockene oder juckende Haut, Müdigkeit, Gewichtsverlust, erhöhte Anfälligkeit für Infektionen)
- Bluthochdruck mit eingeschränkter Blutdruckregulation
- Verspannungen der Muskulatur wie zum Beispiel der Zunahme der Muskelspannung in und oberhalb des Zwerchfells
- Veränderung der Cortisolausschüttung und anderer Hormone der Stressachse
- Veränderung der Geschlechtshormone
- Absinken des körpereigenen Melatonins (vor allem bei Schlafstörungen)
- Schlafprobleme
- erhöhte Anfälligkeit gegen Infekte
- Kopfschmerzen oder Migräne
- Verdauungsbeschwerden
- Schwindel und andere Gleichgewichtsstörungen
- Hörsturz oder Tinnitus

Die notwendige Konfrontation mit sich selbst und der Brisanz der Situation kommt meist von außen, zum Beispiel von der behandelnden Ärztin, Therapeutin oder von Freunden. Der betroffene Mensch ahnt an diesem Punkt meist nur, dass er auf keinen Fall so weitermachen kann wie bisher. Die Krise ist ein absolut notwendiger Umkehrpunkt. Die Zustimmung zu einer Auszeit und einer Behandlung kann in der Akutsituation eine wichtige Entlastung sein, auch wenn dieser Schritt einer der schwersten ist.

Hinweis für Betroffene und Angehörige/Freunde: (Innere) Sätze wie: »Ich weiß keinen Ausweg mehr«, oder: »Ich fühle mich wie in einer Falle gefangen«, sind Alarmsignale, die unbedingt ernstgenommen werden sollten.

Hilfreich kann auch eine intensive Auseinandersetzung mit dem Thema über Bücher oder Seminare sein. Viele Betroffene müssen sich an diesem Punkt erst einmal eingestehen, dass sie eine Pause aus dem normalen Alltag brauchen, und lassen sich für ein paar Tage, Wochen oder Monate krankschreiben. Dazu kann eine Behandlungsphase zum Beispiel im Krankenhaus oder einer Klinik kommen. Man muss sich erinnern oder ganz neu lernen, mit sich selbst sorgsam umzugehen und mehr auf die eigenen Wünsche und Bedürfnisse zu hören. Es erfordert Zeit und Ruhe, um einen neuen Weg zu erkennen und herauszufinden, wie man denn in Zukunft leben möchte, um wieder in die eigene Kraft und Lebensfreude zu kommen.

Das kann lange dauern und zermürbend sein, wenn der alte Weg verschüttet ist und nicht mehr weitergegangen werden kann, der neue Weg aber noch nicht in Sicht ist. Man braucht Geduld mit sich selbst und wenn möglich eine liebevolle Umgebung und Unterstützung von anderen Menschen. Der Ofen ist aus, alle Kraft und Energie ist verbraucht, der Lebensplan wird als gescheitert erlebt, das Leben scheint zu Ende zu sein. Alles, was bisher scheinbar richtig und gut war, erscheint nun als falsch und schlecht. Das eigene Wertesystem wird komplett in Frage gestellt.

> Ein niedergebranntes Feuer lässt sich neu entfachen, aber ein Feuer das erloschen ist, braucht einen vollkommenen Neuaufbau.

Persönlichkeitsstrukturen, die Burnout begünstigen
Nimm dir bitte einige Minuten Zeit und lies dir die folgenden Stichworte aufmerksam durch. Frage dich dabei, ob einige der Aspekte vollständig, teilweise oder gar nicht auf dich zutreffen:
- Hang zum Perfektionismus, Pedanterie, Starksein
- geringes Selbstwertgefühl
- wenig Selbstfürsorge
- Lebenssinn über gute Taten schaffen
- übertriebene Hilfsbereitschaft
- Selbstbehauptungsdefizite

- Eigenschuldzuweisung in Konflikten (Opferrolle)
- herabgesetzte Sensibilität für Verletzungen der eigenen Grenzen
- positive Rückmeldungen werden nicht erkannt
- idealistische Lebenseinstellung – Traum von der besseren Welt
- pessimistische Grundhaltung
- enttäuschte Erwartungen
- übertriebene Sorgen und Befürchtungen
- Mobbing
- hohe Leistungsorientierung
- Arbeit kann schlecht abgegeben werden
- permanente Erreichbarkeit (durch Handy, Email u.a.)
- Partnerschaft und Familie werden als Last empfunden
- Abkehr von guten Freundinnen und Freunden
- wiederkehrende gesundheitliche Probleme
- Missbrauch von Drogen, Alkohol und Medikamenten

Ob es im Leben zu einem Burnout mit den weiter oben beschriebenen Auswirkungen kommt, hängt sehr stark ab von der inneren Einstellung zum Leben, zur Arbeit und mit den Erwartungen an sich selbst. Begünstigend für ein Burnout ist meist eine idealistische Einstellung, die mit viel Engagement für ein Projekt, die Selbständigkeit, andere Menschen oder ein Lebensziel einhergeht. Wer viel Gutes tut – sich aber selbst dabei vergisst –, läuft Gefahr, auszubrennen. Irgendwann muss man dann erkennen, dass der gute Zweck und das Engagement für andere einen mit der Zeit ausgelaugt und erschöpft haben und man mit dem eigenen Leben überhaupt nicht mehr klarkommt. Das eigene Selbst und die eigene Gesundheit blieben auf der Strecke.

Wurden uns die oben beschriebenen Ansprüche, Haltungen und Erwartungen von unseren Eltern, anderen wichtigen Bezugspersonen und von der Gesellschaft über Jahre hinweg vorgelebt und beigebracht, können sie zu verinnerlichten Konzepten geworden sein, die unsere Haltung uns selbst und dem Leben gegenüber bestimmen. Unser ganzes System beginnt zu rebellieren und zeigt uns über unsere Gedanken, Gefühle und über den Körper unmissverständlich auf, dass irgendetwas verkehrt ist und es so nicht mehr weitergehen kann.

Wenn wir durch äußere Gegebenheiten und innere Glaubenssysteme und Programme ständig im Stress sind, der Anspruch an uns selbst permanent hoch ist, wir beständig etwas oder jemandem hinterherrennen, dann ist das Körpersystem so weise, dass es durch Rückenschmerzen, Herzkreislauferkrankungen, Magenbeschwerden oder häufige Infekte deutliche Warnzeichen setzt. Die Ampel ist schon länger orange und schaltet nun auf Rot. Der Körper sagt: Stopp!

Und das verunsichert uns natürlich sehr, wenn der Körper und die Gefühlswelt nicht mehr so funktionieren wie früher und wir immer wieder krank werden und aus dem gewohnten Alltag herausfallen; zunächst vielleicht nur am Wochenende oder im Urlaub. Am Montag gehen wir wieder zur Arbeit. Das funktioniert eine Weile ganz gut. Doch es wird immer schwieriger, sich am Morgen zum Aufstehen zu motivieren. Es ist nicht mehr zu übersehen, dass es so wie bisher nicht mehr weitergehen kann. Eine Grenze ist erreicht und das ganze psychisch nicht mehr zu verarbeiten. Wenn dieser Auflösungsprozess immer weiterläuft, kommt das ganze System völlig aus dem Gleichgewicht, und irgendwann bricht es vollständig zusammen.

Hinzu kommen in unserer modernen Gesellschaft ein äußerst hoher Leistungsdruck und die daraus resultierende Erwartung, dass man mit ausreichend Engagement und Willen fast alles schaffen könne. Die Messlatte wird von der Gesellschaft, der Familie und nicht zuletzt von uns selbst sehr hoch gelegt. Bereits im Kindergarten und spätestens in der Schule werden an die Kinder schon hohe Ansprüche gestellt. Andauernder Zeitdruck und das Gefühl, mit den anderen Kindern zum Beispiel um Anerkennung durch Markenkleidung, gute Noten, sportliche oder künstlerische Leistungen konkurrieren zu müssen, setzt bereits junge Menschen unter andauernden Stress.

Unterschwellig wirkt die Angst, nicht »gut genug« oder nicht »richtig« zu sein. So ist es nicht überraschend, dass immer mehr Kinder, Jugendliche und junge Erwachsene bereits in der Schulzeit, während der Ausbildung oder im Studium diesen Druck nicht mehr aushalten, sich zwangsläufig erschöpft fühlen oder eine Angststörung entwickeln. Oft fallen heute bereits diese jungen Menschen für einen längeren Zeitraum aus dem gewohnten Alltag heraus, werden krank oder sehen nur in einem Klinikaufenthalt eine Chance, aus dem zermürbenden Stress auszusteigen. Wenn schon der junge Mensch seine Erwartungslatte sehr hoch legt, dann rennt er womöglich ein Leben lang diesen nie zu realisierenden Ansprüchen hinterher (und vor sich selbst davon…).

Das Fatale an der derzeitigen Leistungsgesellschaft ist, dass fast alle Menschen von den in ihr herrschenden Ansprüchen betroffen sind und je nach innerer Haltung und äußeren Lebensumständen nicht oder nur sehr schlecht damit zurechtkommen. Unsere Gesellschaft ist in so vielen Aspekten nicht menschlich, was zu einem angepassten, aber nicht passenden Leben führt, in dem die Gesundheit und das eigene Energiepotential sowie der eigene Rhythmus keine oder nur eine untergeordnete Rolle spielen. Viele Menschen haben den von der Familie und der Gesellschaft aufgebauten Druck verinnerlicht, was sich in ihren Überzeugungen widerspiegelt. Durch diese werden sie stark eingeschränkt oder fortwährend angetrieben, was den Einstieg in die Erschöpfungsspirale fördern kann. Solange Betroffene die inneren Überzeugungen, die sich im Laufe des Lebens aus den gemachten Erfahrungen, Emotionen, Körperreaktionen und Denkprozessen herauskristallisiert haben, für richtig halten, können sie nur schwer selbst erkennen, wo und wie tiefgründig diese sie beeinträchtigen.

Die »Fünf Antreiber« erkennen und wandeln
Innere Überzeugungen – oder die »Fünf Antreiber« – wie sie in der Fachliteratur zu Burnout auch genannt werden, können eine enorme Wirkung auf unsere Einstellung zur Arbeit und zum Leben selbst haben (siehe z.B. Jaggi 2008, Seite 29). Sie beeinflussen unsere Denk- und Verhaltensweisen. Es kann sein, dass einer, mehrere oder alle fünf der nun vorgestellten Aspekte als Antreiber bei dir wirken. Hast du diese von deinen Eltern oder anderen wichtigen Personen aus deiner Geschichte übernommen? Entsprechen sie wirklich deiner tiefsten inneren Überzeugung oder eher dem Zeitgeist und der Gesellschaft, in der du aufgewachsen bist? Nimm dir ausreichend Zeit, dich allein, mit einer dir nahestehenden Person oder in einer kleinen Gruppe mit diesen inneren Antreibern und den ihnen entgegengesetzten Möglichkeiten zu beschäftigen.

Antreiber	Neue innere Haltung
Sei perfekt!	Gut ist gut genug! Lerne zu entscheiden, was wirklich wichtig ist! Ich darf auch Fehler machen!
Streng dich an!	Es darf auch leicht gehen! Lerne, deine Kraft für das einzusetzen, was dir Freude macht und Energie gibt! Ich muss mich nicht für alles und jeden mit voller Kraft einsetzen!
Beeil dich!	Immer mit der Ruhe! Lerne zu entscheiden, was wirklich eilt und was nicht wirklich dringend ist! Ich darf mir Zeit lassen!
Sei stark!	Nimm deine Gefühle wahr und, wenn du möchtest, zeige, wie du dich fühlst! Alle haben schwache und starke Seiten, das macht uns menschlich! Ich darf auch schwach sein!
Mach's den anderen recht!	Mach's dir selbst recht! Erkenne und wertschätze deine eigenen Bedürfnisse! Ich erlaube mir, meine eigenen Wünsche und Ansprüche in den Mittelpunkt zu stellen!

Vielleicht stellst du fest, dass du noch mit weiteren verinnerlichten Überzeugungen in deinem Leben zu tun hast. Schreibe dir diese auf! Überlege dir: Wie wirken diese inneren Antreiber auf dich? Wo kommen sie eigentlich her? Gibt es auch für sie eine ihnen entgegengesetzte Möglichkeit, eine andere Umgangsform, die du einladen und in deinem Leben praktizieren könntest? In meiner Praxis hat sich gezeigt, wie gut es ist, sich diese Antreiber immer wieder bewusst zu machen, um sich dann nach und nach in bestimmten Situationen davon zu distanzieren und sich irgendwann ganz davon zu befreien.

Stressfaktoren, die Burnout begünstigen
Neben den oben genannten Persönlichkeitsaspekten und Antreibern gibt es im beruflichen Kontext viele Stressfaktoren, die eine chronische Erschöpfung und Überlastung begünstigen können: (Jaggi 2008, Seite 17; Nelting 2014, Seite 167ff)

- Langzeitarbeitslosigkeit
- übermäßiger Leistungsdruck und hohes Arbeitstempo
- anhaltende Unterforderung im Beruf
- überhöhte Erwartungen bei geringen Erfolgsaussichten
- geringe Unterstützung im beruflichen und privaten Umfeld
- hohe Wochenarbeitszeiten
- extrem unregelmäßige Arbeitszeiten
- destruktive Konflikte mit Vorgesetzten und Kollegen (Mobbing)
- kein positives Feedback (erleben)
- undurchsichtige Hierarchien
- mangelnde Arbeitsplatztransparenz
- Forderung nach übertriebenem Engagement
- hoher Druck durch fordernde Kunden
- Hintenanstellen der Mitarbeiterbedürfnisse
- übertriebene Ausrichtung auf Kunden
- keine Arbeitsplatzsicherheit
- Starrheit oder abrupte Wechsel der Arbeitsabläufe
- Lärm (zum Beispiel Arbeit im Großraumbüro oder an stark befahrener Straße)

Mobbing
Mobbing stellt einen erheblichen Stressfaktor dar, der die Entwicklung von Burnout begünstigen kann. (Jaggi 2008, Seite 9; Nelting 2014, Seite 156ff) Das Bundesarbeitsgericht (2008) formuliert es folgendermaßen: »Mobbing liegt vor, wenn unerwünschte Verhaltensweisen bezwecken oder bewirken, dass die Würde der betreffenden Person verletzt und ein von Einschüchterungen, Anfeindungen, Erniedrigungen, Entwürdigungen oder Beleidigungen gekennzeichnetes Umfeld geschaffen wird.«

Mobbing ist ein schikanöses Handeln, das von einer oder mehreren Personen gegen eine Einzelperson oder eine Personengruppe gerichtet ist. Meist geschieht dies über einen längeren Zeitraum hinweg und mit der Absicht, die entsprechende Person und ihr Ansehen zu schädigen – zum Beispiel durch Nichtbeachtung, Lächerlichmachen oder Gerüchte.

Allerdings können auch missverstandene oder überbewertete Handlungen von sensiblen oder gestressten Personen als Mobbing empfunden werden. Als Ursachen kommen ein schlechtes Betriebsklima, eine dauerhaft sehr hohe Stressbelastung, ungeklärte Konflikte, unklare Rollen- und Arbeitsplatzbeschreibungen sowie die extreme Konkurrenz in der heutigen Leistungsgesellschaft in Frage.

Bedauerlicherweise wird Mobbing manchmal auch als unerlaubtes Instrument des Personalabbaus eingesetzt. Laut des Mobbing-Reports der Bundesanstalt für Arbeitsschutz und Arbeitsmedizinische Forschung aus dem Jahre 2002 ergab eine Befragung, dass jede neunte Person mindestens einmal am Arbeitsplatz Mobbing erlebt hat. (Siehe auch Kapitel V)

Stressbewältigungsstrategien
Falls du eine dich belastende Situation in absehbarer Zeit nicht grundlegend wirst verändern können, ist es sinnvoll, Strategien zu entwickeln, um zumindest die emotionalen Folgen von Stress zu mindern. Ein erster Schritt in diese Richtung ist es, herauszufinden, was dir besonders guttut und dir überhaupt zu mehr innerer Ruhe und Gelassenheit verhilft. Beginne mit einer intensiven Selbstanalyse, zum Beispiel, indem du deine Erfahrungen in bestimmten Bereichen aufschreibst.

Treibst du regelmäßig Sport, walkst, schwimmst oder joggst du? Malst oder zeichnest du? Schaue, was es mit dir macht. Entspannst du dich über bewusstes Atmen, mit Yoga, Qi Gong, Beten und Meditieren oder bei längeren Spaziergängen in der Natur?

Längere oder kurze Arbeitspausen, verbunden mit einem Spaziergang in der Natur, längere oder häufigere Urlaube, ein Sabbatjahr, regelmäßige Supervision oder Coaching können dir erst einmal helfen, Stress besser zu bewältigen.

Manchmal ist es aber tatsächlich unabdingbar, einen nachhaltigen Lösungsansatz für die Situation zu finden, welche die Stressreaktionen konkret in dir auslöst. Vielleicht kannst du deine Arbeitszeiten verändern oder verringern, deinen Arbeitsplatz wechseln? Oder es ist sehr viel grundsätzlicher nötig, eine neue Haltung zu einer Situation – sei sie privater oder beruflicher Natur – zu entwickeln?

Auf diese Möglichkeit zielt Kapitel III dieses Buches, in dem ich die Möglichkeiten der Energiearbeit ausführe. Vielleicht ist es an der Zeit, eine allzu idealistische Einstellung zur Arbeit zu korrigieren und Überengagement zu reduzieren? Die in Kapitel IV ausgeführten Übungen zum energetischen Selbstschutz helfen dir zudem, besser für dich selbst zu sorgen. Bei Bedarf suche dir zusätzliche Unterstützung auf deinem Weg durch das Gespräch mit Familienangehörigen, guten Freunden oder professionellen Helfern, denen du vertraust.

Ganz gleich, was es ist, es ist sehr wichtig, sich immer wieder bewusst zu machen, dass jeder Mensch im Laufe seines Lebens von einem Burnout betroffen sein kann. Es hat nichts damit zu tun, dass jemand sein Leben nicht auf die Reihe kriegt, sondern dass bestimmte äußere und innere Faktoren so zusammenspielten, dass er in diese lang anhaltende Erschöpfung hineingekommen ist.

Thesen zum Nachdenken
- Burnout ist eine ernstzunehmende Erkrankung. Das durch Stress übererregte System findet nicht zur Normallage zurück.
- Im Burnout findet in der Regel eine Fehleinschätzung des eigenen Zustandes statt, daher lassen sich die Betroffenen meist erst sehr spät behandeln.
- Burnout kann sich zu einer lebensbedrohlichen Krise entwickeln, die stationär behandelt werden muss.
- Burnout ist in Deutschland häufig und nimmt dramatisch zu: »30 bis 35% der deutschen Lehrer, 40 bis 60% der deutschen Pflegenden, 15 bis 30% der deutschen Ärzte« leiden nach einer Untersuchung durch Rösing an Burnout. (Jaggi 2008, Seite 15 verweist auf Rösing I. 2003, Seite 52ff und 104ff)
- Burnout bedeutet einen schweren volkswirtschaftlichen Schaden.
- Burnout wird in der deutschen Wirtschaft und in vielen anderen Ländern noch bagatellisiert und tabuisiert.
- Trotz der öffentlichen Diskussion um Burnout, ist ein Eingeständnis nach wie vor oft mit schwerwiegenden Nachteilen verbunden.
- Arbeit ist ein wichtiger Teil des Lebens und sollte nicht als Bedrohung des Lebens empfunden werden müssen.
- Wer ausbrennt, muss zuerst einmal gebrannt haben.
- Masken und Rollen sind in Ordnung. Wichtig ist, die Maske nach Gebrauch wieder ablegen zu können, sonst läuft man Gefahr, im

Leben zu einer Maske zu erstarren. Unsere beruflichen und privaten Rollen müssen im Interesse eines lebendigen Lebens irgendwann zerbrechen. Was meist als Krise erlebt wird, hilft dem Menschen hinter der Maske letztlich, sich selbst wiederzufinden.

Fazit des Kapitels
Burnout ist kein individuelles Versagen, sondern spiegelt eine gesamtgesellschaftlich relevante Herausforderung unserer Zeit wider, die massive Auswirkung auf den einzelnen Menschen, Familien und andere soziale Systeme hat. Es ist unabdingbar, dass wir eine neue Lebens- und Gesellschaftsform entwickeln, in der das Wohlsein des Individuums einer leistungsorientierten Dauerüberforderung vorgezogen wird. Wir müssen Ideen entwickeln, wie wir auch im Alltag und über lange Zeiträume hinweg gut für uns sorgen können und wie wir immer wieder ausreichend Nischen zur Entspannung und Distanzierung von den allgegenwärtigen Anforderungen und Sorgen einbauen können. Und wir müssen dazu vor allem unsere innere Haltung so verändern, dass wir uns selbst wertschätzen, unsere Bedürfnisse erkennen und ausleben.

Erst wenn wir den Druck aus dem eigenen Leben nehmen, können wir auch unseren Kindern eine lebenswerte Zukunft mit Respekt vor dem eigenen Sein ermöglichen. So muss es für alle Altersstufen Möglichkeiten und Angebote geben, die helfen, den Anforderungen des Alltags weitestgehend entspannt zu begegnen und den eigenen Selbstwert und die Selbstfürsorge zu stärken. Wir dürfen wieder erkennen, was uns guttut oder was uns langfristig krank und unglücklich macht. Dabei ist es wichtig, dass wir uns diesen Herausforderungen in der Gemeinschaft stellen. Das bedeutet, dass wir uns nicht gegenseitig verurteilen, sondern erkennen, dass wir mit unseren individuellen Fragen und Problemen nicht allein sind und sie sehr viele andere Menschen ebenfalls betreffen.

Im nächsten Kapitel widmen wir uns der Frage, welche Aspekte unseres Lebens im Gleichgewicht sind und uns Energie geben und welche Aspekte eher unausgeglichen sind und uns häufig Energie nehmen. Wir werden Möglichkeiten finden, die Gegensätze im Energiehaushalt auszugleichen und in eine neue Balance zu gelangen.

II
Balance

Da sich deine Lebenssituationen immer wieder verändern – genauso wie du dich veränderst –, kann es kein statisches Gleichgewicht geben. Leben ist Bewegung. Die in diesem Buch vorgestellten Übungen unterstützen dich dabei, im Alltag immer wieder neu in deine innere Mitte zu finden, ins Hier und Jetzt. Es ist möglich, sich an bestimmte Lebens- und Arbeitsbedingungen anzupassen oder sie so zu verändern und zu gestalten, dass wir uns weitestgehend zufrieden und ausgeglichen fühlen. Manchmal ist es allerdings ein Ungleichgewicht oder die Krise, die uns an unsere ureigensten Wünsche und Bedürfnisse erinnert. Sie zwingt uns, im Leben neue Prioritäten zu setzen. Was kannst oder musst du lassen? Was kannst oder musst du für dich tun?

In Balance sein bedeutet also, das innere und äußere Gleichgewicht immer wieder neu herzustellen und sich auch in schwierigen Zeiten auf die eigenen Ressourcen der Ruhe und Kraft zu besinnen.

Aspekte der Balance und Aspekte des Ungleichgewichtes

Was stabilisiert dich? Was raubt dir Energie? Auf den folgenden Seiten widmen wir uns unterschiedlichen Bereichen deines Alltags, um herauszufinden, was dir Energie gibt und was dir eher Energie raubt.

Um dich den folgenden Fragen anzunähern, empfehle ich dir zunächst die Übungen »Das Energiegefäß« und »Die sieben Säulen«. Sie bringen dich mittels deiner Vorstellungskraft auf eine erste Spur, welche

Bereiche in deinem Leben in Balance sind und welche nicht. Du wirst nicht nur Offensichtliches entdecken, sondern auch solche Aspekte, die dir auf den ersten Blick nicht aufgefallen sind, weil sie dir erst über einen längeren Zeitraum hinweg betrachtet mehr Energie rauben als geben. Bist du bereit, dir anzuschauen, ob es jetzt an der Zeit ist, das eine oder andere in deinem Leben in Frage zu stellen? Es kann sein, dass sich aus dieser ehrlichen Betrachtung heraus die Notwendigkeit ergibt, etwas grundlegend zu verändern.

Übung: Das Energiegefäß Audio 1

Intention der Übung
Diese Übung hilft dir zu erkennen, wie viel Energie dir derzeit zur Verfügung steht und wie viel Energie du grundsätzlich haben könntest. Du erfährst, von wo du Energie und Kraft bekommst und wie und wohin ein Teil dieser Energie und Kraft strömt. Durch diese Einsichten kannst du in Zukunft die nährenden Aspekte in deinem Leben verstärken und übermäßigen Energieverlust vermeiden oder zumindest vermindern.

Affirmation
Ich lade die Energie in mein Leben ein, die mir entspricht und guttut. Die Energie, die mir Kraft und Lebensfreude gibt.

Übungsablauf
- Gehe mit deiner Aufmerksamkeit nach innen. Atme ein paar Mal ruhig und tief ein und aus; in deinem eigenen Rhythmus. Stelle dir vor, dass mit jeder Einatmung deine Energie – von wo auch immer – in diesem Moment zu dir kommt und dass du mit jeder Ausatmung mehr und mehr in diesem Raum ankommst.
- Gehe nun mit deiner inneren Aufmerksamkeit zu deinen Füßen und spüre den Kontakt der Fußsohlen mit dem Boden darunter. Spüre, wie du auf dem Stuhl sitzt. Stelle dir vor, dass es eine Verbindung zwischen deinem Beckenboden, den Füßen und der Erde unter ihnen gibt. Richte dich innerlich mit jedem Atemzug mehr und mehr auf. Bleibe entspannt dabei.
- Stelle dir vor, dass wohltuende und vitalisierende Energie aus der Erde durch deine Füße bis in deinen Beckenboden fließt. Von dort aus durchströmt die Energie den gesamten Körper. Genieße die Verbindung.

- Wandere jetzt mit deiner Aufmerksamkeit über deinen Kopf zu deiner energetischen Sonne. Stelle dir vor, wie du von dort mit dem gesamten Universum verbunden bist. Lade Klarheit aus dem Universum ein. Lasse dich von deiner energetischen Sonne ganz neu auffüllen. (Siehe in Kapitel IV die Übungen »Erdung von den Füßen« und »Sonne und kosmische Energien«.)
- Stelle dir nun vor – oder vielleicht spürst du es tatsächlich –, dass du zugleich mit der Erde und dem Universum verbunden bist; und dass mit jedem Atemzug mehr Ruhe in dich einkehrt. Sage innerlich liebevoll zu dir selbst: »Hallo, es ist schön, dass ich da bin.«
- Jetzt gehe mit deiner inneren Aufmerksamkeit zum Zentrum deines Kopfes, zu deinem Stirnchakra, auch »Drittes Auge« genannt. Stelle dir vor, dass sich der Bereich oberhalb und zwischen den Augen ein wenig mehr öffnet, so dass du Zugang zu deinen inneren Bildern und deinem inneren Wissen erhältst.
- Stelle dir nun vor deinem inneren Auge ein Energiegefäß vor. Falls verschiedene Bilder auftauchen, schaue dir das Bild genauer an, das deine jetzige Situation am besten beschreibt. Wie sieht dein Gefäß aus? Wie groß ist es? Die Größe und Form deines Gefäßes geben dir Aufschluss darüber, wie viel Energie du grundsätzlich hast. Wie gefüllt oder leer dein Gefäß ist, zeigt dir an, wie viel Energie du im Augenblick tatsächlich zur Verfügung hast. Lasse dir ausreichend Zeit für die Visualisierung.
- Schaue dir dein Energiegefäß nun genauer an und frage dich, was dir derzeit Energie gibt und von wo die Energie kommt, die in das Gefäß hineinströmt. Was füllt dich? Was nährt dich? Was gibt dir Vitalität und Lebensfreude? Kommt das Gefühl von Vertrauen und Geborgenheit, vielleicht aus deinen Beziehungen oder aus der Familie? Gibt dir deine Arbeit Sicherheit? Entstammen Kraft und Wohlsein der körperlichen Betätigung, Musik oder Kunst? Schenkt dir dein Glaube oder deine Spiritualität Halt und Zuversicht? Fühlst du dich mit der Natur verbunden? Von deinen Haustieren geliebt?
- Gib dir Zeit zu spüren, was dir Energie gibt und was dir zu mehr Wohlsein und Vitalität verhilft. Atme dabei weiter ruhig und tief ein und aus.
- Nachdem du alles eine Weile hast auf dich wirken lassen, schaue nun, wie deine Energie abfließt. Wo staut sie sich vielleicht? Was raubt dir Energie? Was leert dein Gefäß? Wo verlierst du deine Kraft und Lebensfreude? Brauchst du vielleicht übermäßig viel Energie in einer Beziehung, für deine Familie, Arbeit, die Heilung deines Körpers oder in deiner Wohnsituation? Gibt es Konflikte

oder Probleme, die dir deine Kraft rauben? Nimm dir Zeit zu schauen, was dir Energie nimmt und dich unzufrieden und kraftlos macht.
- Schaue nun noch ein wenig genauer hin: Gibt es Bereiche in deinem Leben, die dir Kraft geben, die dir aber gleichzeitig auch Energie nehmen? Atme weiter ruhig und tief ein und aus.
- Nachdem du wieder etwas verweilt hast, betrachte nun das Gesamtbild deines Energiegefäßes. Frage dich noch einmal, aus welchen Lebensbereichen Energie in dein Gefäß hineinfließt und durch welche Bereiche hinaus? Wie ist dein Energieniveau in diesem Augenblick? Ist das, was hinein- und herausfließt, ausgeglichen? Oder gibt es Aspekte, die derzeit nicht in Balance sind? Ergeben sich aus diesen Fragen Erkenntnisse, die dir bislang nicht bewusst waren? Versuche, die Informationen aber nicht zu bewerten, sondern sie als wertvolle Anregungen anzusehen.
- Gib dir zum Abschluss dieser Übung noch etwas Zeit. Atme einige Male ruhig und tief ein und aus. Komm dann langsam wieder in deinem Körper an, indem du Hände und Finger, Füße und Zehen bewegst. Recke und strecke dich. Öffne schließlich langsam wieder die Augen.

Anmerkung
Falls du möchtest, kannst du dein Energiegefäß malen oder die für dich im Moment relevanten Aspekte notieren. Hat sich durch die Visualisierung und die Fragen etwas gezeigt, dass dir bisher noch nicht bewusst war? Die Übung kann auch in einer Gruppe durchgeführt werden. Meiner Erfahrung nach gibt es beim anschließenden Austausch häufig inspirierende Diskussionen und Anregungen. Wiederhole die Übung von Zeit zu Zeit und schaue, ob sich etwas verändert hat und was gleichgeblieben ist. Natürlich ist es möglich, dass es Bereiche gibt, die dir sowohl Energie geben als auch rauben. Es kann etwa sein, dass du bei deiner Arbeit in einigen Bereichen Bestätigung und damit Energie bekommst, während du in anderen Bereichen Ablehnung erfährst und so Energie verlierst. Wichtig ist hier, dass du die Bereiche klar voneinander abgrenzt und herausfindest, was derzeit für dich im Vordergrund steht. Mache dir also auch dazu gerne Notizen.

Damit du immer wieder aufs Neue zu innerer und äußerer Balance finden kannst, lade ich dich nun ein, dir für die folgenden Fragen Zeit zu nehmen. Falls du möchtest, kannst du dir dazu wieder etwas aufschreiben oder mit einer Vertrauensperson darüber sprechen. Du lernst dich dadurch und durch eine weitere, daran anschließende Übung noch besser kennen und verschaffst dir eine Grundlage, um Selbstfürsorge zu praktizieren.

Aspekte der Balance
Kennst du das Gefühl der Balance, der Ausgeglichenheit?
 Wann und in welchen Situationen hattest du das Gefühl, im Gleichgewicht zu sein?
 Ist es für dich eher eine innere Erfahrung oder hat es mehr mit den äußeren Lebensumständen zu tun?
 Gab es kürzere oder längere Phasen in deinem Leben, in denen du dich überwiegend ausgeglichen und vielleicht sogar glücklich und zufrieden gefühlt hast?
 Wann war das und wie lange hast du diese Ausgeglichenheit empfunden?
 Erinnerst du dich an Einzelheiten aus diesen Lebensphasen?
 Wie bist du in den Zeiten der Ausgeglichenheit mit Problemen und Sorgen des Alltags umgegangen?
 Welche Bereiche deines Lebens geben dir heute Sicherheit, Lebensfreude und Vitalität?
 Ist dir heute bewusst, wie du im Alltag dein inneres Gleichgewicht immer wieder finden und Energie tanken kannst, selbst wenn du in einer stressigen Lebensphase bist?

Aspekte des Ungleichgewichtes
Gab es kurze oder längere Zeiten in deinem Leben, in denen du aus der Balance, aus dem Gleichgewicht gefallen bist?
 Wie hast du dich in diesen Zeiten gefühlt? Wie ging es dir körperlich, geistig?
 Sind dir die wesentlichen Aspekte bekannt, die dich aus dem Gleichgewicht gebracht haben?
 Erinnerst du dich an Einzelheiten aus diesen Lebensphasen?
 Gab es in dieser schwierigen Zeit Menschen oder Situationen, die dir geholfen und gutgetan haben?

Wie bist du wieder ins Gleichgewicht gekommen?

Weißt du heute, was dir nicht guttut, weil es dich aus deiner Mitte bringt und dir Energie raubt?

Welche aktuellen Aspekte in deinem Leben verunsichern oder überfordern dich? Welche laugen dich aus?

Lebensbereiche

Gehe nun in Ruhe und mit Hilfe der folgenden Übung nacheinander die sieben Lebensbereiche durch. Was gibt dir jeweils Energie, Kraft und Lebensfreude? Was raubt dir Energie, Kraft und Freude?
- Körper / Gesundheit
- Wohnen / Nachbarschaft
- Beziehungen / Partnerschaft / Familie
- Arbeit / Arbeitslosigkeit
- Freizeit / Hobbys
- Finanzen / Karriere / Erfolg
- Spiritualität / Religion

Übung: Die sieben Säulen   Audio 2

Intention der Übung

Diese Übung unterstützt dich darin, dir für dich persönlich Klarheit über die derzeitige Bedeutung unterschiedlicher Lebensbereiche zu verschaffen. Durch die Gewichtung reflektierst du deine aktuelle Situation und versetzt dich in die Lage, andere Prioritäten oder Ziele zu setzen.

Affirmation

Ich bin frei, mein Leben so zu gestalten, wie es mir entspricht und mir guttut.

Übungsablauf
- Gehe mit deiner Aufmerksamkeit nach innen und atme ein paar Mal ruhig und tief in deinem Rhythmus ein und aus. Stelle dir dabei vor, dass mit jeder Einatmung Energie zu dir kommt – von wo auch immer – und dass du mit jeder Ausatmung mehr und mehr in diesem Raum, bei dir selbst und in diesem Moment ankommst. Erde dich, indem du dir vorstellst, dass Wurzeln unter deinen Fußsohlen in den Boden wachsen. Spüre die Energie, die dir aus dem Himmel und durch deine Sonne entgegenströmt.

- Bist du ganz bei dir angekommen, lenke deine innere Aufmerksamkeit zum Zentrum deines Kopfes, deinem Stirnchakra. Lasse nun vor deinem inneren Auge ein Bild für den Lebensbereich »Körper / Gesundheit« entstehen. Was nimmst du wahr? Welche Bedeutung hat dieser Lebensbereich derzeit in deinem Leben? Wenn du dir hierzu eine Säule, einen Kreis oder ein anderes Symbol vorstellst, wie groß ist die Säule (oder der Kreis oder das Symbol)? Was befindet sich in der Säule oder dem Kreis? Auf welche Aspekte wirst du beim Betrachten noch aufmerksam? Was begegnet dir oder fällt dir sonst noch auf? Möchtest du etwas in dein Leben einladen, etwas verändern oder etwas loslassen? Nimm dir die Zeit, die du brauchst, um dich mit dem Bereich »Körper/Gesundheit« zu beschäftigen.
- Gib dir zum Abschluss der Übung noch etwas Zeit. Atme einige Male ruhig und tief ein und aus. Komm dann langsam wieder in deinem Körper an, indem du deine Hände und Finger, Füße und Zehen bewegst. Recke und strecke dich. Öffne schließlich langsam wieder die Augen.

Anmerkung
Nimm dir nacheinander oder zu einem anderen Zeitpunkt auch die anderen Lebensbereiche auf dieselbe intensive Art und Weise vor: »Wohnen / Nachbarschaft«, »Beziehungen / Partnerschaft / Familie«, »Arbeit / Arbeitslosigkeit«, »Freizeit / Hobbies«, »Finanzen / Karriere / Erfolg«, »Spiritualität / Religion«. Wenn du möchtest, kannst du eine Säule für jeden der Bereiche malen oder dir die für den Moment relevanten Aspekte aufschreiben. Hilfreich kann es sein, deine Erlebnisse mit einer Vertrauensperson zu besprechen. Diese Übung kann auch in einer Gruppe durchgeführt werden. Beim anschließenden Austausch können wieder inspirierende Diskussionen und Anregungen entstehen. Wenn du magst, dann wiederhole diese Übung von Zeit zu Zeit. Es zeigen sich dann womöglich wesentliche Veränderungen oder Aspekte, die in ihrer Bedeutung für dich konstant geblieben sind.

Die Gegensätze im Energiehaushalt ausgleichen

Auf den nächsten Seiten werden wir uns dem Thema Balance weiter annähern, indem wir die Spannungsfelder, in denen wir uns befinden, noch eingehender betrachten und reflektieren. Balance entsteht dann, wenn wir einen Weg finden, um diese Gegensätze und ihre Auswirkung auf unser Befinden nicht nur zu erkennen, sondern mehr und mehr mit ihnen umzugehen.

Innen – Außen
Wie im ersten Kapitel erläutert, kann eine anhaltende Diskrepanz zwischen den inneren und den im Außen erlebten Wirklichkeiten zu einer grundlegenden Verunsicherung führen. Wenn es nicht gelingt, die inneren Empfindungen, Gefühle und Wünsche mit der äußeren Welt und dem Alltag zumindest weitestgehend in Einklang zu bringen, kann sich daraus im Laufe der Zeit eine ernsthafte Krise entwickeln. Folgende Fragen können dir helfen herauszufinden, ob die von dir innen erlebten Wirklichkeiten mit dem äußeren Leben zumindest weitestgehend übereinstimmen oder ob es eine gravierende Kluft zwischen ihnen gibt. Falls mit den Fragen Gefühle der Angst, Schuld oder Wut aufkommen, mache dir bewusst, dass du genau die Person sein darfst, die du sein möchtest. Du darfst dein Leben genauso leben, wie es dir heute entspricht, und dich zunehmend aus den Mustern deiner Vergangenheit lösen. Die Kluft zwischen dem Innen und dem Außen zu überwinden, mag dir im Moment als unmöglicher Spagat erscheinen. Doch eine Krise ist immer auch eine Chance. Du hast jetzt die Möglichkeit, neue Antworten für dich zu finden und dein Leben durch Selbsterkenntnis oder tiefe Selbsteinsicht für dich passend auszurichten.

Möglicherweise hast du seit Jahren viel Energie, Zeit und Geld in das Leben investiert, das du heute führst. Kannst du dir vor dir selbst eingestehen, wenn es Aspekte gibt, die heute so nicht mehr passend für dich sind? Spüre mit den folgenden Fragen sehr genau in dich hinein.

- Kennst du deine inneren Empfindungen, Gefühle und Wünsche in Bezug auf deine Arbeit, Beziehungen, Gesundheit? (Falls es dir für einen oder mehrere Bereiche schwerfällt, dann kannst du die Übung »Die sieben Säulen« wiederholen.)
- Wo stimmen deine inneren Empfindungen nicht mit deiner äußeren Welt überein?

- An welcher Stelle in deinem Leben bist du vielleicht nicht deinem Herzen gefolgt, sondern hast dich so entschieden, wie es von dir erwartet wurde oder wie es damals offensichtlich richtig war? Wo stehst du damit heute?
- Was würdest du aus heutiger Sicht anders entscheiden?
- Was von dem, was du innerlich wahrnimmst, gibst du nach außen? Mit wem kannst du darüber offen und ehrlich sprechen, ohne abgelehnt zu werden oder Restriktionen erwarten zu müssen?

Ich gehe davon aus, dass bei einem ernsthaften Konflikt zwischen der Innen- und Außenwelt das Kehlchakra blockiert, verschlossen, unausgeglichen oder übermäßig aktiv ist (siehe in Kapitel III »Die Chakren«, insbesondere die Übung »Reinigen des Kehlchakras von alten Kommunikationsmustern«). Du fühlst dich dann nicht gehört, nicht verstanden, nicht gesehen und findest auch keinen Weg, um dich anderen Menschen angemessen mitzuteilen. Du hast das Gefühl, zunehmend die Macht über dein Leben zu verlieren. Es ist möglich, aus dieser Ohnmacht auszubrechen und Innen und Außen wieder besser zu verbinden. Zunächst gehen wir jedoch noch ein wenig darauf ein, wie wir aus dem Zustand der ständigen Anspannung wieder in die Entspannung finden.

Anspannung – Entspannung

Im Laufe des Lebens wechseln sich bei den meisten Menschen Zeiten ab, in denen Anspannung und Stress im Vordergrund stehen, und solche, in denen alles scheinbar wie von selbst läuft und man sich grundsätzlich entspannt fühlt. So werden etwa Prüfungszeiten, Trennungen, Todesfälle im nahen Umfeld oder ernsthafte Krankheiten häufig als Phasen erlebt, in denen die innere und äußere Anspannung extrem zunimmt.

Wechseln sich die längeren Zeiten der Anspannung nicht mit Entspannung und dem Eingehen auf die eigenen Bedürfnisse ab (wenn sich das System also nicht zumindest zwischendurch wieder erholen und stabilisieren kann), dann kann es zu einer ernsten Krise kommen. In dieser Phase ist das gesamte System (Körper, Emotionen und Gedanken) nicht mehr in der Lage, sich selbst zu regulieren. Um hier entsprechend vorzubeugen und selbst außergewöhnliche Lebensphasen unbeschadet zu durchleben, ist es, wie weiter vorne bereits angedeutet, unbedingt erforderlich, herauszufinden, was im persönlichen Alltag zu übermäßiger Anspannung und negativ erlebtem Stress führt. Diese Aspekte können vermindert oder gar vermieden werden, um auch stressige Phasen unbeschadet zu überstehen.

Erschreckend ist, dass in der heutigen Zeit sehr viele Menschen nicht nur zeitlich begrenzt mit Stress konfrontiert sind, sondern ihren normalen Alltag als permanentes Angespannt- oder Gehetztsein erleben. Andauernde berufliche und persönliche Herausforderungen und Unsicherheiten, die mit dem Lebensentwurf einer modernen Leistungsgesellschaft einhergehen, sowie die Möglichkeit, über Handy & Co. permanent verfügbar zu sein, schaffen für viele ein lebensfeindliches, wenn nicht sogar lebensbedrohliches Umfeld. Die Arbeit oder die Arbeitslosigkeit, Belastungen durch konfliktträchtige Beziehungen und andere andauernde Sorgen überfordern den, der nicht Wege kennt, um regelmäßig für Entspannung, Entschleunigung und Regeneration zu sorgen.

Die folgende Übung hilft dir, Anspannungen in deinem Körper wahrzunehmen und sie nach und nach wieder loszulassen.

Übung: Körperliche Entspannung als Voraussetzung für emotionale und geistige Balance   Audio 3

Intention der Übung
In dieser Übung erfährst du, dass du mit deiner Vorstellungskraft willentlich die Muskeln und Nerven in deinem Körper entspannen kannst. Das hilft dir, dich und deinen ganzen Körper immer besser kennenzulernen und Altes, nicht mehr Benötigtes loszulassen. Hierdurch können sich auch deine Gefühlswelt und dein Geist entspannen, loslassen und heilen.

Affirmation
Ich entspanne die Muskeln und Nerven in meinem Körper.

Übungsablauf
- Lege dich bequem mit dem Rücken auf den Boden. Atme ein paar Mal ruhig und tief ein und aus. Spüre den Kontakt mit dem Fußboden oder der Decke, auf der du liegst.
- Nun gehe mit deiner inneren Aufmerksamkeit zu deinem Kiefer. Stelle dir vor, und vielleicht spürst du es auch, dass sich die Muskeln und Nerven in deinem

Kiefer mit jedem Atemzug mehr und mehr entspannen und mit der Ausatmung loslassen. Gib dir ausreichend Zeit dafür.
- Gehe dann mit deiner inneren Aufmerksamkeit zu deinen Lippen. Stelle dir vor, und vielleicht spürst du es auch, dass sich die Muskeln und Nerven in deinen Lippen mit jedem Atemzug mehr und mehr entspannen und mit der Ausatmung loslassen. Gib dir ausreichend Zeit dafür.
- Gehe dann mit deiner inneren Aufmerksamkeit zu deinen Wangen. Stelle dir vor, und vielleicht spürst du es auch, dass sich die Muskeln und Nerven in deinen Wangen mit jedem Atemzug mehr und mehr entspannen und mit der Ausatmung loslassen. Gib dir ausreichend Zeit dafür.
- Nun gehe mit deiner inneren Aufmerksamkeit zu deinen Augen. Stelle dir vor, und vielleicht spürst du es auch, dass sich die Muskeln und Nerven in deinen Augen mit jedem Atemzug mehr und mehr entspannen und mit der Ausatmung loslassen. Lass dir Zeit dafür.
- Gehe dann mit deiner Aufmerksamkeit zu deiner Schädeldecke. Stelle dir dabei vor, dass sich die Muskeln und Nerven in deiner Schädeldecke mit jedem Atemzug mehr und mehr entspannen und mit der Ausatmung loslassen. Nimm dir jeweils die Zeit, die du dafür brauchst.
- Dann stelle dir vor, dass die Entspannung von deiner Schädeldecke aus in deinen Kopf hineinströmt und dass sich alle Muskeln und Nerven in deinem Kopf mehr und mehr entspannen und loslassen. Lasse die Entspannung auch in deine Gedanken strömen. Atme ruhig und tief dabei ein und aus.
- Nun gehe mit deiner inneren Aufmerksamkeit weiter zu deinem Nacken und deiner Halswirbelsäule. Stelle dir vor, und vielleicht spürst du es auch, dass sich die Muskeln und Nerven in deinem Nacken und in deiner Halswirbelsäule mit jedem Atemzug mehr und mehr entspannen und mit der Ausatmung loslassen. Gib dir ausreichend Zeit dafür.
- Nun gehe mit deiner inneren Aufmerksamkeit nacheinander weiter zu deinen Schultern, zu deiner gesamten Wirbelsäule, zu deinem Brust- und Bauchraum. Stelle dir jeweils für eine Weile vor, dass sich die Muskeln und Nerven in deinen Schultern, deiner Wirbelsäule, deinem Brust- und deinem Bauchraum mit jedem Atemzug mehr und mehr entspannen und mit der Ausatmung loslassen.
- Lasse anschließend die Entspannung in deine Arme und Hände und in deine Beine und Füße strömen. Lasse dir Zeit dafür.

- Spüre zum Abschluss dieser Übung, dass sich dein ganzer Körper mit jedem Atemzug mehr und mehr entspannt und mit der Ausatmung loslässt. Genieße noch eine Weile die Entspannung, und wenn du soweit bist, dann bewege deine Hände und Finger und deine Füße und Zehen und löse dich langsam aus der Konzentration. Mache die Augen auf und orientiere dich in dem Raum.

Anmerkung
Du kannst natürlich auch die Muskeln und Nerven in anderen Körperbereichen (zum Beispiel in deinen Darm, deinen Ohren oder deinen Unterschenkeln) auf dieselbe Weise innerlich ansprechen und entspannen. Hilfreich kann es auch sein, im Laufe des Tages immer mal für ein paar Sekunden oder Minuten die Bereiche deines Körpers auf die oben beschriebene Weise anzusprechen, in denen du häufig Verspannungen spürst (zum Bespiel Nacken oder Kiefer).

Alles, was dir persönlich guttut und dazu beiträgt, deinen täglichen Stresspegel zu reduzieren oder Stress ganz abzubauen, solltest du bewusst kultivieren. Das bedeutet, die Zeit auszuweiten, die du dafür verwendest. Hierzu können zum Beispiel regelmäßige Pausen gehören, Ausdauersport wie Schwimmen oder Walken, Gartenarbeit, genussvolles Kochen und Essen, Spaziergänge in der Natur sowie Meditation oder Entspannungstraining. Und natürlich solltest du im Alltag mehr und mehr das vermeiden, was dir nicht guttut oder es zumindest reduzieren.

Deine Gewohnheiten und Verhaltensweisen solltest du immer wieder einmal überdenken und an deine aktuelle Lebensphase anpassen. Hierbei kann beim älter werdenden Menschen durchaus ein verändertes Ruhebedürfnis und ein sich verändernder Stoffwechsel eine wichtige Rolle spielen – bei Frauen insbesondere während der Wechseljahre und danach.

Arbeit – Freizeit

In unserer Gesellschaft erfahren wir einen Gutteil des eigenen Wertes und Selbstbewusstseins über die Arbeit. Im Tausch für unsere Arbeitskraft erhalten wir Geld, mit dem wir unser Leben bestreiten und unseren Bedürfnissen entsprechend gestalten können. Ein ebenso wichtiger Aspekt der Arbeit ist es, in Kontakt und Austausch mit anderen

Menschen zu kommen, Herausforderungen zu erleben und Bestätigung oder Anerkennung zu erfahren. Langfristige Arbeitslosigkeit wird daher von vielen Menschen als massiver Stress erlebt, der mit Isolation, sinkendem Selbstwert und mangelnder Bestätigung von außen einhergeht. Gleichzeitig kostet die in der Arbeitswelt erlebte Anspannung viel Energie – mit all den Terminen, Über- oder Unterforderung, Konflikten und hohem Leistungsdruck. Das führt zu Erschöpfung und häufig auch zu ernsthaften körperlichen und seelischen Problemen. Nicht selten wird der Leistungs- und Zeitdruck noch in die arbeitsfreie Zeit übernommen. Es gibt so viele Angebote und so vieles, das getan und erlebt werden möchte: Theater, Fitnessstudio, Wochenendurlaub, Fernreisen, Sprachkurse, und das alles neben der Arbeit, den Kindern, dem Haushalt und der Beziehung.

Häufig erleben bei uns Kinder und Jugendliche schon in der Schule einen enormen Stress. Leistungsdruck, Konkurrenzdenken, Ausgrenzung und Konflikte sind hier oft an der Tagesordnung. Nicht selten wird die Freizeit junger Menschen mit Klavierunterricht, Nachhilfe, Fußballtraining oder Hausarbeiten überfrachtet.

Das Leben kann jedoch nicht ausschließlich aus Arbeit und Aktivität bestehen, sondern sollte auch Freiraum und Leerlauf für das Erkennen der eigenen Wünsche und Bedürfnisse lassen. Hierzu ist nicht verplante Zeit nötig, in der die Seele baumeln kann und wir erkennen, was uns glücklich und zufrieden macht. Nur, wenn wir hierzu einen Zugang haben, können wir auch in stressigen Zeiten und Krisensituationen gut für uns sorgen und unser Energiegefäß immer wieder füllen.

Im Alltag bleibt heute Kindern wie Erwachsenen oft viel zu wenig Raum, um einfach nichts zu tun, zu entspannen; einmal dem Plätschern des Wassers am Bach zu lauschen und die eigene Kreativität zu entfalten. Wir leben nicht, um zu arbeiten, sondern wir arbeiten vor allem, um gesund, zufrieden und glücklich leben zu können.

Ruhe – Aktivität
Jeder Mensch hat einen ganz individuellen Rhythmus, was das Bedürfnis nach Aktivität und Ruhe angeht, der unter anderem mit dem Alter, dem Geschlecht, der Lebensphase, den Jahreszeiten, den Mondzyklen,

dem Lebenswandel sowie dem täglichen Biorhythmus zusammenhängt. Ebenso, wie sich die Natur im Laufe der Jahreszeiten wandelt, verändern sich auch der Rhythmus jedes einzelnen Menschen und seine damit einhergehende Energiequalität. Auf den folgenden Seiten gebe ich einen Überblick über die unterschiedlichen Bedürfnisse nach Ruhe und Aktivität. In jedem Alter müssen Aktivität und Ruhezeiten in einem ausgewogenen Verhältnis stehen.

In der Kindheit (entspricht dem ersten und zweiten Chakra) wird viel Energie für die äußere und innere Entwicklung benötigt. Das Kind braucht viel Schlaf und viele Stunden, die mit Spielen, Leerlauf oder kreativen Impulsen verbunden sind. Hat das Kind wenig Raum, sich zu entspannen und die eigene Kreativität zu entfalten, kann sich für den heranwachsenden und den erwachsenen Menschen ein großes Problem mit der Selbstfürsorge und Prioritätensetzung ergeben.

Der heranwachsende Mensch (entspricht dem dritten und vierten Chakra) braucht viel Raum, um den unterschiedlichen Impulsen nachzugehen, die der Entwicklung der Persönlichkeitsanteile und die Beziehungsfähigkeit unterstützen. In dieser Lebensphase ist es wünschenswert, verlässliche Vorbilder und Ansprechpartner zu haben, um mit den Turbulenzen der Pubertät und des Erwachsenwerdens umgehen zu können. Ein hoher Zeit- und Leistungsdruck, dem das sich entwickelnde Individuum unterliegt, kann – ohne Kompensationsmöglichkeiten zum Beispiel durch ausreichend Sport und Leerlaufzeiten – bereits bei Jugendlichen zu ernsthaften gesundheitlichen Störungen führen.

Der erwachsene Mensch (entspricht dem fünften bis siebten Chakra) ist in der Regel in einer Aktivitätsphase. Diese Zeit dient der Umsetzung des persönlichen Lebensentwurfs und der Festigung von Beziehungen, hierzu gehört der Berufsweg ebenso wie die Familiengründung. In den Lebensphasen kurz vor dem Schulabschluss, während der Ausbildung, des Studiums und Studienabschlusses oder in der Elternzeit werden der Fokus und die gesamte Energie in eine bestimmte Richtung gelenkt. Da fällt es vielen schwer, Zeiten für Entspannung und Nichtstun, für Sport und Sozialkontakte freizuhalten. Dies führt nicht selten zu Stress, der nicht abgebaut wird und sich so irgendwann negativ auf das ganze System auswirkt.

Auch in dieser Phase ist es wichtig, die notwendigen Ruhezeiten nicht zu vernachlässigen und sich Zeit zu nehmen, die eigenen Wünsche und Befindlichkeiten wahrzunehmen. Gerade in dieser aktiven Zeit sind Entspannungs- und Leerlaufphasen im Alltag nötig, in denen die eigenen Bedürfnisse Raum bekommen. Zu berücksichtigen ist hierbei auch, dass Männer und Frauen einen sehr unterschiedlichen Stoffwechsel und häufig sehr unterschiedliche Bedürfnisse in Hinblick auf Aktivität und Ruhe haben. Das führt heute zu einer zunehmenden Belastung sowohl der Frauen als auch der Männer.

Auf der einen Seite stehen viele Frauen mitten im Berufsleben und erledigen quasi nebenher den Haushalt, die Kinderbetreuung und -erziehung sowie die Pflege der älteren Familienangehörigen. Die Folge ist, dass über Jahre hinweg Entspannung, ausgleichende Sozialkontakte oder regelmäßiger Sport vernachlässigt werden. Die oft jahrelang nach außen gerichtete Aktivität führt irgendwann zu tiefer Erschöpfung und – häufig in den Wechseljahren – zu einem Aufbäumen: All die unterdrückten Gefühle und nicht gelebten Persönlichkeitsaspekte drängen »plötzlich« in den Vordergrund (siehe auch Kapitel V).

Auf der anderen Seite verzichten viele Frauen auf die berufliche Karriere. Sie bekommen Kinder und kümmern sich ausschließlich um den Haushalt, um die Erziehung der Kinder und das Wohl des Ehepartners. Die eigenen Bedürfnisse werden hintenangestellt – oft über Jahre hinweg. Mit der Loslösung der Kinder entsteht eine Leere, die neu zu füllen ist. Gestaltet sich der Wiedereinstieg in eine erfüllende berufliche Tätigkeit als schwierig, stehen viele Frauen vor der Frage, wie sie nach der Mutterzeit ein zufriedenes und glückliches Leben gestalten können – häufig auch nach der gescheiterten Ehe.

Die meisten Männer stehen voll im Berufsleben. Nebenher versuchen sie, ein guter Ehemann und Vater zu sein. Häufig treiben sie zum Ausgleich nach Feierabend Sport, was oft zu Widerständen in der Familie führt. Andererseits kommt es bei vielen Männern zu einem Energieabfall nach Feierabend, was zum Beispiel mit Fernsehschauen und Fertigpizza einhergehen kann und der Gesundheit auch auf Grund des Bewegungsmangels langfristig nicht gut bekommt. Männer, die sich längere Zeit überwiegend um die Kindererziehung und den Haushalt kümmern, sind bei uns nach wie vor die Ausnahme. Für sie gelten natürlich ähnliche Einschränkungen und Herausforderungen wie für die Frauen, die sich überwiegend um die Familie kümmern.

Der ältere Mensch erlebt mit Beginn des Ruhestandes häufig einen Aktivitätsschub, in dem er alles nachholen will, was er bisher nicht gelebt hat. Mir kommt hier das Bild des rüstigen Rentners in den Sinn, der mit dem Fahrrad die Alpen überquert oder die so lange ersehnte Weltreise unternimmt. Auf der anderen Seite führt bei vielen der Ruhestand aber zunächst in eine Krise. Was soll ich mit der freien Zeit anfangen? Selbst wenn der alternde Mensch mehr Zeit für Regeneration und Nichtstun braucht, sind körperliche und geistige Aktivität gesundheits- und stimmungsfördernd.

Balance entsteht in allen Lebensabschnitten dann, wenn der eigene Rhythmus aus Aktivität und Ruhe berücksichtigt und gelebt wird. Das individuelle Bedürfnis nach Ruhe oder Aktivität wird zudem nicht unwesentlich von den natürlichen Rhythmen der Jahreszeiten, der Mondzyklen sowie dem täglichen individuellen Biorhythmus beeinflusst. Es lohnt sich herauszufinden, wann im Lebens-, Jahres-, Monats-, Wochen- und Tagesverlauf die Energie für Aktivität zur Verfügung steht und wann Ruhe und Entspannung notwendig sind. Nur so ist es auf Dauer möglich, die eigenen Kräfte und Energien im Gleichgewicht zu halten. Viel Lebenskraft kann einsparen, wer für sich herausfindet, wann ihm welche Tätigkeiten leicht oder schwer von der Hand gehen. Wenn du etwa eine konzentrierte geistige Tätigkeit ausführen musst, kann es sein, dass ein köstliches, aber schwer verdauliches Mittagessen oder eine Auseinandersetzung mit dem Chef es dir schwermacht, dich auf die Sache zu konzentrieren. Möglicherweise bist du erst nach einem kurzen Spaziergang in der Natur in der passenden und energieeffizientesten Verfassung dafür.

Stillstand – Bewegung
Was ist die Ursache dafür, dass so viele Menschen rastlos durch das Leben rennen? Klar, alles ist Bewegung und Veränderung. Aber warum lassen wir uns durch unsere Tage und durch unsere doch sehr begrenzte Lebenszeit hetzen? Ist es die Hoffnung, dass unser Leben erfüllter und

glücklicher wird, je schneller wir mehr und immer Neues erleben? Oder ist es die Erwartung, dass, wenn wir alles möglichst schnell machen, wir irgendwann mit den täglichen Erledigungen fertig sind und uns dann (endlich) Zeit zum Leben bleibt? Ist es vielleicht der Versuch, die innere Leere und das Gefühl des Alleinseins zu vergessen? Oder die Angst, dass Stillstand zu Leblosigkeit führt? Ist es letztlich die Urangst vor dem Tod, den wir nicht verstehen können und der wie eine dunkle Wolke über uns schwebt?

Es gibt im Leben immer wieder Zeiten, in denen wir gewissermaßen einen Stillstand erleben; Zeiten, in denen sich scheinbar nichts bewegt. Vielen erscheinen solche Phasen als eintönig und unnütz. Dabei sind es genau diese Zeiten, die der Erholung von den vielen Einflüssen und Eindrücken dienen, denen wir tagtäglich ausgesetzt sind. Kann es nicht sein, dass uns so die notwendige Zeit geschenkt wird, alles sacken zu lassen und das Gewesene zu verdauen?

Womöglich schöpfen wir gerade dann, wenn »nichts« passiert, die Kraft, um den Herausforderungen der Zukunft besser begegnen zu können? Menschen, die sich in einer Depression oder im Burnout befinden, erfahren solche Phasen der Stagnation besonders intensiv und wünschen sich oft, dass diese Krise doch möglichst bald überstanden ist, damit alles wieder so wird wie zuvor. Aber gerade in dieser Zeit hat der Mensch die Chance zu erkennen, in welchen Lebensbereichen ihm zu viel Energie verlorengegangen ist. Er ist aufgefordert, sich zu erinnern, was im Leben wirklich von Bedeutung ist. Wenn du dich in einer solchen Phase befindest, kann es hilfreich sein, dich mit den folgenden Fragen zu beschäftigen:

- Was erfüllt dich wirklich?
- Was macht dir Freude und was macht dich glücklich?
- Was motiviert dich, morgens aufzustehen und energievoll in einen neuen Tag zu starten?
- In welchen Bereichen beengt dich die tägliche Routine und wo gibt sie dir Halt und Sicherheit?
- Ist es vielleicht an der Zeit, aus dieser Routine, also aus dem Komfortbereich des täglichen Einerlei auszubrechen? Oder sollte mehr Ruhe und Stille zum Innehalten bei dir einkehren?

Schlafen – Wachen
Um ein gesundes, zufriedenes und ausgeglichenes Leben zu führen, braucht jeder Mensch ausreichend erholsamen Schlaf. Im Schlaf regeneriert sich der Körper, der Verstand kommt zur Ruhe, und die Gefühlsebene erholt sich von den alltäglichen Anforderungen. Zudem gehe ich davon aus, dass sich die Seele (das geistige Wesen in uns) im Schlaf an ihre Herkunft und lichtvolle Essenz anbindet und so eine Erneuerung und Vitalisierung stattfindet.

Jeder Mensch ist einzigartig, und natürlich unterscheidet sich auch das individuelle Schlafbedürfnis. Je nach Alter, Lebensstil, Anforderungen und körperlichen Aktivitäten brauchen wir mehr oder weniger regelmäßigen Schlaf. In den letzten Jahrzehnten macht zudem das elektrische Licht es möglich, dass wir selbst im Winter bis in die Nacht lesen und arbeiten können, selbst wenn morgens bereits um 5 oder 6 Uhr schon wieder der Wecker klingelt und ein neuer langer und angefüllter Tag beginnt. So scheinen viele Menschen heutzutage mit 5 oder 6 Stunden Schlaf auszukommen und tagsüber dennoch recht fit zu sein. Man geht über die eigentlichen Bedürfnisse des Körpers nach Regeneration – »dank« Kaffee oder Cola – zu oft hinweg.

Wenn wir hingegen die Evolution des Menschen betrachten, war es in unseren Breiten über viele Jahrtausende natürlich, den Schlaf- und Wachrhythmus an die Lichtverhältnisse der Jahreszeiten anzupassen. So dürfte der frühere Mensch also zumindest in der Winterzeit wesentlich mehr geschlafen haben. Frage dich einmal selbst: Schläfst du ausreichend? Ist es möglich, dass du aufgrund von länger anhaltender Überanstrengung und Erschöpfung täglich viele Stunden im Bett verbringst, aber morgens dennoch nicht erfrischt aufstehst und entspannt in den neuen Tag gehst? Was könnte dir helfen, besser zu schlafen? Hier ein paar Ideen, wie du zu einem erholsamen und regenerierenden Schlaf finden könntest.

- Wähle ein möglichst ruhiges Zimmer als Schlafzimmer.
- Reduziere Außengeräusche soweit möglich; wenn nötig, probiere, mit Ohrstöpseln zu schlafen.
- Verdunkele dein Schlafzimmer nachts.
- Lies vor dem Schlafengehen keine aufregenden Bücher oder Zeitungen, schaue auch keine ängstigenden Filme oder Nachrichten an.

- Vermeide Streit- oder Problemgespräche ebenso wie Arbeitsthemen am späteren Abend.
- Mache bei jedem Wetter einen kleinen Abendspaziergang.
- Verzichte auf zu schweres und zu spätes Essen sowie auf anregende Getränke am Abend.
- Wenn du in der Nacht wach wirst, mache möglichst kein helles Licht an.
- Versuche bei längeren Wachphasen in der Nacht durch Meditation oder andere Entspannungstechniken wieder einzuschlafen oder zumindest entspannt zu sein.
- Lege einen Zettel und Stift neben das Bett und schreibe alles (ohne Licht anzumachen) auf, was dir durch den Kopf geht oder an was du am nächsten Tag denken musst.
- Lasse dir am Morgen vor dem Aufstehen ausreichend Zeit, um langsam in den neuen Tag zu kommen.
- Gehe den neuen Tag in aller Ruhe an. Nimm dir genügend Zeit für das Frühstück, die Morgentoilette und für den Weg zur Arbeit.
- Komme im Laufe des Tages immer mal wieder bei dir selbst an, indem du zum Beispiel ein paar Mal tief ein- und ausatmest, deine Erdung spürst und dich auch an deine energetische Sonne erinnerst (siehe Kapitel IV Übung »Sonne und kosmische Energien«). Sage dir einige Male am Tag innerlich, mit einem Lächeln im Gesicht: »Hallo, schön, dass ich da bin.«

Geben – Nehmen
Um langfristig ausreichend Energie zur Verfügung zu haben, ist es für die meisten Menschen von großer Bedeutung, eine Balance zwischen dem zu schaffen, was sie anderen Menschen geben, und dem, was sie von anderen Menschen (oder auch von Tieren) bekommen. Auch hierbei spielen das Lebensalter und die Lebenssituation eine wichtige Rolle. Eine junge Mutter wird natürlich einen Großteil ihrer Energie den Kindern geben, ohne dabei zwangsläufig einen gravierenden, langanhaltenden Mangel oder Energieverlust zu erleben. Hingegen kann eine Krankenschwester nach Jahren der Berufstätigkeit müde und erschöpft sein, weil ihr Beruf ein permanentes Geben fordert und sie vielleicht

keinen Weg gefunden hat, sich selbst immer wieder mit Energie aufzufüllen und sich von anderen etwas geben zu lassen.

Gerade Menschen, die in heilenden oder helfenden Berufen tätig sind, brauchen daher außerhalb der Arbeit Bereiche, in denen sie sich nicht um die Bedürfnisse anderer kümmern müssen, sondern die eigenen im Vordergrund stehen dürfen.

Frauen haben eine besonders starke Neigung, sich um die Bedürfnisse und Erwartungen anderer zu kümmern. Sie stellen die eigenen Wünsche und Bedürfnisse oft zu lange in den Hintergrund. Diese Verhaltensweise kann langfristig in eine latente und ernstzunehmende Unzufriedenheit führen, bis schließlich zur völligen Erschöpfung.

Weibliche Aspekte – männliche Aspekte
In jedem Menschen, unabhängig vom Geschlecht und Alter, gibt es sowohl weibliche als auch männliche Kräfte. Um dauerhaft ein ausgeglichenes und zufriedenes Leben zu führen, brauchen wir eine Balance zwischen der dynamischen und bestimmenden Energie einerseits und der fließenden, zulassenden andererseits.

Wenn wir über Jahre hinweg unsere weiblichen Energien vernachlässigen, werden wir hart und rechthaberisch und gehen davon aus, dass allein unser Wille und unsere Absicht dafür verantwortlich ist, wie es uns geht und was uns widerfährt. Wenn wir hingegen unsere männlichen Kräfte nicht ausreichend leben, werden wir uns womöglich im Gefühl der Ohnmacht und Hoffnungslosigkeit verlieren und unsere äußere Welt nicht in Einklang mit unseren wesentlichen Wünschen und Bedürfnissen bringen. So oder so werden wir aus diesem energetischen Ungleichgewicht heraus verzagt, enttäuscht und schließlich unglücklich. Ich gehe davon aus, dass es eine Wechselwirkung zwischen den oben beschriebenen Gegensatzpaaren gibt. Also kann ein Ausgleich der männlichen und der weiblichen Energien in uns zu einer Balance in allen anderen Bereichen führen (siehe dazu Kapitel III »Die Chakren«).

Überkreuzbewegungen bringen das Gehirn in Schwung. Sie verbinden die linke und die rechte Gehirnhälfte: Vereinfacht ausgedrückt, steht die linke Hälfte für die männlichen Qualitäten wie Analysieren, Strukturieren und Planen, die rechte Hälfte für die kreativen, intuitiven und gefühlvollen Aspekte. Durch die beiden Übungen zum Ende dieses Abschnittes können die Verbindung und das Zusammenspiel der beiden Hirnseiten trainiert werden. Hierdurch wird der Ausgleich der männlichen und weiblichen Energien in dir unterstützt. Es entsteht ein Gefühl für deinen individuellen Rhythmus, für deine Balance.

Übung: Standwaage zur Förderung der Balance

Intention der Übung
Diese Übung hilft dir, deine männlichen und weiblichen Energien auszugleichen und eine körperliche Balance zu finden.
Affirmation
Ich bin im Gleichgewicht.
Übungsablauf
- Finde einen guten, stabilen Stand und spüre den Kontakt von deinen Füßen mit dem Boden. Erde dich von deinen Füßen her und atme ein paar Mal ruhig und tief ein und aus.
- Senke nun den Oberkörper aus dem aufrechten Stand nach vorn ab, bis er einen rechten Winkel zu den Beinen bildet. Die Knie sind nicht durchgedrückt.
- Lege den rechten Arm seitlich neben den Körper und führe den linken Arm nach vorne.
- Strecke gleichzeitig das rechte Bein nach hinten, bis es sich auf einer Linie mit dem Oberkörper und dem linken Arm befindet. Atme zwei Mal ruhig ein und aus und komme dann langsam wieder in den aufrechten Stand.
- Wiederhole anschließend die Übung, indem du den rechten Arm nach vorne und das linke Bein nach hinten ausstreckst. Wiederhole die Übung einige Male. Atme zum Schluss einige Male ruhig und tief in deinem eigenen Rhythmus ein und aus.

Übung: Auf der Stelle gehen

Intention der Übung
Diese Übung hilft dir, in einen fließenden Rhythmus zu kommen und deine rechte und linke Gehirnseite miteinander zu verbinden.
Affirmation
Ich bin im Gleichgewicht.

Übungsablauf
- Finde einen guten, stabilen Stand und spüre den Kontakt von deinen Füßen mit dem Boden. Erde dich von deinen Füßen her und atme ein paar Mal ruhig und tief ein und aus.
- Ziehe abwechselnd ein Knie hoch und führe gleichzeitig den Ellenbogen der anderen Körperseite zum Knie. Hierbei kommt es auf den fließenden Bewegungsablauf und auf ein gutes Rhythmusgefühl an. Das Übungstempo lässt sich im Laufe der Zeit steigern.
- Wiederhole jede Seite drei Mal und wenn du möchtest auch öfter.
- Atme zum Schluss einige Male ruhig und tief in deinem eigenen Rhythmus ein und aus.

Alleinsein – Zusammensein

Die frühen Menschen waren auf die Unterstützung und den Schutz der Gruppe oder Sippe angewiesen. Das Leben beruhte auf Gemeinschaft. Sie stellte die Grundlage bei der Jagd, beim Bau einer Hütte, beim Kampf gegen wilde Tiere oder feindliche Stämme und beim Aufziehen der Kinder dar. Die Bedürfnisse des einzelnen mussten sich früher zwangsläufig denen der Gruppe unterordnen, damit die Sippe oder der Stamm überleben konnte. Es ist davon auszugehen, dass sich hieraus auch für den heutigen Menschen ein Grundbedürfnis nach Zugehörigkeit und Unterstützung ergibt. Die Familie, religiöse oder politische Gruppen, Sport- oder Gesangsvereine wie andere Freizeitklubs erfahren daher von jeher großen Zulauf und haben eine grundlegende Bedeutung für den einzelnen Menschen. Sie vermitteln ihm das Gefühl, dazuzugehören, liefern ihm eine Orientierung an gemeinsamen Werten und verschaffen ihm so das Gefühl, nicht allein zu sein. Auf der anderen Seite haben viele Menschen heute das Verlangen, allein zu sein und sich selbst (wieder) zu spüren und zu verwirklichen. Wir leben in einer Gesellschaft, in der die Selbstbestimmung des einzelnen und das gemeinschaftliche Leben häufig im Widerspruch stehen. Aber wie soll ein friedliches und achtsames Zusammenleben mit anderen funktionieren, wenn nicht jeder einzelne Mensch seine Bedürfnisse oder Wünsche kennt und zumindest weitestgehend danach leben kann? Und gleichzeitig auch bereit ist, diese, wenn nötig, im Sinne der Gemeinschaft hintenanzustellen?

Auf der einen Seite fühlen sich viele Menschen einsam, weil sie nicht in ein stabiles soziales Netz eingebunden sind. Wenn dann eine private oder berufliche Krise hinzukommt, ist die Verzweiflung groß. Es scheint weder Hoffnung noch Hilfe zu geben. Da aber selbst Menschen, die sozial eingebunden sind, sich häufig innerlich einsam fühlen, kann es nur darum gehen, zunächst einmal eine gesunde Verbindung zu sich selbst aufzubauen. In der Auseinandersetzung mit den Chakren (Kapitel III »Die Chakren«) erfährst du, wie du deine Fähigkeit, das Alleinsein zu genießen, erweitern und dich in eine Gemeinschaft einbringen kannst – ohne dich selbst zu vergessen. Diese Balance ist in unserer Zeit von ganz besonderer Bedeutung. Mit Hilfe der in den folgenden Kapiteln aufgezeigten Möglichkeiten der Energiearbeit kannst du die Verbindung zu dir und zu anderen klären und vertiefen. In den nächsten Jahrzehnten wird es aus meiner Sicht unsere große Herausforderung als Menschheit sein, die individuellen Bedürfnisse und Lebensweisen mit denen der Gemeinschaft in Einklang zu bringen. Dazu muss der einzelne Mensch lernen, sich selbst wieder zu spüren und sich in Balance zu bringen.

Innerer Rhythmus – äußerer Rhythmus
Von frühester Kindheit an wird unser Leben vom Rhythmus und Tempo der äußeren Welt und der uns umgebenden Menschen bestimmt. Schon kleine Kinder müssen morgens früh aufstehen und werden in den Kindergarten gebracht. In der Schule müssen sich die Kinder und Jugendlichen in der Regel an die vorgegebenen Zeiten halten und – egal, wie es ihnen körperlich, emotional oder geistig gerade geht – nach der Uhr Sport treiben, kreativ im Kunstunterricht sein oder konzentriert an einer Mathematikaufgabe sitzen. Selten und nur in einigen alternativen Schulformen können die Kinder ihre eigenen Bedürfnisse und ihren eigenen Biorhythmus erforschen und erfahren, dass das auch von den Erwachsenen erwünscht und als richtig empfunden wird.
 Auch während der späteren Ausbildung oder der Studienzeit versteht es sich von selbst, dass man sich an feste zeitliche, organisatorische und inhaltliche Vorgaben hält. Wenn die jungen Menschen dann ihre erste Arbeitsstelle antreten, sind die meisten schon so sehr daran gewöhnt,

sich nach den Vorgaben und Anforderungen des Außen zu richten, dass sie gar nicht mehr wissen, wie der eigene energieeffiziente Rhythmus und was das eigene und passende Tempo wirklich ist. Kommen beim erwachsenen Menschen Kinder und Karrierepläne hinzu, wird es immer schwieriger, auf sich selbst zu achten und wesensgemäß zu leben.

Nimm du dir aber nun einen Moment Zeit. Frage dich, ob es bei dir – außer den oben angeführten Bereichen – noch weitere Aspekte gibt, die du in deinem Leben in Balance bringen möchtest? Schreibe sie auf. Besprechen dich mit anderen.

Hilfreich ist im Alltag auf jeden Fall, sich immer wieder, etwa durch Spaziergänge in der Natur oder die in diesem Buch beschriebenen Wahrnehmungsübungen an das eigene Tempo und den eigenen ganz individuellen Rhythmus zu erinnern. Integriere diese Achtsamkeit in deinen Alltag, um langfristig gesund zu bleiben und glücklich und erfüllt zu leben. Probiere zum Abschluss dieses Kapitels und zur Vorbereitung auf das nächste doch einmal die folgende Gehmeditation aus.

Übung: Gehmeditation

Intention der Übung

In dieser Gehmeditation erfährst du mehr über das Tempo, in dem du gerade unterwegs bist. Du erfährst, wie es sich anfühlt, dein Gehen und Atmen willentlich zu beschleunigen oder zu verlangsamen. Hierdurch bekommst du mehr Freiheit, in deinem Alltag immer öfter deine eigene Geschwindigkeit und deinen eigenen Rhythmus zu wählen.

Übungsablauf

- Nimm dir für einen Moment Zeit zum Innehalten. Atme ein paar Mal ruhig und tief ein. Spüre nun von deinen Füßen her die Verbindung mit der Erde und stelle dir deine energetische Sonne über deinem Kopf vor.
- Gib dir einen Moment Zeit, dein eigenes inneres Tempo zu erspüren. Kommst du vielleicht gestresst direkt von der Arbeit oder aus einem überfüllten Supermarkt? Hast du gerade Mittagsschlaf gehalten und bist ganz ruhig in dir? Versuche, es nicht zu bewerten. Gehe nun in dieser Stimmung und in diesem Tempo durch den Raum. Nimm dich, deine Körperhaltung und deinen Körperausdruck wahr.

- Halte nach ein paar Minuten inne und atme tief ein und aus. Beschleunige nun deinen Gang und gehe schnellen Schrittes ein paar Minuten weiter. Beobachte wieder deinen Körper und deine Gefühle. Was macht dieses Tempo mit dir? Ist es bekannt? Strengt dich der schnellere Gang an oder stresst er dich? Fühlst du dich damit wohl?
- Halte nach ein paar Minuten wieder inne und atme tief ein und aus und komme wieder in deine Mitte. Verlangsame jetzt deinen Gang und gehe langsamen Schrittes ein paar Minuten weiter. Beobachte wieder deinen Körper und deine Gefühle. Was macht dieses Tempo mit dir? Ist es bekannt? Strengt dich der langsame Gang an oder stresst er dich? Fühlst du dich damit wohl?
- Dann halte inne und spüre einen Moment deinem vorherigen Gehen nach. Atme ein paar Mal ruhig und tief in deinem eigenen Rhythmus ein und aus. Wähle jetzt bewusst dein zu dir in diesem Augenblick passendes Tempo und gehe für ein paar Minuten weiter durch den Raum. Spüre deinen Körper und nimm wahr, wie es dir jetzt geht.

Anmerkung
Du kannst die Geschwindigkeit deines Gehens bis zum Laufen beschleunigen oder auch soweit vermindern, dass du fast auf der Stelle stehen bleibst.

Du kannst die Übung variieren, indem du mit der Geschwindigkeit durch den Raum gehst, die dir Kraft und Vitalität gibt. Spüre dabei deinen Körper und übertreibe ruhig deine Bewegungen ein wenig. Vielleich spürst du, wie sich deine Energie, deine Gedanken und deine Gefühle verändern.

Die Übung kann wenige Minuten oder länger dauern. Finde abschließend immer deine eigene in diesem Augenblick zu dir passende Gehgeschwindigkeit.

Fazit des Kapitels

In diesem Kapitel haben wir uns mit den verschiedenen Lebensbereichen auseinandergesetzt. Wir haben herausgefunden, welche Aspekte in unserem Leben überwiegend in Balance sind und uns Energie und Kraft geben und welche Bereiche derzeit mehr im Ungleichgewicht sind und uns daher Energie und Kraft nehmen. Balance erfahren wir dann, wenn wir uns die Gegensätze in unserem Energiehaushalt bewusst machen und wissen, wie wir sie immer wieder ausgleichen können.

Im folgenden Kapitel werden wir uns intensiv mit der energetischen Dimension von Stress und Burnout auseinandersetzen. Hierbei erinnern und vertiefen wir den Kontakt zu uns, unserem inneren Wesen, unseren Wünschen und Sehnsüchten. Entlang der sieben Hauptchakren erkennen wir die Energieprinzipien und damit zusammenhängende (oftmals veraltete) Überzeugungen, Verhaltensweisen, Antreiber und Muster. Die jeweiligen Übungen ermöglichen uns, alte und heute nicht mehr zu uns passende Aspekte zu reinigen, zu klären und nach und nach zu verwandeln oder gehenzulassen.

III
Die energetische Dimension von Burnout

Übernahme frühkindlicher Erfahrungen
Jedes menschliche Wesen erfährt im Mutterleib vollkommene Verbundenheit und Einheit mit sich selbst und allem, was ist. Allerdings können bereits in dieser Lebensphase erste Störungen dieser Harmonie und Ganzheit stattgefunden haben. So ist nicht auszuschließen, dass das Ungeborene Emotionen und Gedanken der Mutter mitbekommt, etwa im Zuge eines versuchten Schwangerschaftsabbruchs, bei einer ernsten Erkrankung oder durch Gewalterfahrungen. Die Energien, die somit auch auf das ungeborene Geschöpf einwirken, können nachhaltigen Einfluss auf das Leben des Kindes und Erwachsenen haben, oft über Jahre oder Jahrzehnte hinweg.

Mit der Geburt fällt der Mensch unweigerlich aus der Einheit und aus der Verbundenheit mit der Mutter heraus. Er erfährt sich in einer dualen Welt, das heißt, er wird mit Gegensätzen wie Wärme und Kälte, Sattheit und Hunger, Geborgenheit und Einsamkeit konfrontiert. In den Augen des Babys spiegeln sich noch die unendliche Tiefe und Weite des Universums sowie das Urvertrauen wieder. In einem Augenblick war das Kleine noch unzufrieden und hungrig, im nächsten schlummert es selig und satt in seinem Bettchen vor sich hin. Wenn kleine Kinder spielen, gehen sie vollkommen im Hier und Jetzt auf. Wenn sie weinen, dann weinen sie, als ob die Welt unterginge. Wenn sie lachen, dann lachen sie, als ob es nur diese Freude gäbe. Das Kleinkind hat noch kein Ich-Bewusstsein. Das unterscheidet es vom Zustand des reifen Menschen, der sowohl sein Ich-Bewusstsein als auch sein Einheits-Bewusstsein erkennt.

Irgendwann in den ersten Tagen, Wochen oder Monaten seines Lebens begegnet der junge Mensch unweigerlich den tiefsitzenden Gefühlen und Überzeugungen seiner nächsten Bezugspersonen, also meistens der Mutter und des Vaters. Die Eltern erscheinen dem Kleinkind (noch) als eine Art Gott oder Göttin, von deren Liebe und Zuneigung es absolut abhängig ist. Selbst die tiefsten und ältesten der meist unreflektierten Gefühle und Überzeugungen der Bezugspersonen sieht es als Wahrheit an, als Gesetz. Wenn die Mutter etwa in der Überzeugung aufgewachsen ist, nicht liebenswert zu sein, und diesen tiefsitzenden Glaubenssatz für sich nicht wirklich bewusst gemacht und aufgelöst hat, dann vermittelt sie genau dieses Gefühl oder diese Überzeugung unbewusst ihrem Kind, ganz gleich, wie sehr sie es tatsächlich liebt. Das Kind erfährt also »ich bin nicht liebenswert« von der Mutter und identifiziert sich mit diesem Gefühl.

Im Laufe des Lebens wird diese Identifikation durch entsprechende Erfahrungen immer weiter verfestigt. Das kommt daher, dass sich an diese ersten Erfahrungen – nach dem Prinzip: Gleiches zieht Gleiches an – ähnliche Erlebnisse als Gedanken oder Gefühlsmuster andocken. Das Fatale ist, dass wir alle solche Übertragungen erlebt und Gefühle und Überzeugungen unserer Bezugspersonen verinnerlicht haben. Wir können sie heute nur sehr schwer erkennen, weil sie aus der Zeit der unbewussten emotionalen Identifikation des Kleinkindes stammen. Sobald wir sie aber ins Bewusstsein heben, bemerken wir, dass sich dieses Muster als Erfahrung in unserem Leben wiederholte. Hieraus ergibt sich die Notwendigkeit, herauszufinden, mit welchen Überzeugungen und welchen dazugehörigen Gefühlen du also unbewusst identifiziert bist.

Auf den folgenden Seiten lernst du, deine Identifikation mit dem tief in deinem Unterbewusstsein verankerten, von deinen Bezugspersonen übernommenen Überzeugungen zu durchbrechen, indem du dir klarmachst, dass diese und die dazugehörigen Gefühle ursprünglich deinen Bezugspersonen gehörten. Indem du sie unbewusst angenommen hast, hast du womöglich bis heute immer wieder die gleichen oder sehr ähnliche Erfahrungen angezogen.

Was hat das nun alles mit Burnout zu tun? Die falschen Vorstellungen führen dazu, dass man etwa glaubt, eine Situation nicht bewältigen zu können, oder sich nicht in der Lage fühlt, notwendige Entscheidungen zum richtigen Zeitpunkt zu treffen.

Wer das Gefühl hat, sich selbst nicht wirklich ausleben oder ausdrücken zu können, erfährt innerlich vielfach großen Zorn. Neben Wut kann Angst entstehen, wenn wir uns überhaupt unfähig fühlen, das Leben unseren eigenen Ideen und Wünschen entsprechend zu gestalten. Unsere tiefsitzenden Überzeugungen lösen in uns Gefühle von Minderwertigkeit aus. Wir haben Angst, aus der Einheit herausgelöst, abgespalten, getrennt von allem, allein zu sein. Jede neue »Trennung« vertieft die gefühlte Vereinzelung. Gleichzeitig besteht eine tiefe Sehnsucht, die verlorengeglaubte Einheit wiederherzustellen. Man fühlt sich jedoch kaum in der Lage dazu, dies selbst zu tun.

Mit jeder Trennung, die wir in unserer Alltagswelt erfahren, erleben wir Trennungsschmerz – bewusst oder unbewusst. Jedes Mal kann das Gefühl der Angst und des Schmerzes in uns genau an der Stelle andocken, wo es ursprünglich Spuren hinterlassen hat. Wenn etwa im Mutterleib schlimme (oder gute) Erfahrungen gewirkt haben, dann hat das einen nachhaltigen Einfluss auf das Urvertrauen in die eigenen Fähigkeiten und Möglichkeiten. Und spätestens während des Geburtsvorgangs haben wir alle eine erste und (meist) sehr schmerzliche Trennung von der Geborgenheit im Mutterleib durch den Eintritt in einen eigenständigen und getrennten Körper erfahren. Dieses Herausfallen aus der Einheit erleben alle Menschen immer und immer wieder: während der ersten Lebensjahre, während der Pubertät, beim Eintritt in das Erwachsenenalter, bei jeder Trennung und bei jedem Verlust eines geliebten Wesens.

Sind wir davon überzeugt, dass ein anderer – sei es die Partnerin oder der Partner, ein Kollege oder eine Kollegin – anders ist als wir selbst, wenn wir sie oder ihn also als getrennt von uns erleben, ergibt sich hieraus in all unseren Beziehungen ein ganz fundamentales Dilemma.

Wir fühlen Angst und verlieren unweigerlich Energie und den Kontakt zu unserer Mitte beziehungsweise zu unserem Selbst. Die Angst zeigt sich häufig im Bereich des Brustkorbes, ist oft mit Atemschwierigkeiten oder damit einhergehenden Themen (zum Beispiel Rauchen) verbunden. Weitere Anzeichen für andauernde, meist unbestimmte Ängste sind länger anhaltende Beschwerden in den Schultern, im Nacken oder im Bereich des Solarplexus (vgl. Solarplexuschakra – Kapitel III »Die Chakren«).

Wichtig für unser Thema ist zu erkennen, dass die aus unseren Geburtserfahrungen und von den ersten Bezugspersonen übernommenen Überzeugungen und Gefühle tatsächlich eine Illusion sind und dass sie – also auch unsere durch das mangelnde Urvertrauen hervorgerufenen Ängste – durch Bewusstseinsarbeit besänftigt und gewandelt werden können. Sie dürfen als Gefühl erkannt, gespürt und dann wieder losgelassen werden.

Wenn wir uns bewusst mit dem eigenen Licht und der inneren Kraft verbinden, lösen sich unsere Ängste nach und nach auf oder verlieren ihre übermäßige Bedrohlichkeit. Durch Energiearbeit lässt sich dieser innere Prozess ganz wesentlich unterstützen und beschleunigen, indem wir veraltete oder nicht mehr passende Energiemuster mit den entsprechenden Gedanken und Gefühlen erkennen, reinigen und klären. Es entsteht Raum für ein authentisches und glückliches Leben im Hier und Jetzt.

Wesenskontakt

Die meisten Menschen sehnen sich danach, im eigenen Leben einen Sinn zu finden und – zumindest weitestgehend – danach zu leben. Um dort anzukommen, ist es notwendig, in Kontakt mit sich selbst und seinen inneren Werten und Zielen zu sein. Dazu ist es zunächst erforderlich, dass wir uns selbst mit all unseren Stärken und Schwächen akzeptieren und achten. Das bedeutet auf der einen Seite, dass du herausfinden solltest, was dir guttut, entspricht und deinen inneren Frieden nährt. Durch diese Verbindung mit dem eigenen Wesen ergibt sich ein Zugang zu deinen schöpferischen Energien und persönlichen Lebensaufgaben. Auf der anderen Seite gilt es zu erkennen, was dich aus der inneren Mitte wirft und dazu führt, dass du dich überhaupt von dir selbst entfernst. Auf diesem Weg zu dir selbst ist es hilfreich, immer wieder innezuhalten, um herauszufinden, was verändert werden will – und es nach und nach zu tun oder das Unabänderliche zu akzeptieren. Prüfe genau. Indem du den Kontakt zu dir aufbaust, kannst du dir ein weitgehend glückliches und zufriedenes, ein authentisches Leben ermöglichen.

Wenn du dir selbst bewusst, also mit deiner Wesensenergie in Kontakt bist und in deiner Herzenergie schwingst, dann ist eine Berührung oder Begegnung mit dir selbst nährend und heilsam. Dabei geht es nicht darum, besser oder gar perfekt zu werden, sondern dich selbst zu erkennen und so anzunehmen, wie du bist. Dieses Bewusstsein bedeutet ein tiefes Verankertsein im Jetzt und im Hier. Wenn du ganz bewusst bist, dann nimmst du mit allen Sinnen wahr, mit deiner Intuition, deinem direkten Wissen und offenen Herzen. Dann erfasst du dich selbst und andere als komplexe und einzigartige Geschöpfe mit einem physischen Körper, Energiekörper, Gedanken und Gefühlen sowie mit Sehnsüchten und Visionen.

Wer auch in schwierigen Lebensphasen gut in Kontakt mit sich selbst ist, erfährt inneren Halt, Freude, Selbstliebe und Ruhe trotz der äußeren Probleme und Sorgen. Aus einem liebevollen Kontakt mit sich selbst entstehen die Zuversicht und die Kraft zu ändern, was man ändern kann, und hinzunehmen, was nicht zu ändern ist – innen und außen. Im Kontakt mit dem inneren Wesen schwingen wir automatisch in einem – der tiefen Entspannung oder Meditation ähnlichen – heilsamen und lebensbejahenden Zustand.

Ist diese schöpferische Energie oder der Kontakt zum eigenen Wesen blockiert, entsteht ein energetisches Ungleichgewicht. Es zeigt sich als innere Unzufriedenheit, Mangel oder Krankheit. Wir leiden vor allem dann, wenn wir an unseren von anderen übernommenen, veralteten und uns einengenden Gedanken hängen und vollständig mit diesen Gedanken und den sich aus ihnen ergebenden Handlungen und Gefühlen identifiziert sind. Es gilt, das Bestreben loszulassen, den erlebten Schmerz nicht fühlen zu wollen. Wer sich von seinen Schatten und Wunden abzuschirmen versucht, baut mehr und mehr Mauern um sich herum, die ihn von seinem Wesen und damit von seiner inneren Kraft abschneiden.

Erlebte und verdrängte Schmerzerfahrungen haben sich auf unterschiedlichen Ebenen in uns angereichert und bilden Blockaden in unserem

Energiefeld. Jede neue Erfahrung, die in ein altes Muster passt, zieht erneut dieselbe Energie an. Wir kennen das alle: Es gibt Situationen – seien sie scheinbar noch so unbedeutend –, in denen wir plötzlich unangemessen heftig reagieren, mit Wut, Ohnmachtsgefühlen oder Traurigkeit.

Besonders drastisch und anhaftend sind Energieblockaden, die aus Traumatisierungen in den ersten Lebensjahren oder aus kollektiven Erfahrungen stammen. In unserer Zeit können darunter etwa die Verunsicherungen, Traumata und Verdrängungen unserer Eltern und Großeltern während des Zweiten Weltkriegs und danach fallen. Diese Erlebnisse wirken oft stark bis in unsere Zeit und in unser heutiges Leben hinein, da sie bislang nicht ausreichend verarbeitet und aufgelöst wurden. Um also ein freies und glückliches Leben in der Gegenwart zu führen, ist es notwendig, die an alte Identifikationen gebundenen Energien freizusetzen. Sobald es uns gelingt, die aus der Vergangenheit übernommenen Überzeugungen als Illusion aufzudecken, kommen wir wieder in Kontakt mit unserer Wesensenergie.

Die mit dem Burnout einhergehende Krise ist letztendlich ein Hinweis des Wesens, sich endlich wieder mit den tiefsten Sehnsüchten und Lebenszielen auseinanderzusetzen und das Leben dem eigenen und ganz individuellen Licht entsprechend zu gestalten. Energetische Blockaden und veraltete und nicht mehr passende Energien wirken über die Aura oder die Chakren in den physischen Körper hinein.

Aber auch umgekehrt wirken die im physischen Körper über längere Zeiträume bestehenden Kräfte in die feinstofflichen Ebenen hinein und bedingen dadurch die entsprechenden Schwingungen mit den daran angekoppelten Gedanken und Gefühlen. Daher sollte ein Veränderungsprozess alle Ebenen des Seins umfassen. Der physische Körper, der Energiekörper sowie geistige, emotionale und spirituelle Aspekte hängen unmittelbar zusammen. Sie alle wollen wahrgenommen, geklärt und gestärkt werden. Kraft der Gegenwart »verändern« wir dann unsere Geschichte und schaffen eine unserem inneren Kern entsprechende Zukunft. Indem wir die im feinstofflichen Energiefeld gespeicherten alten und teilweise nicht mehr passenden Informationen ausbalancieren und nach und nach verwandeln, haben wir die Chance, ein unserem Wesen entsprechendes erfülltes Leben zu führen. Letztlich handelt es sich beim Weg aus dem Burnout aus dieser Sicht um einen Transformationsprozess, der im Hier und Jetzt mündet!

Das Leben fließt. Es steht für ständige Veränderung und Erneuerung. Es ist Ausdruck eines ständigen Ungleichgewichts. Dem Prinzip des Lebens entspricht es nicht, dass wir an einem einmal gewonnenen Gleichgewicht immerfort festhalten. Als ein schönes Beispiel möchte ich hier unsere Fortbewegung anbringen. Stehen wir mit beiden Beinen fest auf dem Boden, können wir uns nicht fortbewegen. Nur auf einem Bein zu stehen, ist uns nur begrenzt möglich, denn es wäre eine ziemlich wackelige Angelegenheit. Beim Gehen – in der Bewegung – kombinieren wir nun ganz von selbst zwei instabile Zustände miteinander. Wir finden in eine dynamische Stabilität, die das Merkmal aller Lebensprozesse ist. Jeder Moment ist neu. Jeder Augenblick ist einzigartig und birgt die Fülle des Lebens in sich – dank der Veränderung. Jedes Festhalten, sei es an einer längst nicht mehr befriedigenden Arbeit, Beziehung oder Verhaltensweise, ist ein Versuch, den Fluss des Lebens aufzuhalten und führt unweigerlich zu Kummer, Schmerz und Leid. Im Burnout gilt es daher zu erkennen, in welchen Lebensbereichen grundlegende Veränderungen anstehen, so dass das Leben wieder dem eigenen Wesen und damit den eigenen Visionen und Bedürfnissen entsprechend gelebt werden kann.

Die folgenden Übungen können dich dabei unterstützen, in Kontakt mit deinem Wesenskern zu kommen und so dein Leben mehr und mehr deinen eigenen Wünschen und Vorstellungen entsprechend zu gestalten.

Übung: Verbindung mit dem eigenen Wesenskern Audio 4

Intention der Übung
In dieser Übung kannst du Kontakt mit deiner Wesensenergie aufnehmen. Es geht darum, dass du dich als Ganzes erfährst und alle deine Wesensanteile liebevoll berührst: körperlich, geistig, seelisch. Die Verbindung mit deinem eigenen Wesen soll dich dabei unterstützen, Antworten auf viele deiner Fragen in dir selbst zu finden.

Affirmation
Ich bin in Kontakt mit meinem eigenen Wesen und nehme mich so an, wie ich bin.

Übungsablauf
- Lege dich auf den Rücken, die Arme liegen neben dem Körper, die Beine sind angewinkelt, beide Füße berühren den Boden. Dein Körper ist entspannt und deine Aufmerksamkeit nach innen gerichtet.
- Spüre im Liegen die Verbindung mit der Erde und atme ruhig und bewusst ein und aus. Spüre deinen Körper, deine Füße und Beine, deinen Rücken, die Schultern, Arme und Hände und deinen Kopf.
- Gehe nun mit deiner Konzentration ins Zentrum deines Kopfes. Stelle dir vor deinem inneren Auge vor, dass du auf einem Weg durch eine wunderschöne Landschaft gehst. Wie sieht die Landschaft aus? Der Weg führt dich jetzt an einen ganz besonders schönen, kraftvollen und sicheren Platz. Wie sieht diese Stelle aus? Gibt es dort Pflanzen, Wasser oder Tiere? Was hörst du? Was riechst oder schmeckst du? Nimm diesen Ort mit all deinen Sinnen wahr. Mache es dir bequem und verbinde dich hier mit der Erde. Lade Vertrauen aus der Erde zu dir ein.
- Lasse dich intuitiv zu einer Stelle in deinem Körper führen, wo du eine deutliche Verbindung zu deinem eigenen Wesen spürst. Indem du innerlich in Kontakt mit deinem eigenen Wesen treten möchtest, wirst du die Verbindung zu ihm bereits wahrnehmen. Falls es dir schwerfällt, dann stelle dir diese Verbindung in Gedanken zunächst einfach vor. Wenn du möchtest, kannst du eine Hand auf die Stelle legen und dein Wesen liebevoll mit einem »Hallo« begrüßen. Wie fühlt sich der Kontakt mit deinem Wesen an?
- Wenn du einen deutlichen Kontakt mit deiner Wesensenergie spürst, dann stelle dir außerhalb deiner Aura eine leere weiße Leinwand vor. Auf der Leinwand zeigt sich das Bild deines Wesens. Wie sieht es aus? Bewerte nicht. Hast du eine Frage an dein Wesen oder möchte dir dein Wesen etwas sagen oder zeigen? Nimm an, was kommt, und bedanke dich für den Kontakt und die Informationen.
- Hole abschließend in deiner Vorstellung das Bild von der Leinwand in deine Sonne (siehe Übung: »Sonne und kosmische Energien«, Kapitel IV) und lasse die wesentliche Energie von dort aus in deinen Körper strömen. Atme noch eine Weile bewusst ein und aus, spüre deinen Körper und löse dich dann langsam aus deiner Konzentration.

Anmerkungen
Oft ist der erste Kontakt mit der Wesensenergie sehr bewegend und berührend. Lasse dir nach der Übung ausreichend Zeit, um deinen Empfindungen und Bildern nachzuspüren. Sehr intensiv ist es auch, einem anderen Menschen oder Tier auf Wesensebene zu begegnen.

Übung: Sammeln der Wesensenergie   Audio 5

Intention der Übung
Durch diese Übung kannst du erfahren, ob und wie stark du mit deiner Wesensenergie in Verbindung stehst. Du kannst spüren, wo Teile deiner Wesensenergie gerade sind (zum Beispiel im Büro oder in deiner Beziehung) und so viel davon zu dir zurückholen, wie du im Augenblick möchtest.

Affirmation
Ich bin in Kontakt mit meiner wesentlichen Energie.

Übungsablauf
- Setze dich bequem und aufrecht auf einen Stuhl und lasse deine Energie fließen. Verbinde dich mit der Erde und schreibe in deiner Vorstellung deinen Namen und das Datum von heute in deine Erdung. (siehe Übung: »Erdung und Erdenergie« Kapitel III)
- Gehe mit deiner Aufmerksamkeit nach innen und nimm Kontakt mit deiner Wesensenergie auf. Wo kannst du diese Energie wahrnehmen und wie fühlt sich das für dich an? Hast du ein Bild von deinem Wesen und wie sieht es aus? Begrüße dein eigenes Wesen mit einem liebevollen »Hallo«.
- Spüre in deinem Inneren, welchen Anteil deine Wesensenergie im Augenblick ausmacht (zum Beispiel in Prozent von 1 bis 100). Wo ist der Rest deiner Wesensenergie? Vielleicht noch bei deiner Arbeit, bei deinem Partner oder bei deiner Partnerin?
- Stelle dir über dir in deiner energetischen Sonne einen »Wesensenergie-Magneten« vor, der die Fähigkeit besitzt, Wesensanteile, die im Moment nicht bei dir sind, zu dir zurückzuholen. Vielleicht ist noch Energie bei anderen Menschen, auf der Arbeit oder in der Vergangenheit. Hole in deiner Vorstellung deine Energie ganz zu dir zurück und lasse sie von deiner Sonne aus in dich hineinfließen.
- Überprüfe erneut, welchen Anteil deine Wesensenergie jetzt ausmacht und spüre, wie du dich nun fühlst. Wenn du möchtest, kannst du mit dem Magneten

solange Energie zu dir zurückholen, bis du dich wirklich gut und in deiner Mitte fühlst. Löse dich dann langsam aus der Konzentration.

Anmerkungen
Manchmal kann es sein, dass nur ein sehr geringer Wesensanteil im Körper oder in der Aura spürbar ist. Das ist zum Beispiel während einer schwierigen Lebensphase, im Burnout, nach einem Todesfall in der Familie oder nach einer Trennung möglich. Es erfordert dann eventuell längere Zeit und etwas Geduld, wieder in Kontakt mit dem eigenen Kern zu kommen. In diesen Prozessen kann es hilfreich und manchmal auch notwendig sein, sich professionelle Unterstützung zu suchen.

Die Chakren

Als Chakren werden in den alten indischen Lehren die Kraft- oder Energiezentren bezeichnet, die unseren physischen Körper mit unserem feinstofflichen Körper verbinden. Durch die Chakren werden Energien aus der Erde, dem Kosmos und unserer unmittelbaren Umgebung empfangen, verwandelt und im physischen Körper sowie im Energiekörper verteilt. Über die Beschäftigung mit den Aufgaben und Funktionsweisen der Chakren erschließt sich uns nach und nach die Komplexität und Vollkommenheit des Menschseins. Damit verbunden, erhalten wir Antworten auf grundlegende Fragen, die im Zuge eines Burnouts oder überhaupt in Sinnkrisen oder Umbruchphasen vom Individuum gestellt werden. Das sind Fragen wie: »Wer bin ich?«, »Welche Kräfte wirken in mir und machen mich zu dem Menschen, der ich bin?« oder »Welche Anlagen und Möglichkeiten schlummern in mir?«

Bei meiner täglichen Arbeit zeigt sich, dass die Beschäftigung mit den Chakren viele Menschen heute zu einer neuen Sensitivität sich selbst und anderen gegenüber führt. Hierbei eröffnen uns Traditionen, die sich seit Jahrhunderten mit dem Energiekörper, den Chakren und Energiebahnen auseinandersetzen, Wege in die innere Balance. Indem wir uns selbst in einer neuen Tiefe kennenlernen, gelangen wir in eine bislang nicht bekannte Gelassenheit. Und auch andere Menschen vermögen wir zunehmend als die komplexen und nicht ausschließlich körperlichen Wesen zu sehen, die sie sind.

Wir alle sind in größere Zusammenhänge eingebunden und werden von diesen beeinflusst. Diese neue Einsicht schenkt große Chancen, den individuellen und gesamtgesellschaftlichen Wandel zu mehr innerem und äußerem Glück und Zufriedenheit betreffend. In dem Maße, in dem du mit den feinstofflichen Energien der Chakren und deiner Aura vertraut wirst, erkennst du, wo in deinem System Blockaden sind, die das freie Fließen der Energie verhindern. Mit der Zeit kannst du so alte, nicht mehr zu dir passende Energien, Verhaltensweisen, Bilder und Muster wahrnehmen und verändern. Die in diesem Buch speziell dazu ausgesuchten Übungen und Impulse sollen dir helfen, eine neue innere Haltung einzunehmen.

Damit du mit deinen persönlichen Fragen weiterkommst, gebe ich dir auf den folgenden Seiten zunächst Informationen über die Funktionen und Wirkungsweisen der sieben Hauptchakren und die ihnen zugrundeliegenden Prinzipien. Der Schwerpunkt meiner Betrachtung ist so gewählt, dass Zusammenhänge zwischen Burnout, Stress und damit verbundene körperliche, emotionale und energetische Aspekte bewusst werden können. In der Tabelle am Ende des Kapitels findest du außerdem eine Übersicht, die die wesentlichen Aspekte zu jedem Chakra auf einem Blick in Kürze zusammenfasst. Du kannst dir also zunächst alle Informationen in Ruhe durchlesen und die Übungen machen, die dir in deiner aktuellen Situation hilfreich erscheinen. Später kannst du in der Übersicht immer wieder nachschauen, was auf der energetischen Ebene für dich gerade »dran« ist und ganz gezielt auswählen, mit welchem Chakra du dich gerade beschäftigen möchtest. Indem du immer wieder nachschlägst und dir Zeit für die dort angebotenen Übungen nimmst, vertiefst du schrittweise den Zugang zu dir selbst.

Ihr volles Potential entfalten die Energiezentren dann, wenn sie nicht mehr blockiert sind, sondern geklärt und offen werden. Dies ist ein fortwährender Prozess. Durch die unterstützenden und ausgleichenden Maßnahmen und Übungen, die ich dir zu jedem Chakra vorstelle, lässt du Beschränkungen immer weiter hinter dir, die sich aus deinen Blockaden – das heißt hier unausgeglichenen Chakren – ergeben.

Wichtige Aspekte der sieben Hauptchakren in Bezug auf Burnout

Im folgenden Abschnitt gebe ich dir einen Überblick über die aus meiner heutigen Sicht erkennbaren Zusammenhänge zwischen den Chakren und Burnout.

Die ersten drei Chakren eröffnen die Grundlage der Empfindungen, Emotionen und Erfahrungen, die mit der Entwicklung des physischen Körpers und der Persönlichkeit des Menschen zusammenhängen. Das vierte Chakra ist das Zentrum der Heilung und Liebe, das uns urteilsfreie Beziehungen mit uns selbst und anderen erfahren lässt. Das fünfte Chakra vermittelt zwischen den inneren und äußeren Erlebnissen und hilft, diese auszudrücken. Das sechste Chakra ist das gedankliche Zentrum, in dem die Informationen der anderen Chakren eingeordnet und gesteuert werden, und das siebte Chakra gilt als Tor oder Schranke, wo die Verbindung zwischen dem individuellen und dem kosmischen Sein erlebt wird.

Das erste, zweite und dritte Chakra, Wurzel-, Bauch- und Solarplexuschakra, versorgen den Menschen, grob gesagt, mit Vitalität und Lebensfreude. Über den Kontakt zur Energie der Erde stellen die unteren Chakren die Basis für ein gesundes und ausgewogenes körperliches und emotionales Leben her.

Im vierten Chakra, dem Herzchakra, werden die Kräfte der Erde mit den Kräften aus dem Universum verbunden und ausgestrahlt. Diese Energien dienen dazu, alle Lebensvorgänge zu regulieren und zu heilen. Das Herzchakra stellt sozusagen in der Mitte des Körpers das Bindeglied zwischen den physisch-emotionalen unteren und den geistig-spirituellen oberen Energiezentren dar.

Kehl-, Stirn- und Kronchakra ermöglichen die Verbindung zur energetischen und geistigen Welt. Über sie gelangen die für den physischen Körper bestimmten Informationen zu uns.

Ich gehe davon aus, dass wir in unserem Leben die verschiedenen Phasen der bisherigen Menschheitsentwicklung durchlaufen und dass sich dieser Wandlungsprozess in den Chakren widerspiegelt. Es ist eine Bewusstwerdung, die zeitlich linear und gleichzeitig unabhängig von Zeit und Raum abläuft. Wir alle sind dabei als Individuen mit unseren seelischen Aspekten und ebenso als Kollektiv in einen zyklischen Prozess eingebunden und bis zu einem gewissen Maße an der allgemeinen Entwicklung unserer Spezies beteiligt. (Tubali, 2013)

Natürlich gibt es Verbindungen, Wechselwirkungen und inhaltliche Überschneidungen zwischen den einzelnen Chakren. Es geht im Folgenden darum, sich der Schwerpunktthemen der einzelnen Energiezentren bewusst zu werden und dem möglichen Zusammenhang mit deiner Situation auf die Spur zu kommen.

Wurzelchakra

Thema: Die Verbindung zur Erde
Antreiber: Sei stark! Sei perfekt! Streng dich an!
Neue Haltung, um die inneren Antreiber zu wandeln: Ich liebe mein Leben und bin voller Vitalität und Kraft im Hier und Jetzt.

Das Wurzelprinzip steht für körperliche Motivation und Vitalität sowie die Lust und Kraft, das Leben nach den eigenen Vorstellungen zu gestalten und vielfältige Erfahrungen zu sammeln. Das Wurzelchakra wird auch als erstes Chakra oder Basischakra bezeichnet. Es wird den ersten sieben Lebensjahren (Tubali, 2013) und der Farbe Rot (Arzmüller, 2016) zugeordnet. Es liegt im Beckenboden zwischen Anus und Genitalien und gilt als die stützende Basis.

Alle körperlichen und seelischen Systeme sind vom Funktionieren und Energiedurchfluss durch dieses Zentrum beeinflusst. Aus diesem Chakra heraus entwickelt sich das Empfinden für die eigene Körperhaltung und -bewegung. Wirbelsäule, Beine, Knochen, Muskeln, Sehnen und Bänder sowie die Nebennieren werden vom Wurzelchakra mit Energie versorgt. In den Nebennieren werden die Hormone Adrenalin und Noradrenalin produziert, die dafür sorgen, dass der Körper in Aktionsbereitschaft versetzt wird und etwa bei Gefahr – sei sie real oder nicht – sofort reagieren kann. Dem Wurzelprinzip werden zudem der Geruchssinn, das Element Erde sowie alles Feste, wie Zähne, Nägel, Dickdarm und Mastdarm, Prostata und der Blut- und Zellaufbau zugeordnet. (Sharamon, 2001)

Durch die Verbindung mit den Kräften der Erde liefert das erste Chakra die Qualität der Lebensenergie, schenkt uns Lebenswillen und die für ein erfülltes Leben notwendige Antriebskraft und Vitalität. Die ihm zugrundeliegende positive Einstellung ist, dass das Leben, die Welt und ich selbst gut sind. Die Beziehung zur Umgebung, der Aufbau einer Existenz, materielle Absicherung, der Fortpflanzungs- und der Selbsterhaltungstrieb sowie die Sexualität als körperliche Funktion sind grundlegende Aspekte des Wurzelchakras.

Im Wurzelprinzip geht es im Kern um eine menschliche Empfindung, die aus den Erfahrungen des prähistorischen Menschen stammt: Das Überleben in einer von Naturkräften, wilden Tieren und Angriffen von feindlichen Stämmen bestimmten Welt schuf einen Menschen, der immer wieder um sein Leben fürchten musste. Obwohl die meisten Menschen in der westlichen Welt heute nicht hungern, frieren oder von wilden Tieren bedroht werden, spüren sie eine tiefsitzende Angst vor dem Leben, das ihnen als gefährlich erscheint. Sie haben den Kontakt zur Erde und damit zu sich selbst verloren. Dieser Kontakt soll über die Möglichkeiten der Energiearbeit, wie ich sie in diesem Buch vorstelle, wiederhergestellt und vertieft werden. Eine instinktive, körperbezogene, nur kurzzeitig andauernde Überlebensangst des Urmenschen hat sich heute (durch die Abtrennung von der Erde und den anhaltenden Stress) mehr und mehr in eine seelische, emotionale und mentale Angst verwandelt. Wie wir im ersten Kapitel schon gesehen haben, sind die körperlichen Abläufe bei Stress mit der Ausschüttung von Hormonen und den daran gekoppelten Abläufen wie Flucht, Angriff oder Totstellreflex im wesentlichen bis heute gleichgeblieben.

Im ausgeglichenen Zustand des ersten Chakras erleben wir das Gefühl, mit der Erde verbunden und nicht von ihr getrennt zu sein. Hieraus ergibt sich das Urvertrauen und die Sicherheit, auf eigenen Füßen zu stehen und auf dieser Erde am richtigen Platz und in der passenden Zeit angekommen zu sein.

Infolge von familiären oder gesellschaftlichen Einflüssen kann es dazu kommen, dass die Energie im Wurzelchakra nur eingeschränkt fließt oder weitgehend blockiert ist. Das wiederum kann bewirken, dass die Lebensenergie nicht ungehindert und ausreichend aus der Erde durch das Wurzelchakra in den Körper und in die Empfindungswelt des Menschen hineinfließt. Das kann zu Depression, tiefsitzender Müdigkeit und ernstzunehmender Antriebs- und Kraftlosigkeit führen. Zudem können die natürlichen Triebe unbeherrschbar werden, was zu Selbstsucht, Wut und Gewalt führen kann.

Eine zu starke Verhaftung an das Irdische und Materielle – wie zum Beispiel einen unstillbaren Hunger nach Nahrung oder Sicherheit – kann ebenfalls auf eine Unausgewogenheit im Wurzelchakra hinweisen. Störungen der Wirbelsäule, der Gelenke, Bänder und Muskeln können ebenso wie chronische Erschöpfung oder Rückenschmerzen, Fettleibigkeit oder Magersucht, Verstopfung oder Durchfall sowie unzureichende Selbstheilungskräfte und häufiges Kränkeln psychosomatisch mit dem unausgeglichenen Zustand im ersten Chakra verbunden sein. Ebenso kann das Gefühl, unfähig zu sein, irdischen Herausforderungen angemessen zu begegnen, im Zusammenhang mit dem gestörten Energiefluss im Wurzelchakra stehen.

Die sehr erdverhaftete Persönlichkeit sucht nach Sicherheit und Stabilität im alltäglichen Leben und verbindet hiermit das persönliche Glück. Dies kann mit dem starken Bedürfnis nach Routine im Tagesablauf und immer gleichen Gewohnheiten, Vorstellungen, Begierden und Reaktionen einhergehen. Auch die Sicherheit vermittelnde Gemeinschaft der Familie, Kirche oder Gruppe verhindert das Wahrnehmen des Gefühls des Alleinseins. Menschen mit einem unausgeglichenen ersten Chakra werden den physischen Tod als unausweichliche Bedrohung verdrängen oder ihm mit enormer Angst begegnen.

Der nicht-geerdete Persönlichkeitstyp verkörpert nach meiner Erfahrung hingegen eine gewaltige Angst vor dem Leben selbst. Der Mensch ist aufgrund seiner traumatischen Erfahrungen sehr misstrauisch und neigt dazu, sich dem Leben zu entziehen. Hieraus folgt häufig ein emotionales und gedankliches Durcheinander. Im Kopf kreisen die Gedanken um den Versuch, die Gefahren der Zukunft zu vermeiden. Jede Entscheidung scheint ungeheuer wichtig und schwierig, da die Angst übermäßig groß ist, alles zu verlieren. Es ist eine beständige Sorge und der Versuch, alles und jeden und das Leben selbst zu kontrollieren. Die Antreiber »Sei stark« und »Sei perfekt« können aus diesem Kontrollzwang heraus entstehen.

Eine weitere Möglichkeit für die nicht-geerdete Persönlichkeit ist, das Leben auf der Erde bewusst oder unbewusst abzulehnen. Der Mensch fühlt sich seinem Körper sehr entfremdet und möchte das Leben um jeden Preis vermeiden, was zu einer subtilen Form der Todessehnsucht führt. Wer bereits im Mutterleib eine Art Zurückweisung erfahren hat oder in frühen Jahren ohne mütterliche Fürsorge leben musste, dem fällt es schwer, auf eigenen Füßen zu stehen und das eigene Rückgrat als Ausdruck der körperlichen Kraft zu entwickeln. Das Gefühl, nicht für sich selbst sorgen und sich dauerhaft gesunde Lebensumstände schaffen zu können, kann zu völliger Absonderung führen. Hierbei ist zu erwarten, dass auch von den nächsten Bezugspersonen übernommene Identifikationen zu einem Mangel an Vertrauen beitrugen.

Durch die in diesem Buch vorgeschlagenen Erdungsübungen und die Stärkung des Wurzelchakras kann das Vertrauen in sich selbst wachsen und können sich neue, selbstbestimmte Möglichkeiten ergeben. Wut, Ärger und Gewalt, die wir erfahren, sind letztendlich Verteidigungsmechanismen, die auf einen Mangel an Urvertrauen hinweisen. Dahinter liegt die Angst, etwas Lebensnotwendiges zu verlieren oder gar nicht erst zu bekommen, individuell wie kollektiv. Kriege ebenso wie der offensichtliche Raubbau an unserer Erde und die Zerstörung ihres natürlichen Gleichgewichtes lassen einen Zusammenhang zwischen einer kollektiven Verunsicherung oder Störung im Wurzelchakra der meisten Menschen während der letzten Jahrhunderte bis in die heutige Zeit hinein vermuten, die es heute und in Zukunft auszugleichen gilt.

Die körperliche Konstitution eines Menschen mit blockiertem Energiefluss im ersten Chakra wird eher schwach sein, und die körperliche und seelische Widerstandskraft ist häufig gering. Das Leben wird als Bürde erfahren und durch viele Sorgen sowie Gefühle der Unsicherheit belastet. Einem Menschen, dessen Wurzelchakra nicht ausbalanciert ist, fällt es schwer, mit den Anforderungen des täglichen Lebens zurechtzukommen. Es mangelt ihm an Durchsetzungskraft und Stabilität. Hieraus kann der bereits bekannte Antreiber: »Streng dich an« hervorgehen. Die Sehnsucht nach einem leichteren, angenehmeren und weniger stressigen Alltag zieht sich wie ein Roter Faden durch sein gesamtes Leben.

Wie wir in Kapitel I gesehen haben, zeigt sich im Burnout immer eine langanhaltende Erschöpfung, die sich in die verschiedenen Lebensbereiche hinein erstreckt. Aus der energetischen Betrachtungsebene heraus muss also zunächst der Energiefluss von der Erde ins Wurzelchakra und von dort zu den anderen Chakren und in den gesamten Organismus wiederhergestellt und gestärkt werden.

Von vorrangiger Bedeutung ist hierbei, die Unbeständigkeit des Lebens als unvermeidlich zu erkennen und anzunehmen. Das heißt, dass der Mensch aufgefordert ist, sein übermäßiges Festhalten an vermeintlichen Sicherheiten zu durchschauen und sie nach und nach loszulassen.

Das einzig Beständige ist der Wandel. (Heraklit)

Um das Prinzip dieses Wandels zu erkennen, ist eine unmittelbare Beobachtung der jahreszeitlichen Veränderungen in der Natur hilfreich. Der Stille und Zurückgezogenheit des Winters folgen im Frühling, wenn die Tage wieder länger werden, das erneute Erblühen allen Lebens, dicht gefolgt von der Wärme und Fülle des Sommers. Es folgt die Erntezeit im Herbst und ein erneutes Loslassen und Zurückziehen im Winter. Nur wenn wir eine innere Welt der Stabilität und des Friedens finden, können wir uns langfristig und dauerhaft aus dem fortwährenden lebensbedrohlichen Zustand der Angst, Sorge und Anspannung, ob der Unbeständigkeit des Lebens, lösen. Sobald wir in unserem Körper und damit in unserem einzigartigen Leben ankommen, sind wir wach und präsent im Hier und Jetzt. Unseren alltäglichen kleinen und großen Herausforderungen können wir aus dieser Verbindung mit uns selbst heraus angemessen begegnen. Wir erfahren, dass es etwas in uns selbst gibt, das zeit- und raumlos ist und niemals stirbt, also auch den permanenten und immer wiederkehrenden Veränderungen des irdischen Lebens nicht unterworfen ist.

Wer innehält, erhält inneren Halt. (Laozi)

Unterstützend auf diesem Weg können alle Methoden und Techniken der Therapie, Spiritualität oder Erkenntnisse der Psychologie sein, die dem Menschen Achtsamkeit und Gegenwärtigkeit sowie innere Stabilität und Sicherheit vermitteln. Nach und nach wächst eine tiefe Verbundenheit und Liebe zum Leben, so wie es ist. Auf diese Weise können auch unangenehme oder bedrohliche Situationen durchlebt und bewältigt werden, ohne das Gefühl zu haben, den Boden unter den Füßen zu verlieren. Wieder hilft es, sich der falschen Identifikationen bewusst zu werden. Dadurch entsteht eine neue Klarheit, dass es einen Weg in die Wiederverbindung mit sich selbst geben kann, um die Krise zu bewältigen. Das führt zur Gewissheit, dass wir uns immer wieder neu ausbalancieren und uns lebensfroher und energievoller fühlen können.

In herausfordernden Situationen, die im eigentlichen Sinne keine Flucht oder Verteidigung erfordern wie in Urzeiten, ist daher zu empfehlen, zuerst einmal kurz innezuhalten. Atme ein paar Mal ruhig und tief im eigenen Rhythmus ein und aus und setze dich dann unmittelbar mit der Situation auseinander – so wie sie ist. Nimm deine aufkommenden Gedanken und Gefühle einfach wahr, möglichst ohne sie zu bewerten. Distanziere dich willentlich von diesen Gedanken und Gefühlen, beobachte sie und sei dir ihrer bewusst. Du kannst dich dabei fragen: Ist es wahr, was ich denke und fühle? Und du kannst dir sagen: Ich bin nicht meine Gedanken und die daraus entstehenden Gefühle.

Die Gedanken- und Gefühlsmuster, die in der Vergangenheit immer wiedergekehrt sind und deine Lebensfreude blockiert haben, können nach und nach durch eine heilsame und lebensbejahende innere Haltung gewandelt werden. Es gilt, einen Ausgleich zu schaffen. Dazu gehört einerseits die zu einem erfüllten Leben notwendige Stabilität und andererseits, immer wieder bewusst etwas zu verändern oder sich auf Abenteuer und Neues einzulassen. Um das Wurzelchakra zu beleben, sind alle Meditationen und Übungen zu empfehlen, die dem empfindsamen und verängstigten Menschen helfen, sich zu erden, ihn also wieder auf den Boden und in den eigenen Körper zu holen. Menschen, deren Gedanken sich zu sehr um ihre Sorgen und Ängste drehen, kommen wieder mehr auf den Boden der Tatsachen zurück. Folgende Übung zum Ausgleich und zur Stärkung deines Wurzelchakras möchte ich dir nun zum Einstieg in die Chakrenarbeit anbieten.

Übung: Erdung und Erdenergie   Audio 6

Intention der Übung
In dieser Übung erfährst du deine Verbindung mit der Erde und die Qualitäten der Erdenergie. Hierdurch wird deine Energie mehr in die unteren Chakren und in deinen Körper gelenkt. Du bekommst mehr Kontakt zu dem Boden unter deinen Füßen und mehr Stabilität und Sicherheit in deinem Leben.
Affirmation
Ich bin im Jetzt und Hier und mit der Erde verbunden. Ich nehme meine Gefühle wahr. Ich entscheide mich für das, was wirklich wichtig ist. Ich setze meine Kraft für das ein, was mir Freude macht und mir Energie gibt.
Übungsablauf
- Setze dich bequem auf einen Stuhl; dein Rücken ist gerade, der Kopf leicht nach vorne geneigt. Beide Füße stehen etwa in Schulterbreite auf dem Boden. Spüre den Kontakt deiner Füße mit dem Fußboden. Dein Körper ist entspannt und deine Aufmerksamkeit nach innen gerichtet. Du kannst die Augen schließen oder offenlassen.
- Lasse dir einen Moment Zeit, um zu spüren, wie du dich in diesem Augenblick fühlst, was dich gedanklich bewegt und wie sich dein Körper anfühlt. Gib deinen Gedanken, Gefühlen und deinem Körper ein liebevolles »Hallo«.
- Gehe mit deiner Aufmerksamkeit jetzt zum Beckenboden und atme ruhig und tief in diesen Bereich hinein. Lasse dir Zeit und finde deinen eigenen Rhythmus.
- Stelle dir vor, dass aus deinem Becken beziehungsweise Steißbein langsam eine Verbindung in die Erde hineinwächst. Diese Verbindung fließt von deinem Körper in dein Wurzelchakra und strömt von dort aus durch den Raum unter dir, durch den Fußboden und die Räume darunter in die verschiedenen Erd-, Gesteins- und Wasserschichten der Erde.
- Wie sieht deine Erdverbindung heute aus? Hat sie eine Farbe, eine bestimmte Struktur oder Konsistenz, einen Klang oder Geruch? Wie kräftig ist deine Erdung in diesem Moment? Wie tief reicht sie ins Erdreich hinein, und wie weit dehnt sie sich um dich herum aus? Gibt es Bereiche, in denen die Energie

leicht oder schwer fließt? Gibt es hierzu Emotionen, Bilder oder Gedanken? Bewerte nicht, was du empfindest oder siehst.
- Schreibe nun in deiner Vorstellung deinen Vor- und Zunamen sowie das heutige Datum in die Erdung und verändere sie so, dass du dich wohl und sicher damit fühlst.
- Wenn es körperliche Empfindungen, Gedanken oder Gefühle gibt, die du im Augenblick nicht benötigst, kannst du sie einfach durch deine Erdung gehenlassen. Die Erde nimmt alles ohne Wertung auf und gibt gewandelte und heilsame Energie an dich zurück.
- Frage dich innerlich, welche Qualität, welche innere Haltung, welche Farbe oder welchen Klang du aus der Erde einladen möchtest. Atme bewusst und tief ein und aus und lasse diese Erdenergie nach oben in dein Wurzelchakra und von dort aus in alle Chakren und in deinen Körper strömen.
- Hast du eine Frage oder einen Wunsch an die Erde? Lasse eine Antwort oder ein Geschenk für dich hochkommen. Fülle deinen Körper und dein Energiesystem noch einmal mit Erdenergie auf und bedanke dich bei der Erde für ihre Energie und Unterstützung. Atme noch einige Male bewusst und tief ein und aus und löse dich dann langsam aus der Konzentration. Bewege deinen Körper und gehe mit deiner neuen Erdung durch den Raum. Wie fühlst du dich jetzt?

Anmerkungen
Probiere auch einmal aus, wie es sich anfühlt, wenn du dich nicht über deinen Beckenboden, sondern über deine Füße oder Hände mit der Erde verbindest. Vielleicht hilft es dir beim Erden, wenn du dir dazu das Bild eines Baumes vorstellst, dessen Wurzeln tief in die Erde reichen. (Siehe auch Übung: »Erdung von den Füßen« und »Baum im Wind« in Kapitel IV)

Übung: Reinigung des Wurzelchakras mit der Kraft des Bergkristalls

Intention der Übung
Durch diese Übung kannst du dein Wurzelchakra reinigen und klären.
Affirmation
Ich lasse alle alten oder blockierten Energien aus meinem Wurzelchchakra gehen. Ich lade Vertrauen, Sicherheit und Vitalität aus der Erde ein.

Übungsablauf
- Nimm dir einen Moment Zeit und atme ein paar Mal ruhig und tief ein und aus. Erde dich von deinem Beckenboden aus. Stelle dir den Kontakt mit deiner energetischen Sonne über deinem Kopf vor.
- Gehe nun mit deiner inneren Aufmerksamkeit zu deinem Wurzelchakra. Kannst du seine Farbe erkennen? Ist sie hell oder dunkel, klar oder trüb? Wirkt dein Chakra eher geöffnet oder geschlossen? Nimmst du eine Bewegung des Chakras wahr?
- Lade nun aus der Erde einen Bergkristall in dein Wurzelchchakra ein. Dieser Stein nimmt alles Alte, Überholte oder Blockierte in sich auf und neutralisiert es, wodurch dein Wurzelchakra geklärt wird. Nimm dir für die Reinigung so viel Zeit, wie du brauchst, und lasse den Bergkristall dann in die Erde zurückgehen.
- Stelle dir anschließend vor, dass dein Wurzelchakra in einem klaren Rot leuchtet und dass sich dein Chakra mehr und mehr öffnet und sich Vitalität und Kraft von hier aus in die anderen Chakren sowie in deinen Körper ausdehnen. Vielleicht spürst du jetzt deine Verbindung mit der Erde deutlicher. Genieße den Augenblick.

Neben solchen erdenden Übungen wirken lange Spaziergänge, Gehmeditationen, Barfußgehen und Achtsamkeitsübungen in der Natur, die Betrachtung der rot auf- oder untergehenden Sonne, ein morgendlicher Waldlauf, Gartenarbeit oder der Kontakt mit Tieren ausgleichend auf das erste Chakra. Auch ein gutes und bekömmliches Essen, das Trinken von reinem Wasser oder eine Fußmassage harmonisieren. Zudem wird das Wurzelchakra durch leuchtendes Rot vitalisiert. Die Farbe spendet Wärme, Lebenskraft und Mut. Naturklänge oder das Hören von monotoner, rhythmischer Musik können ebenfalls das Wurzelchakra unterstützen. Solch ursprünglichere Musik in Bewegung oder Tanz auszudrücken, hilft dir, in deinen Körper zu kommen und ihn wieder mehr zu spüren. In der Steinheilkunde werden zum Ausgleich des ersten Chakras Achat, Blutjaspis, Granat und Rubin empfohlen. (Sharamon, 2001)

Bauchchakra

Thema: Die Entfaltung lebensbejahender, kreativer Energien
Antreiber: Mach's anderen recht! Sei perfekt! Sei stark! Streng dich an! Beeil dich!
Neue innere Haltung, um die inneren Antreiber zu wandeln: Ich lebe in Fülle und lade die Energien in mein Leben ein, die mir entsprechen und die mir guttun.

Im Sexualprinzip werden die vitalen Energien und Kräfte ins Leben gezogen und in den physischen Körper hinein ausgestrahlt. Der Energiefluss durch das Bauchchakra, das auch als zweites Chakra, Sexualchakra oder Sakralchakra bezeichnet wird, repräsentiert unsere Teilhabe am Schöpfungsprozess, an der Fortpflanzung sowie unsere Beteiligung am Spiel der Kräfte des Lebens. Hier erscheint das Bild des Frühlings mit fruchtbarem Boden, wärmender und lichtbringender Sonne, bunten Blumen und summenden, die Blüten bestäubenden Bienen vor dem inneren Auge. Eine Atmosphäre voller sinnlicher, lebensbejahender Lust und Freude und Offenheit für die Schönheit der Welt, des Lebens und für sich selbst.

Das Bauchchakra befindet sich zwischen den Geschlechtsorganen und dem Bauchnabel und ist der Sitz der Lebenskraft im feinstofflichen Körper. Diesem Chakra wird der Geschmackssinn, das Element Wasser und die Farbe Orange zugeordnet. Vom zweiten Chakra aus werden die Sexualdrüsen und Sexualorgane (mit den Hormonen Östrogen und Testosteron) und das Immunsystem, die Haut und die Schleimhäute, Nieren und Harnleiter sowie der absteigende Dickdarm mit Energie versorgt. Vom Bauchchakra aus werden der Säuren-Basen-Haushalt, der Stoffwechsel, die Entgiftungs- und Ausscheidungsprozesse sowie alles Flüssige wie Blut, Lymphe, Verdauungssäfte und Sperma beeinflusst.

Das zweite Chakra wird der Entwicklungsstufe vom achten bis vierzehnten Lebensjahr zugeordnet. Vermutlich hat sich dieses Chakra in der Evolution des Menschen in der Zeit der ersten Stämme entwickelt. Sie begannen naturverbundene, mystische und heilende Rituale und Kräfte auszubilden. Das zweite Chakra gilt als Sitz der ursprünglichen, ungefilterten Emotionen. Es wird mit der ihr innewohnenden Kreativität als weiblicher Aspekt der Schöpfungskraft angesehen.

Ein ausgeglichenes Bauchchakra ermöglicht es uns, den jeweiligen Augenblick in allen Facetten zu genießen – ohne Schuld oder Scham. Ist das Chakra ausgeglichen, erfahren wir unsere eigene Lebenskraft und die Fülle des Daseins. Wir erschaffen unser Leben als buntes Kunstwerk. Hierdurch erleben wir uns selbst als wunderbar vielschichtiges menschliches Wesen. Im zweiten Chakra drückt sich auch der grundlegende Wunsch nach Einheit mit der größeren Wirklichkeit im Leben aus, in der ekstatischen Auflösung aller Trennung.

Dieser Augenblick, so kostbar. (Annette Kaiser)

Diese Energie des »Frühlings«, eine überfließende Lebenslust und die entsprechende freudvolle, neugierige Unbeschwertheit, Kreativität und Schaffenslust der Kinder und Jugendlichen, wird bei den meisten Menschen nach und nach durch die Moralvorstellungen der Eltern, der Gesellschaft und Religion sowie den herrschenden Zeitgeist unterdrückt. Das Gefühl, nicht »richtig« oder gar »böse« zu sein, wenn man tut, was das zweite Chakra zum Ausgleich bringt, kann zur Unterdrückung jeder lustvollen Empfindung und lustvollen Verhaltens führen. Die eigenen Empfindungen oder sexuellen Begierden werden ins Geheime verdrängt. Wir schämen uns oder fühlen uns schuldig.

Überzogene Gebote, Verbote und Regeln, an die wir uns halten müssen, unterdrücken den natürlichen Lebensfluss mehr oder weniger und halten uns in einem Netz aus Urteilen und Bewertungen und des Mangelbewusstseins gefangen. Richtig und falsch, gut und böse, anständig und unanständig, stark und schwach werden irgendwann zu unseren eigenen Bewertungskriterien und verhindern unsere Kreativität und Neugier. Wir verlieren dadurch den Kontakt zu unserem eigenen Lebensweg und unserer Lebensfreude. Wenn wir uns dann antriebslos und erschöpft fühlen, ist es an der Zeit, das zweite Chakra zu nähren und dadurch wieder zu unserer Lebenskraft zurückzufinden.

Mit der Bewertung des eigenen Verhaltens sind auch die inneren Antreiber »Sei stark«, »Streng dich an« und »Sei perfekt« gekoppelt. Wir sind im Zwiespalt gefangen, in der andauernden Bewertung von uns selbst, anderen und allen Aspekten des Lebens. Durch ein unausgeglichenes zweites Chakra manifestiert sich die tiefsitzende und allumfassende Angst, nicht geliebt zu werden oder nichts wert zu sein, wenn wir nicht tun, was von uns erwartet wird. Also machen wir alles so, wie wir glauben, es tun zu müssen, und versuchen unhaltbare Leistungsanforderungen zu erfüllen. Der Antreiber »Mach's anderen recht« zeigt sich hier.

Jede als traumatisch erlebte Situation oder gewaltsame Erfahrungen in der Kindheit und Jugendzeit schwächt das Bedürfnis, mutig, waghalsig oder verspielt auf neue Situationen und Begegnungen einzugehen. Die eigene Lust ist unbewusst oft mit Schmerz oder Strafe und einer tiefsitzenden Unsicherheit verbunden. Hier besteht ein enormes Potential, durch eine veränderte innere Haltung mit übernommenen, aber heute nicht mehr passenden Glaubenssätzen, Mustern und Verhaltensweisen zu brechen und dadurch zu einem genussvolleren und mutigeren Leben (zurück)zufinden.

Unser Verstand stellt automatisch eine Verbindung zwischen erlebten Situationen in der Vergangenheit und der damals damit verbundenen Gefahr oder dem damit gekoppelten Schmerz her. Dies führt zu Widerstand und einem Vermeiden von Schmerz oder Leid in der Gegenwart. Die Situation kann folglich nicht mit einer veränderten inneren Haltung als neue Chance genutzt werden.

Auf der anderen Seite werden bestimmte Situationen mit Lustgewinn und Freude gekoppelt, die es heute gar nicht mehr sind. Das Ergebnis ist, dass diese Emotionen immer wieder erlebt und verstärkt werden wollen. Dies kann zu stofflicher (zum Beispiel Tabak, Alkohol, Drogen, Medikamente) oder nichtstofflicher (zum Beispiel Sex, Arbeit, Abenteuer, Spiele) Abhängigkeit, Sucht oder Besessenheit führen. Lust wird mit Glück verwechselt, nach dem der Mensch natürlich strebt.

Ist das zweite Chakra blockiert, wird die Verbindung zur schöpferischen Kraft eingeschränkt oder geht ganz verloren. Wird die schöpferische Anteilnahme am Leben durch Sexualität und Fortpflanzung, Kunst oder den Wunsch, mit dem Leben selbst zu verschmelzen, nicht gelebt, können die unterdrückten Impulse aus dem zweiten Chakra zu depressiven Zuständen führen oder zum Gefühl, vom Leben abgeschnitten zu sein.

Bestimmte oder unbestimmte Ängste lassen im unausgeglichenen zweiten Chakra Stress entstehen. Der Mensch hat das Gefühl, andauernd gehetzt zu sein. Damit verbunden ist der innere Antreiber »Beeil dich«. Als körperliche Reaktionen können zum Beispiel Unfruchtbarkeit oder Allergien auftreten.

Ein Weg zum Ausgleich des zweiten Chakras ist zu erkennen, dass Lebensfreude ein Gefühl ohne besonderen Grund ist. Sie hängt nicht von starken Erlebnissen oder lustvollen Höhepunkten ab. Wenn wir erkennen, wie wir uns aufgrund unserer Erfahrungen und unserer Sozialisation ständig bewerten oder bewerten lassen, können wir mit der Zeit eine urteilsfreie innere Haltung entwickeln. Zum menschlichen Erleben gehören Momente der Freude oder der Lust ebenso wie Momente der Trauer oder des Schmerzes. Freude oder Glück sind aber nicht an das Erleben von Lust gekoppelt und können uns also auch nicht genommen werden, nur weil wir immer mal wieder verletzt werden oder unsere Lust weniger wird oder irgendwann ganz erlischt. Eine Rückverbindung an die Lebenskraft und an das Leben selbst lässt in uns die Gefühle von Zufriedenheit und Glück entstehen – unabhängig von äußeren Ereignissen.

Unsere wahre Aufgabe ist es, glücklich zu sein. (Dalai Lama)

Um dieses innere und unabhängige Glück zu erfahren, ist es unumgänglich, alte und übernommene Prägungen, die durch starre moralische Vorstellungen oder traumatische Erlebnisse entstanden sind, zu erkennen, zu bearbeiten und zu gegebener Zeit aufzulösen. Eine prozessbegleitende achtsame Spiritualität, Therapie, Körperarbeit oder eine Unterstützung im feinstofflichen Bereich zum Beispiel durch Bachblüten oder Homöopathie und natürlich die Übungen in diesem Buch helfen dir, die Energie im zweiten Chakra in Balance zu bringen.

Folgenden Übungen dienen dir als ein Einstieg, dein Bauchchakra zu reinigen, auszugleichen und zu stärken.

Übung: Reinigung des Bauchchakras mit der Kraft des Wassers

Intention der Übung
Durch diese Übung kannst du dein Bauchchakra reinigen und aktivieren.

Affirmation
Ich lasse alle alten oder blockierten Energien aus meinem Bauchchakra abfließen. Ich erkenne und wertschätze meine eigenen Bedürfnisse. Ich entscheide mich für das, was wirklich wichtig ist. Ich nehme meine Gefühle wahr. Ich setze meine Kraft für das ein, was mir Freude macht und mir Energie gibt. Ich entscheide mich für das, was wirklich eilt.

Übungsablauf
- Nimm dir einen Moment Zeit und atme ein paar Mal ruhig und tief ein und aus. Erde dich und spüre den Kontakt mit deiner energetischen Sonne.
- Gehe nun mit deiner inneren Aufmerksamkeit zu deinem Bauchchakra. Kannst du seine Farbe erkennen? Ist sie hell oder dunkel, klar oder trüb? Wirkt dein Chakra eher geöffnet oder geschlossen? Nimmst du eine Bewegung des Chakras wahr?
- Stelle dir nun vor, wie klares, reines Wasser dein Bauchchakra durchströmt und wie ganz von selbst alles Alte, Überholte oder Blockierte mit dem Wasser dein zweites Chakra verlässt. Nimm dir für die Reinigung so viel Zeit, wie du brauchst.
- Stelle dir anschließend vor, dass dein Bauchchakra jetzt in einem klaren Orange leuchtet. Vielleicht spürst du, dass sich dein Chakra immer weiter öffnet und sich Lebenskraft und Kreativität von hier aus in die anderen Chakren sowie in deinen Körper ausdehnen. Genieße den Augenblick.

Übung: Ausgleichung und Aktivierung des Bauchchakras   Audio 7

Intention der Übung
Du nimmst mit deinen Händen Kontakt zu deinem Bauchchakra auf. Durch eine sanfte Massage veränderst du die Größe und Form des Chakras. Hierdurch werden die vom Bauchchakra übernommenen Aufgaben wie Kreativität, Emotionalität oder Schöpfungskraft angesprochen und aktiviert.

Affirmation
Ich spüre die Energien in meinem Bauchchakra und fühle mich lebendig. Ich erkenne und wertschätze meine eigenen Bedürfnisse. Ich entscheide mich für

das, was wirklich wichtig ist. Ich nehme meine Gefühle wahr. Ich setze meine Kraft für das ein, was mir Freude macht und mir Energie gibt. Ich entscheide mich für das, was wirklich eilt.

Übungsablauf
- Lege dich auf dem Boden auf eine Decke und winkle die Knie an. Die Fußsohlen berühren den Boden, die Arme liegen entspannt auf deinem Bauch. Erde dich vom Kreuzbein aus und schreibe deinen Namen und das heutige Datum in die Erdung.
- Gehe nun mit deiner inneren Aufmerksamkeit zu deinem Bauchchakra, das etwa drei Fingerbreit unterhalb deines Bauchnabels liegt. Gib dir ein paar Minuten Zeit, dieses Chakra an deinem Bauch und an deinem unteren Rücken zu spüren. Wie fühlt es sich in diesem Augenblick an? Wie groß und wie geöffnet ist es? Welche Farbe oder welchen Ton nimmst du im zweiten Chakra wahr? Kannst du die Bewegung des Chakras spüren? Bewerte deine Wahrnehmung nicht.
- Wenn du gut in Kontakt mit deinem Chakra bist, beginne, es sanft zu massieren, indem du es in deiner Vorstellung ein wenig vor- und zurückschiebst. Du kannst deine Atmung und deine Hände zu Hilfe nehmen. Stelle dir jetzt vor, dass du das Chakra vorsichtig etwas ausdehnst und es dann wieder auf die ursprüngliche Größe zurückbringst. Ziehe das Chakra anschließend etwas zusammen. Gehe mit der Ausdehnung und dem Zusammenziehen nur so weit, wie es sich für dich im Moment gut anfühlt. Stelle nun eine für dich in diesem Augenblick passende Größe des Chakras her.
- Probiere aus, wie es sich anfühlt, die Bewegung des Chakras vorsichtig zu verändern. Sei auch hierbei achtsam und erzwinge nichts.
- Schaue dir das Bauchchakra zum Schluss der Übung noch einmal innerlich an. Gibt es eine wahrnehmbare Veränderung zum Beginn der Übung?
- Atme noch ein paar Mal ruhig und tief ein und aus und löse dich dann langsam aus der Konzentration, indem du deine Augen öffnest und dich im Raum umschaust.

Wie können wir unsere natürliche Freude wiederfinden und gleichzeitig Süchte und übermäßige Begierden ablegen? Im Grunde geht es darum, uns so zu stabilisieren, dass wir nicht mehr »gieren«, sondern

»genießen«, das heißt, es nicht zu »müssen«. Das gilt natürlich auch für unsere Arbeit, denn hinter der Tendenz, zu viel zu arbeiten, kann eine Sucht nach Anerkennung, Wertschätzung oder Sinn stecken. Mit diesem Buch möchte ich dazu anregen, den in der Vergangenheit aufgebauten Druck durch falsche Prägungen, Muster und Verbote zu erkennen und die aus ihnen resultierenden inneren Antreiber aufzulösen. Durch diese Bewusstwerdung hast du die Chance, einen zu dir passenden Lebensstil zu entwickeln; einen Lebensstil, der dich deine Kraft und Lebensfreude wiederfinden lässt, weil du dir genügend freie Zeit schenkst. Zeit, einfach nur zu sein... Dazu braucht man zweierlei: deine Erlaubnis und deine innere Stärke.

Eine maßvolle Stimulation der Sinne, guter Schlaf, natürliche Lebensmittel und sanfter Sport gleichen die Energien im zweiten Chakra aus. Es gilt für dich immer wieder eine persönliche Balance zwischen Mäßigung und ausgelassenem Tanzen, kreativem Schaffen, leckerem Essen, sexueller Lust sowie Spaß und Freude am Lachen und Genießen zu finden. Es ist ein ständiges Spiel und Neuverhandeln zwischen den Polaritäten. Längere Aufenthalte in der Natur, die Farbe Orange sowie das Baden im Licht des Mondes, Schwimmen in einem sauberen See oder die stille Betrachtung von natürlichen Gewässern helfen dir, das zweite Chakra zu reinigen und zu stärken. Unterstützend sind Rhythmen und Tänze, die deine Emotionen zum Fließen bringen. Finde die Musik oder Tanzform, die dir gefällt. Beruhigend und klärend auf das Bauchchakra wirken Klänge aus der Natur wie zum Beispiel das Plätschern eines Baches oder der Gesang der Vögel. In der Steinheilkunde werden zur Unterstützung des zweiten Chakras unter anderem Karneol und Mondstein empfohlen.

Menschen, die an einem durch ein unausgeglichenes zweites Chakra hervorgerufenen chronischen Erschöpfungszustand leiden, müssen also zunächst wieder lernen, auf die eigenen grundlegenden Bedürfnisse und Befindlichkeiten zu hören. Wer sich darin übt, wahrzunehmen, was er gerade wirklich braucht, drückt diese Nähe zu sich selbst irgendwann wie von selbst in einem gemäßigten, aber lebendigen Lebensstil aus.

Übe, in dich hineinzuspüren und zu prüfen, wo genau du dich vielleicht in deinem Verhalten allzu starr an alten, von deinen Bezugspersonen und der aktuellen Gesellschaft übernommenen Moralvorstellungen, Regeln und Überzeugungen festhältst. Finde deine Mitte, und aus diesem Kontakt entsteht im Laufe der Zeit ein angemessenes und dich gesunderhaltendes Werte- und Verhaltenssystem, das entsprechende Gedanken, Gefühle und körperliche Empfindungen von tiefem Glück und Zufriedenheit in dir hervorruft.

Solarplexuschakra

Thema: Die Gabe, sich zu entfalten und die passenden Entscheidungen zu treffen.
Innerer Antreiber: Mach's anderen recht! Sei perfekt! Streng dich an! Beeil dich! Sei stark!
Neue Haltung, um die inneren Antreiber zu wandeln: Ich bin unabhängig und frei. Ich kenne und lebe meine Persönlichkeitsanteile entsprechend meiner Lebensaufgabe.

Das Solarplexusprinzip steht für die Persönlichkeit des Menschen und zeigt, wie die vielfältigen körperlichen und geistigen Aspekte in das Leben eingebracht werden können. Diesem Chakra werden Freude, Mut, Willenskraft und die Zielgerichtetheit sowie das Unterscheidungsvermögen zugeordnet. Hier stehen Energien für die Selbstheilung, die körperliche und geistige Gesundheit sowie für die Selbstfürsorge zur Verfügung. Das Solarplexuschakra, das auch als drittes Chakra oder Nabelchakra bezeichnet wird, steuert die Bewusstwerdung als Individuum.

Ein ausgeglichenes drittes Chakra bildet mit dem zweiten und ersten Chakra zusammen die Basis für eine gesunde Beziehung zu uns selbst, zu anderen und zur Natur. Sie schaffen die Basis, um das Herzchakra zu entfalten.

Das zentrale Thema im Solarplexuschakra ist die eigene Macht. Es geht darum, seine Kraft zu erkennen und sie bewusst einzusetzen, sowie um die Fähigkeit, Entscheidungen für die eigene Persönlichkeit zu fällen und sie durchzusetzen. Hier entsteht der gesunde Eigenwille, der eine Voraussetzung ist, um Burnout zu vermeiden oder einen angemessenen Umgang damit zu ermöglichen. Ist dieses Energiezentrum ausgeglichen, kommen wir gut mit anderen Menschen aus, denn wir sind unabhängig von deren Wertungen und Ansprüchen. Das heißt auch, dass wir unseren eigenen Weg kennen und ihn durchsetzen und uns nicht zu sehr anpassen.

Das dritte Chakra befindet sich zwischen dem Bauchnabel und dem Solarplexus. Ihm wird die Farbe Gelb, das Element Feuer und der Sehsinn zugeordnet.

Von diesem Chakra aus werden Magen, Darm, Darmflora, Gallenblase, Milz, Leber, Bauchspeicheldrüse (mit dem Hormon Insulin) und das Nervensystem mit Energie versorgt. Das dritte Chakra steuert das gesamte körperliche Verdauungssystem. Neben der Nahrung werden hier die unzähligen Energien, die uns täglich begegnen, aufgenommen, verarbeitet und verteilt.

In diesem Chakra, das der Zeit des Heranwachsens vom 15. bis zum 21. Lebensjahr zugeordnet wird, geht es um das Erleben unserer inneren Stärke. Fließt genügend Energie durch dieses Chakra, werden fremde Einflüsse und unpassende Reize durch die Umgebung oder andere Menschen leicht abgewehrt. Bei zu wenig Energie in diesem Chakra belasten uns solche Einflüsse übermäßig, und es kann zu einem Ungleichgewicht im Magen-Darm-Trakt (zum Beispiel Reizdarmsyndrom, Darminfektion, Sodbrennen, Magengeschwür), einer Unfähigkeit der Leber, Giftstoffe loszuwerden oder zu einer Immunschwäche kommen.

Aus der Energie des dritten Chakras ergibt sich das Gefühl der individuellen Stärke und Macht beziehungsweise der eigenen Schwäche und Ohnmacht. Es geht hier um die innere Präsenz, also die grundlegende Wahrnehmung der eigenen Existenz, um das Sich-seiner-selbst-bewusst-Sein.

Ich bin die, die ich bin. Ich bin der, der ich bin.

Hinter dem seit dem römischen Imperium bekannten Bedürfnis, die Welt zu erobern, etwas Herausragendes in der Welt zu leisten, steckt die Vorstellung des Menschen, von der Natur getrennt zu sein und sie infolgedessen beherrschen zu wollen oder zu können. Ein unausgeglichenes drittes Chakra kann mit den instinktgesteuerten Kräften des ersten

Chakras und den Begierden, Trieben und Bedürfnissen aus dem zweiten Chakra nicht umgehen. In Bezug auf das Thema Erschöpfung ergeben sich hieraus oft fatale Folgen.

Fehlt uns aber die Fähigkeit, uns auf eigene Ziele zu konzentrieren und auszurichten, wird es uns auch am Willen zur Umsetzung unserer guten Ideen fehlen, was natürlich große Frustration verursacht und zu einem Gefühl der Ohnmacht führt. Diese Handlungsunfähigkeit mündet zwangsläufig in einem ernsten Energiemangel. Fragen wie: »Wer ist mein echtes Ich« und »Was will ich wirklich« lassen wir uns dann am liebsten von anerkannten Experten oder Autoritätspersonen, Gurus oder Priestern beantworten, ohne in uns selbst hineinzuspüren.

Diese Haltung kann entweder zu völliger Passivität und Verantwortungslosigkeit sich selbst gegenüber oder zu übertriebenen Anstrengungen führen. »Mach's anderen recht« oder »Streng dich an« sind entsprechend die Antreiber, die anzeigen, dass eine Unausgeglichenheit im dritten Chakra vorliegt. Findest du dich in den beschriebenen Aspekten wieder, sind die Übungen für das dritte Chakra besonders wichtig für dich. Um eine gute Basis zu schaffen – und bevor du zum vierten Chakra übergehst – wiederhole die Übungen zum ersten und zweiten Chakra. Die unteren drei Chakren bilden zusammen die gesunde Basis, um im Herzchakra mit den drei »Himmelschakren« zusammenzutreffen.

Wenn wir uns selbst spüren, erfahren wir innere Stärke. Wenn wir uns aber kaum oder gar nicht spüren, dann fühlen wir uns machtlos. Im unausgeglichenen energetischen Zustand des Solarplexuschakras erleben wir durch eine Überreizung unseres Körpers unter anderem Nervosität und Stress und eine lähmende Entscheidungsunfähigkeit. Selbstdisziplin und Eigenwert sind nur schwach entwickelt. Ein Gefühl der Machtlosigkeit und Minderwertigkeit entsteht. Im anderen Extrem kann das Gefühl der eigenen Macht übersteigert sein.

Kollektive Erfahrungen, die mit Machtmissbrauch und der damit verbundenen Gewaltausübung (zum Beispiel im Faschismus) einhergingen, prägen bis heute unsere Einstellung zur eigenen Macht. In Zusammenhang mit Burnout müssen wir aber erkennen, dass wir die eigene Macht und Kraft unbedingt brauchen, um in Balance zu sein und anstehende Entscheidungen zu treffen.

Sind die Kräfte des dritten Chakras mit dem ersten, zweiten und vierten Chakra verbunden, dann können wir auch die unbewussten alten Prägungen erkennen und kraftvoll unseren Weg gehen. Eine weitere kollektive Prägung stellt der weit verbreitete Glaube an die Macht von Geld, Status, Erfolg und Ruhm dar. Aus einer rein materialistischen Weltsicht heißt es, dass Zeit Geld ist. Glauben wir daran, laufen wir – dem inneren Antreiber »Beeil dich« blind folgend – Zielen in weiter Ferne hinterher. Das Ergebnis: Wir werden von Tag zu Tag müder und brechen irgendwann unter dem fortwährenden Druck zusammen.

Das Gefühl, nicht genug Macht oder Kraft zu besitzen, um das eigene Leben den eigenen inneren Überzeugungen entsprechend zu gestalten, ist weit verbreitet. Ohnmacht, Hilflosigkeit, Kontrollverlust, Hoffnungslosigkeit und Wut sowie die Ausrichtung an den Erwartungen und Bedürfnissen anderer, anscheinend machtvollerer Menschen ist die Folge. Im Grunde wissen wir aber im Alltag oft genau, an welchem Punkt wir unsere Authentizität und unsere inneren Werte über alles andere stellen sollten. Es ist nur die Angst vor Konsequenzen – die zum Teil aus kollektiven Erfahrungen herrühren – die uns oft im richtigen Moment daran hindert, eine eindeutige Entscheidung zu treffen oder ein deutliches »Nein« auszusprechen. Wir verharren, auch wenn wir innerlich wissen, dass es Zeit ist für Veränderungen, in Rollen und Masken, die uns einengen und uns von unserer Lebenskraft abschneiden. Im Kern ist es die Angst des Inneren Kindes, »nicht mehr geliebt« und damit in Lebensgefahr zu sein, die wir Erwachsenen für uns erkennen und auflösen dürfen. Die Übungen zur Reinigung und Stärkung des Solarplexuschakras helfen dir, dich an deine Kraft zu erinnern und mutig neue, heute zu dir passende Wege zu beschreiten.

Von der inneren Haltung »Mach's anderen recht, denn du selbst bist nicht so wichtig«, sind aufgrund der häufig geschlechterspezifischen Aufgabenverteilung in unserer Gesellschaft besonders Frauen und Mädchen betroffen. Zudem gibt es diese verinnerlichte Überzeugung oft bei Menschen, die in heilenden und helfenden Berufen tätig sind.

Ist im umgekehrten Fall die innere Stärke übermäßig ausgeprägt, werden die Energien aus den ersten beiden Chakren unterdrückt und Selbstdisziplin wird zur Härte sich selbst und anderen gegenüber. Der

Ehrgeiz, Erfolg zu haben und diesen im Äußeren zu manifestieren, lässt Lebensfreude und Lebensfluss versiegen. Diese Haltung kann sich in den Aussagen »Sei stark« oder »Streng dich an« zeigen. Lebt ein Mensch in der Vorstellung, dass er durch Willenskraft alles im Leben selbst bestimmen kann (und muss), wird das eine egoistische Aggressivität mit Wutausbrüchen und Jähzorn sowie eine dominierende und kontrollierende Umgangsweise mit sich bringen.

Ein übermäßiges Machtgefühl – Ausdruck unserer Leistungsgesellschaft – kann zu Überarbeitung, Schlafstörungen, Überanstrengung und zum Festhalten an bisherigen Rollen sowie zu einem ungesunden Lebensstil mit wenig Zeit für Entspannung oder Leerlauf führen. Das kann zu hohem Blutdruck oder Herzrhythmusstörungen führen. Häufig wird versucht, sich von diesem gewaltigen Erfolgsdruck durch allerlei Suchtformen wie Sex, Fernsehen, Drogen, Kaffee und Alkohol abzulenken. Die Abhängigkeiten ergeben sich aus der durch die Dominanz des dritten Chakras hervorgerufenen Unterdrückung der natürlichen Freude und Lebendigkeit des ersten und zweiten Chakras und können langfristig der Gesundheit von Körper und Seele schaden.

Um die Energie des dritten Chakras auszugleichen und zu aktivieren, heißt es also, geduldig Durchsetzungskraft und Zulassen zu verbinden: Yang und Yin kommen in Balance. Hierzu ist es förderlich, eine gewisse Unabhängigkeit von der Meinung anderer zu kultivieren. Um Willenskraft zu entwickeln, müssen wir uns zunächst an unser eigenes Wesen und unserer innersten Wünsche und Sehnsüchte erinnern, uns also wieder mit uns selbst verbinden (siehe Übung »Verbindung mit dem eigenen Wesen«).

Beschäftige dich dazu mit folgender Frage: Welche Erfahrungen willst du in diesem Leben machen? Dazu ist es notwendig, die Energie des zweiten Chakras zuzulassen und neugierig und kreativ zu sein. Im anderen Extrem, kann es für dich wichtig sein, darauf zu achten, die instinkthaften, lustorientierten Gewohnheiten des ersten und zweiten Chakras angemessener zu steuern.

Unser drittes Chakra in Balance zu bringen, hilft uns, innere Stärke und Selbstvertrauen zu entwickeln. Um eine ausgeglichene Persönlichkeit zu werden, ist es notwendig, alte Wunden zu heilen, wo wir unsere persönliche Kraft unterdrückt oder uns der Macht anderer unterworfen haben. Dazu gehört, die Konflikte mit den Eltern oder anderen Autoritäten zu bereinigen, die einen starken Einfluss auf uns hatten. Sehr wirkungsvoll sind hierbei die folgenden Übungen aus der Energiearbeit.

Übung: Wahrnehmen und Stärken der eigenen Lebensenergie im Solarplexuschakra   Audio 8

Intention der Übung

In dieser Übung erfährst du, wann du in deinem Leben erstmalig den Kontakt zu deiner ursprünglichen Lebensenergie verloren hast und welche Gründe es dafür gab. Durch die Reinigung der entsprechenden Bilder und Glaubenssätze kannst du dich immer besser an deine Lebensenergie und die damit verbundene Kraft erinnern.

Affirmation

Ich spüre meine ursprüngliche Lebensenergie und verbinde mich mit meiner Kraft. Ich erkenne und wertschätze meine eigenen Bedürfnisse. Ich entscheide mich für das, was mir wirklich wichtig ist. Ich nehme meine Gefühle wahr. Ich setze meine Kraft für das ein, was mir Freude macht und mir Energie gibt. Ich entscheide mich für das, was wirklich eilt.

Übungsablauf

- Setze dich bequem auf einen Stuhl. Dein Körper ist entspannt. Atme bewusst und tief ein und aus. Erde dich und verbinde dich mit deiner Sonne. Nimm Kontakt mit deinen Chakren und mit der Verbindung zwischen den Chakren auf.

- Stelle dir außerhalb deiner Aura etwa zwei Meter von dir entfernt eine weiße Leinwand oder einen leeren Bildschirm vor. Erde die Leinwand. Lass auf dieser Leinwand das Bild deiner Lebenslinie entstehen. Beginne diese Linie zum Zeitpunkt deiner Empfängnis und lasse sie über deine Geburt bis zum heutigen Tage wachsen. Betrachte das Bild für eine Weile.

- Finde nun den Zeitpunkt auf der Linie, wo du zum ersten Mal aus deiner ursprünglichen Lebensenergie herausgegangen bist oder dein Zugang zu ihr unterbrochen wurde. Bekommst du ein Bild oder ein Gefühl für eine bestimmte Situation? Schaue dir diese Situation genau an.

- Gibt es hierbei einen Mechanismus, den du heute wiedererkennst? Welche Glaubenssätze oder Gründe gibt es, die dich damals aus deiner Energie gebracht haben oder heute immer noch aus ihr herausbringen? Was für ein Verhalten oder Empfinden hat sich daraus entwickelt?
- Verbinde das Bild auf der Leinwand mit der Erde und schreibe das Datum von heute hinein. Lasse dann alle alten und nicht mehr passenden Glaubenssätze und Mechanismen, die dazugehören, in die Erde gehen. Lasse anschließend die Energie von anderen Menschen, besonders von deinen Eltern, ebenfalls in die Erde abfließen. Die Erde bewertet nicht, sondern nimmt die Energien an und neutralisiert sie.
- Bleibe in dem Bild auf der Leinwand und gehe jetzt weiter auf deiner Lebenslinie bis an den Punkt, an dem du erneut aus deiner Lebensenergie gegangen bist. Stelle dir diese Situation genau vor und spüre nach, wie du dich in ihr gefühlt hast. Atme.
- Verbinde diese Situation von der Leinwand aus mit der Erde und lasse wieder die veralteten oder nicht mehr stimmigen Bilder, Glaubenssätze, Mechanismen und Energien anderer Menschen gehen.
- Wiederhole diesen Reinigungsprozess mit weiteren Situationen aus deinem Leben, in denen du aus deiner Kraft gegangen bist.
- Hole zum Schluss der Übung das Bild von deiner gereinigten Lebenslinie von der Leinwand in deine energetische Sonne über deinem Kopf und lasse es von dort aus durch dein Kronchakra am Scheitel deines Kopfes und deinen Chakrakanal entlang deiner Wirbelsäule hinunter zu deinem Solarplexuschakra fließen. Erde dich noch einmal und löse dich dann langsam aus deiner Konzentration.

Anmerkung
Wiederhole diese Übung von Zeit zu Zeit mit weiteren Situationen aus deiner Kindheit, Jugend- oder Erwachsenenzeit. Beobachte, ob sich deine Bilder, Glaubenssätze und Mechanismen mit der Zeit verändern. Spüre in dich hinein, ob es für dich stimmig ist, diese Übung allein oder besser in Begleitung zu machen. Hole dir gegebenenfalls Unterstützung von einer Vertrauensperson oder professionelle Begleitung.

Übung: Reinigung des Solarplexuschakras mit der Kraft des Feuers

Intention der Übung
In dieser Übung erfährst du, wie du dein Solarplexuschakra klären und stärken kannst. Hierbei lässt du die begrenzenden und heute nicht mehr zu dir passenden Energien mit der Kraft des Feuers los.

Affirmation
Ich lasse alle alten oder blockierten Energien aus meinem Solarplexuschakra abfließen. Ich erkenne und wertschätze meine eigenen Bedürfnisse. Ich entscheide mich für das, was mir wirklich wichtig ist. Ich nehme meine Gefühle wahr. Ich setze meine Kraft für das ein, was mir Freude macht und mir Energie gibt. Ich entscheide mich für das, was wirklich eilt.

Übungsablauf
- Nimm dir einen Moment Zeit und atme ein paar Mal ruhig und tief ein und aus. Erde dich und spüre den Kontakt mit deiner energetischen Sonne.
- Gehe nun mit deiner inneren Aufmerksamkeit zu deinem Solarplexuschakra. Du kannst eine oder beide Hände auf das dritte Chakra legen und spüren, wie sich deine Bauchdecke mit der Atmung hebt und senkt. Kannst du die Farbe des Solarplexuschakras erkennen? Ist sie hell oder dunkel, klar oder trüb? Wirkt dein Chakra eher geöffnet oder geschlossen? Nimmst du eine Bewegung des Chakras wahr?
- Stelle dir nun in deinem dritten Chakra eine Flamme vor. Vielleicht ist es die Flamme einer Kerze, einer Fackel oder eines offenen Feuers. Lasse dir etwas Zeit, bis du ein klares inneres Bild hast oder ein deutliches Gefühl für die Flamme empfindest.
- Schaue in deiner Vorstellung, wie die Flamme alles verbrennt und neutralisiert, was alt oder nicht mehr passend ist und wie das ganze Chakra durch die Flamme gereinigt und geklärt wird. Stelle dir dann vor, dass die Kraft des Feuers alle Blockaden und nicht mehr passenden Energien aus der Verbindung zu deinem Herzchakra und aus der Verbindung zu deinem Bauchchakra transformiert. Nimm dir für die Reinigung so viel Zeit, wie du brauchst.
- Stelle dir anschließend vor, dass dein Solarplexuschakra jetzt in einem klaren, leuchtenden Gelb erstrahlt. Vielleicht spürst du, dass sich dein Chakra mehr und mehr öffnet und sich Entschlusskraft und Frieden von hier aus durch

deinen Chakrakanal in die anderen Chakren und von dort aus in deinen Körper ausdehnt. Genieße den Augenblick.

Anmerkung
Du kannst dir – anstatt der klärenden Flamme – auch ein gelbes reinigendes Licht in deinem Solarplexuschakra vorstellen.

Es ist wichtig, die eigene Persönlichkeit kennenzulernen und durch aktives Handeln zu kräftigen. Hierzu dienen alle Übungen und Methoden, die dich dabei unterstützen, eine angemessene Selbstkontrolle und Selbstdisziplin auszubilden. Möglichkeiten hierfür können zum Beispiel frühes Aufstehen, eine verantwortungsvolle Tagesplanung, regelmäßige Körperübungen und Meditation sowie bewusstes Essen sein. Es ist für den Ausgleich des dritten Chakras notwendig, einen gesunden Umgang mit überfließenden Emotionen und automatische Reaktionen (wie Angst, Furcht oder Wut) zu finden. Hierzu kann eine Aufarbeitung der in der Vergangenheit begründeten Gefühle beitragen.

Auch Muster der Trägheit oder die Neigung, Verbindlichkeiten oder Herausforderungen zu vermeiden, sollten als solche erkannt und gemäßigt werden. Alles, was mit einem gewissen Maß an Unbequemlichkeit und Durchhaltevermögen einhergeht, wie zum Beispiel regelmäßig praktizierte spirituelle Praktiken, Meditation, Kampfkunst oder Ausdauersport, stellt ein hilfreiches Training für die Stärkung und den Ausgleich des dritten Chakras dar. Hierdurch können wir unsere Willenskraft und innere Stärke als machtvollen Aspekt unserer Persönlichkeit erfahren. Es geht dann nicht mehr darum, lediglich durchzuhalten, sondern unserer Individualität in allen Aspekten unseres Lebens einen klaren Ausdruck zu verleihen.

Ist zu viel Macht im dritten Chakra gebunden, und wir spüren dadurch übermäßig viel Frustration und Wut – wenn die Dinge nicht so laufen, wie wir das wollen -, kann es erforderlich sein, innezuhalten, und uns mit diesen Gefühlen auseinanderzusetzen. Möglicherweise erkennen wir dann, dass der Lebenssinn nicht durch Erfolge und Macht über andere zu erfahren ist. Das Leben selbst kann in vielen Bereichen nicht von unserem Willen allein bestimmt und kontrolliert werden. Wir sind eben nicht allmächtig und allein auf dieser Welt, sondern immer auch in Kontakt mit anderen Menschen und in vielschichtige Systeme verwoben.

Ein längerer Aufenthalt allein in der Natur sowie ausreichend Zeit für Genuss und liebevolle Beziehungen kann uns helfen, uns wieder an den harmonischen Fluss des Lebens anzubinden und ein Gleichgewicht zwischen Tun und Sein herzustellen. Wir erkennen dann womöglich, dass wir innerlich immer gleich sind, egal, was wir in der Welt erschaffen oder welche Position wir in ihr einnehmen. Das heißt auch, mehr und mehr in einen harmonischen, friedlichen, sanften und liebevollen Umgang mit uns selbst und allen Wesen zu gelangen.

Hallo Wesen, schön, dass du da bist, so wie du bist.

Im Zustand des unausgeglichenen oder unzureichend mit Energie versorgten dritten Chakras werden die von außen eindringenden Energien ungefiltert aufgenommen und führen zu einer Überreizung des ganzen Systems. Alle Techniken, die das zweite und das dritte Chakra vor Fremdenergien schützen, sind in dieser Phase hilfreich. In der Praxis haben sich Abgrenzungsübungen aus dem energetischen Selbstschutz besonders bewährt. (Siehe die Übungen in Kapitel IV: »Die Aura als energetischer Schutzmantel«, »Wahrnehmen und Schutz der unteren Chakren« und »Deutliche Grenzen setzen«)

Je mehr Licht im geöffneten Solarplexuschakra strahlt, desto ausgeglichener sind wir. Wir fühlen uns hell, freudig und erfüllt. Die Betrachtung eines Raps- oder Kornfeldes oder einer Sonnenblume mit ihrer spiralförmigen Mitte lässt uns die Kraft und Stärke des dritten Chakras ebenso erleben wie der Genuss von gelben Bananen, Paprika oder Papaya. Wenn wir an einem Lagerfeuer oder Kaminofen sitzen und in die wärmenden bunten Flammen schauen oder uns mit gelben oder goldgelben Farben umgeben und dabei das Licht und die Kraft der Sonne nach innen holen, wird das dritte Chakra geöffnet und gestärkt. Musik mit feurigen Rhythmen, Orchestermusik mit einem Zusammenspiel einer Vielzahl von Klängen oder Entspannungsmusik kann helfen, das dritte Chakra zu aktivieren, zu harmonisieren oder zu beruhigen.

Aus der Steinheilkunde wirken Bernstein, Edeltopas und Citrin unterstützend.

Ich empfehle dir außerdem, die folgende Meditation einmal zu versuchen, wenn du dir eine kleine Auszeit gönnen und dich mit der Kraft und dem Licht des Solarplexuschakras verbinden möchtest.

Übung: Reise ans Meer — Audio 9

Intention der Übung
In dieser Meditation erfährst du die Wärme und das Licht des Sommers, die Weite und die Klarheit des Meeres sowie das Strahlen und die Kraft deines eigenen Lichtes. Hierdurch kannst du die innere Verbindung zu deinem Solarplexuschakra stärken und dich mit der ihr innewohnenden Energie verbinden.

Affirmation
Ich fühle mein inneres Licht und bin mit meiner Kraft verbunden. Ich habe Selbstvertrauen und die Willenskraft, Entscheidungen zu treffen und mein Leben so zu gestalten, wie es für mich heute stimmig ist.

Übungsablauf
- Lege dich bequem auf den Boden auf eine Decke. Nimm dir einen Moment Zeit und atme ein paar Mal ruhig und tief ein und aus. Spüre dann den Boden unter dir und verbinde dich mit der Erde. Stelle dir deine energetische Sonne über dir vor. Schreibe deinen Namen und das heutige Datum in deine Erdung und in deine Sonne.
- Gehe nun mit deiner inneren Aufmerksamkeit ins Zentrum deines Kopfes zu deinem Stirnchakra. Lasse vor deinem inneren Auge einen Strand am Meer an einem warmen Sommertag entstehen. Gib dir einen Moment Zeit, am Ufer des Meeres anzukommen. Schau in die Weite über das Wasser bis zum Horizont, betrachte die Wellen, den Himmel, die Sonne, die Wolken und das strahlende Licht. Lausche den sich am Ufer brechenden Wellen, dem Wind und den schreienden Möwen. Atme die salzige Luft ein und spüre die Feuchtigkeit und den Geschmack des Meeres auf deiner Haut und auf deinen Lippen. Fühle den warmen Sand an deinen Füßen und in deinen Händen.
- Nun stelle dir vor, dass eine Welle dir einen wunderschönen, klaren, golden schimmernden Bernstein vor deine Füße spült. Nimm den Stein in deine Hand und spüre, wie fest und gleichzeitig warm und sanft dieser Bernstein sich

anfühlt. Spüre, wie in diesem Augenblick die Kraft und die Weisheit des Steines durch deine Hand in deinen Körper und in dein Solarplexuschakra strömen. Stelle dir vor, dass sich von dort aus das goldene Licht in alle Chakren und in deine Aura ausdehnt.
- Spüre das leuchtende Licht und die Wärme des Sommers, spüre die Kraft und die Weite des Meeres und atme dabei ruhig und tief ein und aus. Genieße den Augenblick, solange du möchtest.
- Wenn du soweit bist, atme drei oder viermal ruhig und tief in deinem eigenen Rhythmus ein und aus. Spüre die Sicherheit und den Halt der Erde unter dir und das Licht deiner Sonne über dir. Bewege deine Hände und deine Füße, und dann komme langsam wieder hier an diesem Ort und in diesem Moment bei dir selbst an.

Anmerkung
An manchen Stellen und an manchen Tagen spült das Meer tatsächlich wunderschöne Bernsteine an die Strände der Ostsee. Vielleicht wird an einem für dich ganz besonderen Tag solch ein golden funkelnder Stein von den Wellen vor deine Füße gespült.

Herzchakra

Thema: Die Fähigkeit zu lieben und zu heilen
Innerer Antreiber: Mach's anderen recht! Sei perfekt!
Neue Haltung, um die inneren Antreiber zu wandeln: Ich liebe und akzeptiere mich selbst und alles, was ist, so, wie es ist. Mögen alle Wesen glücklich, gesund und in Frieden sein.

Das Herzprinzip erinnert uns an Einheit und Verbundenheit. Hierdurch löst sich das Gefühl der Trennung von uns selbst, von anderen Menschen und von der Natur auf, und wir erleben inneren Frieden sowie eine urteilsfreie Beziehung zu allem, was ist. Im Herzchakra (viertes Chakra) verbinden sich die Kräfte aus der Erde mit den Kräften aus dem Universum und werden in die Welt hinausgestrahlt. Diese Energien stehen dem Individuum zur Regulierung, Heilung und zum Wachstum in allen Lebensvorgängen zur Verfügung.

Das Herzchakra ist das Bindeglied zwischen den physisch-emotionalen unteren und den geistig-spirituellen oberen Energiezentren. Tiefe Gefühle der Liebe zu sich selbst und anderen, Demut, Mitgefühl und Anteilnahme werden vom Herzchakra ausgestrahlt. Von hier aus erleben wir eine Offenheit gegenüber dem Leben selbst.

Vom Herzchakra aus werden das physische Herz und die Thymusdrüse mit Energie versorgt. Das Blut und das Blutkreislaufsystem, die Versorgung der Zellen, der obere Rücken mit dem Brustkorb, die Lungen, unser Atemrhythmus sowie die Zellteilung und das Immunsystem werden dem vierten Chakra zugeordnet. Das Herzchakra ist das wichtigste Chakra im individuellen und kollektiven Heilungs- und Wandlungsprozess. Es repräsentiert die Phase der Wiederanbindung an die Gesellschaft auf der Grundlage der entwickelten Individualität und Unabhängigkeit im dritten Chakra. Das geöffnete Herzchakra ermöglicht die Entfaltung tiefer, verbindlicher Beziehungen. Es geht um die Beziehung zu sich selbst, zu seinem Körper, Haustier, der Familie, Arbeitskollegen, Gott und die an diese Beziehung gekoppelten Emotionen und Gefühle. Sich aus alten emotionalen Mustern und Zwängen zu lösen und einen angemessenen Umgang mit allen Gefühlen und Empfindungen in der Gegenwart zu lernen, führt zu innerer Freiheit und einem Leben in Balance.

Das vierte Chakra befindet sich in der Mitte der Brust auf der Höhe des Herzens. Ihm werden die Farben Grün und Rosa, das Element Luft sowie der Tastsinn zugeordnet. Von hier aus laden wir die Welt zu uns ein und treten aus uns selbst heraus und mit ihr in Verbindung. Es entspricht der Altersstufe von 22 bis 28 Jahren.

Ein wichtiges Thema des vierten Chakras ist es, einen Ausgleich zwischen Geben und Empfangen zu finden. Zunächst geht es darum, sich selbst wertzuschätzen und sich gut um sich selbst und die eigenen Bedürfnisse zu kümmern. Aus dieser inneren Haltung heraus können wir uns aus dem Muster »Mach's anderen recht« mehr und mehr lösen. Mit einem ausbalancierten Herzchakra öffnen wir uns der Aufmerksamkeit und Fürsorge, die wir uns selbst und die andere Menschen uns entgegenbringen können. In einem nächsten Schritt können wir uns bewusst dafür entscheiden, auch für andere unterstützend da zu sein.

Das zentrale Thema des Herzchakras ist, aus einer inneren Freiheit heraus in die Beziehung mit anderen Menschen oder Tieren zu treten und sich selbst in diesem Kontakt immer wieder neu zu erleben. Beziehung bedeutet in diesem Sinne eine heilsame Auseinandersetzung mit sich selbst, was natürlich unterschiedliche Gefühle und Emotionen hervorbringt. Ist unser viertes Chakra unausgeglichen, sind wir schnell verunsichert und haben Angst vor Begegnungen. Wir »verschließen« unser Herz und ziehen uns zurück. Ist es ausgeglichen, fällt es uns leicht, die Türen unseres Herzens für andere zu öffnen. (Tubali, 2013)

Auf gesellschaftlicher Ebene steht die Energie im vierten Chakra im Zusammenhang mit »höheren und heilenden« Werten im menschlichen Bewusstsein. Repräsentanten einer Entwicklung oder Wandlung in diesem Sinne sind Gautama, der Buddha, oder Jesus Christus. Sie weisen einen Weg, der uns zunächst an das Licht in unserem Inneren, die Selbstliebe und Selbstfürsorge erinnert. Damit öffnet sich ein Potential, das jeder Mensch für ein größeres Verständnis der Zusammenhänge, für seine spirituelle Entwicklung entfalten kann. Sie haben mit ihren Lehren die Grundlage der heute weit verbreiteten Überzeugung geschaffen, dass Gott ein menschliches inneres Erfahren ist, das sich als bedingungslose allumfassende Liebe ausdrückt.

Im geöffneten vierten Chakra können sich vielschichtige Empfindungen der Liebe ausdrücken: Hier geht es um die gleichberechtigte Liebe zwischen Partnern oder Freunden, die spirituelle Liebe und vor allem auch um die Liebe zu unserem eigenen Wesen. Wer ein Gefühl des Mangels, der Entbehrung und der Abhängigkeit von der Zuwendung anderer empfindet, steht am Anfang der Entfaltung des Herzchakra-Potentials. Auf die Liebe anderer angewiesen zu sein, in seinem Wohlbefinden davon abhängig zu sein, dass andere uns Liebe geben, weist auf ein leeres, verletztes oder gebrochenes Herz hin. Die Ursachen hierfür können traumatische Erlebnisse, die mit Verlassenheits- oder Verlustgefühlen einhergehen, aus frühen Lebensphasen sein, die ein riesiges Loch und das übermäßige Bedürfnis nach Zuwendung im heute erwachsenen Menschen hinterlassen haben. Der Antreiber »Mach's anderen recht« kann hieraus entspringen.

Es ist auch möglich, dass unser Herz leer ist, da wir uns selbst anderen gegenüber ignorant, ablehnend oder verletzend verhalten haben und wir uns dieses Verhalten nicht vergeben können, also unser Herz nicht für uns selbst »öffnen«. (Tubali, 2013) Verletzungen auf der Beziehungsebene drücken sich im blockierten Herzchakra und in Störungen des physischen Herzens aus. Sind die unteren drei Chakren nicht stabil und ausgeglichen – wie in den vorausgehenden Abschnitten ausführlich erläutert – kann sich dies ebenfalls in einem unausgeglichenen Herzchakra äußern. Ist das erste unausgeglichen, fehlt uns die Sicherheit und das Vertrauen in uns selbst und in unsere Beziehungen, ist das zweite blockiert, haben wir keinen Zugang zu unseren Gefühlen und unseren Bedürfnissen, und ist das dritte Chakra nicht in Balance, treten emotionale Unverbindlichkeit und Entscheidungsunfähigkeit auf. Solange wir unser eigenes Glück an die Zuwendung anderer koppeln, sind wir bedürftig, ja abhängig. Wir können uns – obwohl wir eigentlich erwachsen sind, nicht selbst geben, was wir brauchen. Wir sind dann nicht mit uns selbst verbunden. Das ist die Grundlage vieler Konflikte in Beziehungen.

Das unausgeglichene Herzchakra bedingt entweder eine zu einseitige Ausrichtung auf sich selbst (aber nicht echtes Selbst-Mitgefühl, sondern Haben-Müssen aus Bedürftigkeit, Leere heraus...) oder die Tendenz, sich ausschließlich oder zu stark auf andere zu fokussieren. Hier erkennen wir die Antreiber »Sei perfekt« und »Mach's anderen recht« wieder. Die Überzeugung, perfekt sein zu müssen, hat sich bereits bei den ersten drei Chakren gezeigt. Dies weist auf einen zentralen Aspekt des Burnout hin: Das Anspruchsdenken an sich und andere! Es ist das Gefühl »unvollkommen« zu sein, wenn man persönliche oder gesellschaftliche Ansprüche nicht (mehr) erfüllt, nicht mehr »funktioniert«, wie es von einem erwartet wird oder man es von sich selbst erwartet.

Mit der Liebe einer ausschließlich auf sich selbst bezogenen Persönlichkeit im oben genannten Sinne sind Besitzanspruch, Eifersucht oder Rache verbunden. Alles dreht sich um die eigenen Bedürfnisse und Erwartungen, die das Gegenüber kaum erfüllen kann. Wenn unser Beziehungspartner diese emotionale Last nicht mehr tragen kann oder will und sich von uns distanziert, beschuldigen wir ihn, uns allein und mit gebrochenem Herzen zurückgelassen zu haben. Im extremen Zustand kann das selbstbezogene Selbst sich entscheiden, allein zu leben, in einer unbefriedigenden Beziehung zu verharren oder das Herz ganz zu verschließen und sich von nichts und niemanden mehr berühren zu lassen. Hier kann es vorkommen, dass die Kraft und Individualität des dritten Chakras oder die Leere, die man nicht fühlen will, mit eigenartigen neuen »Beziehungen« (zum Beispiel Geld, Status oder Sex) kompensiert wird.

Das beschädigte Selbst kann im anderen Extrem die zwanghafte Neigung zur Selbstaufopferung entwickeln. Diese Selbstverleugnung – gekoppelt mit der Unfähigkeit, allein zu sein – mündet sehr häufig in einem Verhaltensmuster, das dem inneren Antreiber »Mach's anderen recht« entspringt. Dieses Verhalten wird häufig in der Familie (Mutterrolle) und gesellschaftlich (in helfenden Berufen und Ehrenämtern) erwartet und gefördert. Es ist daher so bedeutsam, sich dieser Aspekte bewusst zu werden, sich selbst wieder zu spüren und sich, wenn nötig, gegenüber den Ansprüchen und Erwartungen anderer abzugrenzen.

Ungleichgewichte im vierten Chakra zeigen sich häufig in Störungen, die mit der Atmung, der Lunge, der Haut und dem Herzen zusammenhängen. Asthma, Druck in der Brust, Herzkrankheiten oder Krankheiten, die mit einem schwachen Immunsystem zusammenhängen, können ebenso wie Suchterkrankungen die Folge eines unausgeglichenen oder blockierten Herzchakras sein. Diese Aspekte dürften dir aus der Betrachtung der körperlichen Auswirkungen von lang andauerndem Stress und chronischer Erschöpfung aus Kapitel I bereits bekannt sein.

Unsere Gesellschaft ist in vielen Bereichen von Konkurrenz und materiellen Werten geprägt. Sogar die Gesundheit, Zeit und Wohlbefinden des einzelnen Menschen sind heute den Kriterien von Leistung und Geldwert untergeordnet. Sie werden als austauschbare Waren unserer Wegwerfgesellschaft gehandelt. Hierdurch entsteht – entgegen dem besseren Wissen – ein enormer Druck, den Status Quo, zum Beispiel in der Arbeitswelt, aufrechtzuerhalten. Diese Tendenz schlägt sich auch in den menschlichen Beziehungen nieder, vom Arbeitskollegen bis hin zum

Partner. Man erwartet von sich und anderen Engagement und Zuwendung, unabhängig von den eigenen Wünschen oder Möglichkeiten. Langanhaltende Erschöpfung sowie massive körperliche und seelische Beschwerden werden dann gezwungenermaßen bis zum totalen Zusammenbruch unterdrückt. Um die mitunter tiefsitzenden Blockaden und erlebten Stressfaktoren zu erkennen und auszubalancieren, bietet uns die Arbeit mit den Chakren, eine wertvolle Unterstützung.

Für den Menschen mit einem unausgeglichenen vierten Chakra gilt es zu erkennen, dass Liebe niemals aus einer Bedürftigkeit, aus Forderungen und aus einem Mangel heraus, sondern durch Freiheit und Selbstwertschätzung erfahren wird. Wer daran festhält, dass die Erfahrung von Liebe an bestimmte Menschen, ihr Verhalten oder materielle Dinge gekoppelt ist, die zeitlich gebunden sind, wird unweigerlich enttäuscht und leidet. Menschen können uns verlassen oder sterben. Die Liebe zu unserem eigenen Wesen und dem Leben an sich ist jedoch immer da, genau wie die Sonne am Himmel da ist, auch wenn sie zeitweise von Wolken verdeckt wird. Falls es dir schwerfällt, das zu akzeptieren, dann beschäftige dich nochmals eingehender mit dem ersten Chakra.

Mit offenem Herzen kannst du auch hinter den Wolken die Sonne sehen.

Ist unser Herzchakra ausgeglichen, erfahren wir andere Menschen oder Ereignisse als vorübergehenden Ausdruck der Liebe und des Lichts im jeweiligen Moment. Wir gehen in Verbindung mit der kosmischen Quelle, dem Ursprung von Heilung und Ganzheit. Die Energie, die durch unser geöffnetes Herzchakra fließt, befreit uns von allen emotionalen Mustern und Zwängen. Wir erfahren, dass die Liebe die größte Dynamik im ganzen Universum ist! Es gibt kein Warten und kein Fürchten mehr. Wir werden zugänglich für die Gegenwart des anderen, da unsere nimmersatten Emotionen nicht mehr greifen und wir uns nicht mehr verhärten oder verteidigen müssen.

In diesem neuen Zustand der Freiheit von Bedürftigkeit und Abhängigkeit – also der absichtslosen Liebe – erleben wir Entspannung,

Fürsorge und Wärme für uns selbst und andere. Wir spüren zunehmend den wahren Sinn des Lebens und der Liebe und erfahren die Erfüllung im Geben und können annehmen, was man uns gibt. Wir begreifen, dass Liebe da ist, wenn wir von unseren Mustern und Erwartungen frei sind, und nicht da ist, wenn wir aus dem »beschädigten« und verunsicherten Selbst heraus fühlen und handeln. Voraussetzung für die bedingungslose Liebe ist allerdings, dass die ersten drei Chakren gereinigt und ausbalanciert sind und die Energie frei in das und durch das Herzchakra fließen kann. Hierzu gehört die Arbeit am Selbsthass und der Selbstverurteilung ebenso wie die an der Selbstverliebtheit als Ausdruck des individuellen Egos. Gehe bei Bedarf in die vorherigen Abschnitte zurück und wiederhole die dort vorgeschlagenen Übungen.

Wenn wir Gefühlen der Trauer, von Wut oder Verzweiflung für einen Moment unsere liebevolle, vorurteilslose und ungeteilte Aufmerksamkeit schenken, lösen sie sich in der Regel recht schnell auf, oder es kommen die tieferliegenden Gefühle wie Schmerz oder Angst an die Oberfläche. All diese Gefühle wollen gefühlt und mit der Unterstützung der Willenskraft des dritten Chakras und der heilsamen Energie des Herzchakras zugelassen und erlöst werden. Hier wird der Bezug zur inneren Auseinandersetzung oder Krise deutlich, in der du dich heute möglicherweise befindest. Über einen langen Zeitraum unterdrückte Gefühle bringen dein Fass zum Überlaufen. Es ist an der Zeit, dich wieder mehr mit dir selbst und deinen eigenen Herzenswünschen zu beschäftigen. Auf diesem Weg kann – ergänzend zu den in diesem Buch vorgeschlagenen, den Prozess unterstützenden Übungen – professionelle Hilfe nötig sein.

Nicht nur die liebevolle Hinwendung zu emotionalen Schmerzen, sondern auch die zu einem erkrankten Körperteil, Organ oder Organsystem kann wohltuend sein und den Genesungsprozess begleiten. Die Empfindungen helfen uns, uns daran zu erinnern, dass wir spirituelle Wesen sind, die eine menschliche Erfahrung machen, in einem Körper zu einer bestimmten Zeit und in einem bestimmten Raum. Wenn du zum Beispiel Probleme mit der Atmung oder der Lunge hast, kannst du dich regelmäßig auf deinen Atem fokussieren (siehe auch Übung:

»Atmen« und »Atmen und Erden« in Kapitel IV) und die begrenzenden oder einengenden Emotionen und alten Gefühle im Herzraum durch die unten beschriebene Übung: »Reinigung des Herzchakras mit Wind« hinter dir lassen. Du entdeckst die Weite in dir, und Empfindungen können sich wandeln.

Die Übersicht am Ende dieses Kapitels zeigt dir die den einzelnen Chakren zugeordneten Körperbereiche und Organe nochmal auf einem Blick. Wenn du also bestimmte körperliche Symptome hast, kannst du den Heilungsprozess durch die Beschäftigung mit dem entsprechenden Chakra und den jeweiligen Übungen fördern.

Um uns an unsere Sehnsucht und unsere Herzenswünsche zu erinnern, brauchen wir freie Zeit; Zeit, die nicht mit Terminen überfüllt ist, damit wir bei uns ankommen können und unser Leben – in jedem Augenblick – in Achtsamkeit und Frieden mit uns selbst und anderen gestalten können. Für manche Menschen ist es heilsam, das Herzchakra durch einen nicht an die biologische oder romantische Liebe gekoppelten Dienst an anderen zu weiten. Wer sich der Liebe wirklich öffnet, lernt, zwischen der Unverbindlichkeit der Verliebtheit und der Verbindlichkeit der Liebe zu unterscheiden.

Die Öffnung des Herzchakras kann durch die folgenden Affirmationen unterstützt werden: »Möge ich glücklich sein.« »Möge ich körperlich gesund sein.« »Möge ich in Frieden sein.« »Möge ich mich selbst so annehmen, wie ich bin.« In der Affirmation: »Mögen alle Wesen glücklich, gesund und in Frieden sein,« drückt sich in einem einzigen Satz die bedingungslose Liebe und die damit verbundene innere Haltung aus. Jede mitfühlende, selbstlose Handlung, die der kollektiven Heilung aller Wesen dient oder Aktivitäten zur Förderung des Weltfriedens weiten das Herzchakra und gleichen es aus. Wenn wir die Welt aus dem geöffneten Herzen heraus betrachten, können wir gar nicht anders, als jetzt und hier selbstlos und mitfühlend zu sein.

Für das Herzchakra sind alle Übungen und Aktivitäten hilfreich, die uns Zugang zu einer tiefen und ruhigen Atmung verschaffen; einer Atmung, die unserem eigenen Rhythmus entspricht. Bei einer Meditation etwa ist die Konzentration auf die Atmung zentral, aber auch das tiefe Ein- und Ausatmen beim Wandern oder Waldlaufen, Schwimmen, Yoga oder Qi Gong hilft, damit in Kontakt zu kommen, am besten natürlich in frischer und sauberer Luft und in schöner natürlicher Umgebung. In der Steinheilkunde werden Rosenquarz, Turmalin, Smaragd und Jade zur Unterstützung des Herzchakras empfohlen.

Nimm dir nun Zeit für die folgenden Imaginationen zur Reinigung und Öffnung deines Herzchakras und um dich an deine Herzenswünsche zu erinnern.

Übung: Reinigung des Herzchakras mit der Kraft des Windes

Intention der Übung
In dieser Übung nimmst du Kontakt mit deinem Herzchakra auf. Du erfährst, wie du dein Herzchakra reinigen und stärken kannst. Hierbei lässt du die begrenzenden und heute nicht mehr zu dir passenden Energien mit der Kraft des Windes los.

Affirmation
Ich weite mein Herz und lasse alle alten, nicht mehr passenden emotionalen Muster und Zwänge gehen. Ich erkenne und wertschätze meine Bedürfnisse. Ich entscheide mich für das, was mir jetzt wirklich wichtig ist.

Übungsablauf
- Nimm dir einen Moment Zeit und atme in deinem eigenen Rhythmus ein paar Mal ruhig und tief ein und aus. Erde dich und mache dir den Kontakt mit deiner energetischen Sonne bewusst.
- Gehe nun mit deiner inneren Aufmerksamkeit zu deinem Herzchakra. Du kannst eine oder beide Hände auf dieses Chakra oder auf dein physisches Herz legen. Spüre, wie sich dein Brustraum mit jedem Atemzug hebt und senkt. Kannst du die Farbe deines Herzchakras erkennen? Ist sie hell oder dunkel, klar oder trüb? Wirkt dein Chakra eher geöffnet oder geschlossen? Nimmst du eine Bewegung des Chakras wahr?
- Nimm innerlich Kontakt mit dem Element Luft auf. Atme die Luft langsam und tief ein. Stelle dir nun vor, dass ein sanfter oder, wenn du möchtest, kräftiger Wind aufkommt, der durch dein viertes Chakra strömt und wie von selbst altes, längst vergangenes Leid, Schmerz oder Kummer von hier fortträgt. Lasse mit dem Wind alles ziehen, was auf deinem Herzen lastet und was dich hindert, liebevoll mit dir selbst und anderen umzugehen.

- Stelle dir dann vor, dass die Kraft des Windes alle Blockaden und nicht mehr passenden Energien aus der Verbindung zu deinem Kehlchakra und aus der Verbindung zu deinem Solarplexuschakra löst. Nimm dir für die Reinigung so viel Zeit, wie du brauchst. Bedanke dich bei der Kraft der Luft und des Windes für die Unterstützung.
- Stelle dir anschließend vor, dass dein Herzchakra jetzt in einem klaren, leuchtenden Grün oder in einem hellen Rosa erstrahlt. Vielleicht spürst du, dass sich dein Herzchakra immer weiter öffnet und sich Liebe und Heilung von hier aus in die anderen Chakren und von dort aus in deinen Körper und in deine Aura ausdehnt. Genieße den Augenblick.

Übung: Öffnung der Herzensblüte   Audio 10

Intention der Übung
In dieser Übung nimmst du Kontakt mit deinem Herzchakra auf. Du erfährst, wie wunderbar es ist, dein Herz für dich selbst zu öffnen und deine Herzensenergie in deinem Energiesystem auszudehnen. Hierdurch kommst du wie von selbst in Kontakt mit deinen Selbstheilungskräften.

Affirmation
Ich öffne mein Herz für mich selbst. Ich erkenne und wertschätze meine eigenen Bedürfnisse. Ich entscheide mich für das, was mir jetzt wirklich wichtig ist. Ich spüre inneren Frieden und bin offen dafür, dem Leben, mir selbst und anderen neu zu begegnen.

Übungsablauf
- Setze dich bequem auf einen Stuhl. Dein Körper ist entspannt. Atme bewusst und tief ein und aus. Erde dich und verbinde dich mit deiner Sonne. Nimm Kontakt mit deinen Chakren und mit der Verbindung zwischen den Chakren auf.
- Lege eine oder beide Hände auf dein Herzchakra oder, wenn du möchtest, auf dein physisches Herz. Atme zu deinem Herzen und begrüße es innerlich liebevoll.
- Stelle dir in deinem Herzraum nun die Blüte einer wunderschönen Blume vor. Wie sieht deine Herzblüte in diesem Moment aus? Welche Farbe, welche Größe und welche Form hat sie? Kennst du diese Blüte, oder ist es eine Fantasieblüte?
- Öffne in deiner Vorstellung die Blüte mit jedem Atemzug immer weiter und dehne den heilsamen Blütenduft in deinem ganzen Körper, in deinen Chakren und in deiner Aura aus.

- Lasse alle Gedanken und Gefühle, Sorgen und Probleme in die Herzblüte sinken. Vielleicht verändert sich dadurch die Farbe oder Größe deiner Blüte. Fülle dich erneut ganz mit der Herzenergie auf und genieße den Kontakt und ihre heilende Wirkung für einige Minuten in Stille.
- Atme zum Abschluss noch ein paar Mal bewusst ein und aus, spüre den Kontakt mit der Erde und die Verbindung zu deiner Sonne und löse dich dann langsam aus der Konzentration.

Anmerkung
Wenn du möchtest, kannst du deine Herzblüte und ihren Duft über deine Aura hinaus ausdehnen. So kannst du liebevollen Kontakt zum Beispiel mit deiner Familie, deiner Beziehung, deinen Freunden oder anderen weit entfernten Wesen herstellen.

Übung: Herzenswunsch   Audio 11

Intention der Übung
In dieser Übung kannst du einen Zugang zu den Sehnsüchten und Wünschen bekommen, die tief in deinem Herzen verankert sind. Hieraus entsteht ein Raum, der es ermöglicht, dass sich diese Herzenswünsche tatsächlich erfüllen. Du brauchst dazu Vertrauen und die Bereitschaft, alte Vorstellungen und Erwartungen loszulassen und dich dem Kosmos anzuvertrauen.

Affirmation
Ich kenne meine Herzenswünsche und bin bereit für ihre Erfüllung. Ich spüre inneren Frieden und bin offen dafür, dem Leben, mir selbst und anderen neu zu begegnen.

Übungsablauf
- Setze dich bequem auf einen Stuhl und lasse deine Energie fließen. Atme bewusst ein und aus und verbinde dich mit der Erdenergie. Lade Vertrauen aus der Erde ein. Sammle deine Energie in deiner Sonne und schreibe deinen Namen und das Datum in die Sonne und in deine Erdung.
- Nimm Kontakt mit deiner Wesensenergie auf und begrüße dein Wesen mit einem liebevollen »Hallo«. Frage dich innerlich, ob du einen Herzenswunsch hast. Dein Wunsch kann sich auf alle Ebenen deiner derzeitigen Lebenssituation beziehen.
- Gehe mit deiner Aufmerksamkeit nun zu deinem Stirnchakra und stelle dir von hier aus außerhalb deiner Aura eine leere weiße Leinwand vor. Lasse auf der

Leinwand ein Bild von deinem Herzenswunsch entstehen. Stelle dir diesen Wunsch in deiner Vorstellung möglichst genau und mit allen Einzelheiten vor. Frage nach der Farbe, dem Klang, dem Geruch und dem Geschmack deiner Sehnsucht.
- Stelle dir nun vor, dass das Bild von deinem Wunsch eine Erdung und eine energetische Sonne bekommt. Schreibe das heutige Datum in die Sonne und in die Erdung und reinige deinen Wunsch von der Sonne aus mit Farben, einem Reinigungssymbol oder mit Wind. Frage dich zunächst, ob es Anteile in deinem Wunsch gibt, die nicht von dir selbst stammen. Vielleicht gibt es ja Erwartungen deiner Eltern, deines Chefs oder deiner Partnerin in dem Wunsch? Lasse die Energie der anderen in die Erde abfließen.
- Frage dich dann, ob es in deinem Wunsch veraltete Bilder, Vorstellungen oder Antreiber gibt? Lasse sie los.
- Fülle das Bild deines Wunsches nun mit der Energie aus der Sonne auf. Wie hat sich dein Wunsch verändert? Ist es noch der gleiche Wunsch? Schaue dir deinen Wunsch nochmals genau an und gib ihm dann von deinem Herzchakra und deinem Solarplexuschakra aus ein ganz kraftvolles »Ja«.
- Lasse abschließend deinen Wunsch voller Vertrauen ins Universum gehen, so dass er sich zu deinem und zum Wohle aller Beteiligten erfüllen kann. Atme noch ein paar Mal ein und aus und löse dich dann aus der Konzentration.

Kehlchakra

Thema: Die Freude am Austausch und der Selbstverwirklichung
Innere Antreiber: Mach's anderen recht! Sei stark! Sei perfekt! Beeil dich!
Neue innere Haltung, um die inneren Antreiber zu wandeln: Ich drücke mich klar und deutlich aus und gestalte mein Leben so, wie es mir entspricht.

Das Kehlchakra stellt eine wichtige Verbindung der unteren Chakren mit dem Stirn- und Kronchakra her. Es wirkt als Brücke zwischen unserer Inspiration, unserem Denken und Fühlen und unseren Impulsen und Reaktionen darauf.

Das Prinzip des Kehlchakras hilft uns, uns durch Sprechen, Singen oder Lachen angemessen zum Ausdruck zu bringen, indem es unsere inneren Gefühle und Ideen in äußere Manifestationen »übersetzt«. Gleichzeitig strömt hier das Außen ins Innere hinein. In einem ausreichend energetisierten Zustand sorgt das Kehlchakra also dafür, zwischen den im Innen erlebten und im Außen materialisierten Aspekten einen Ausgleich zu schaffen.

Das Kehlchakra (fünftes Chakra oder Halschakra) ist das Zentrum der Kommunikation und der Fähigkeit, uns kreativ zum Ausdruck zu bringen. In diesem Chakra werden die vielfältigen Sinneseindrücke erlebt und verarbeitet. Das Kehlchakra befindet sich an der Basis der Kehle an der Halswirbelsäule. Ihm werden die Farben Hellblau und Türkis und der Lebensabschnitt vom 29. bis zum 35. Lebensjahr zugeordnet. Dem Kehlchakra entspricht das Hören und das Element Äther. Der Äther wird als der himmlische Kraftstrom angesehen, der alles Lebendige durchzieht und formt und als Vermittler von Informationen wirkt.

Im Kehlchakra wird die Einheit der Gegensätze erfahren. Ein ausgeglichenes und geöffnetes Kehlchakra begünstigt ein authentisches Sein und Handeln durch Selbstbewusstsein. Ein Mensch, dessen Kehlchakra ausgeglichen ist, übernimmt Verantwortung für seine Bedürfnisse. Er nimmt sie wahr (erstes, zweites, drittes Chakra) und kann sie so aussprechen, dass er gehört und verstanden wird. Es stellt hierdurch unter anderem die Grundlage für die Heilung seiner Seele her. Schritt für Schritt erfolgt durch die oben beschriebene Bewusstwerdung der blockierenden Muster und Verhaltensweisen durch die Energiearbeit eine Wandlung und Auflösung des übermächtigen Eigenwillens des Egos.

Wird das Kehlchakra ausgeglichen und geöffnet, kann sich nach und nach ein Gleichgewicht zwischen Geben und Nehmen, Schwäche und Härte, Aggression und Depression, Macht und Ohnmacht sowie Lernen und Lehren einstellen. Es wird möglich, eine Brücke zwischen dem im inneren Erlebten und der äußeren Welt herzustellen. Dadurch kann den durch die Ohnmachtsgefühle verursachten Rückzugs- und Vereinzelungstendenzen für die vom Burnout Betroffenen entgegengewirkt werden.

Bekommt das Kehlchakra Energie, ist es möglich, das Gefühl der Angst zu wandeln und angemessen mit ihr umzugehen. Der sprichwörtliche Kloß im Hals oder das Herunterschlucken von Gefühlen kann aufhören, und wir bekommen so die Chance, unsere Bedürfnisse auszudrücken und für sie einzustehen. So können wir zum Beispiel bei einem Mitarbeitergespräch deutlich machen, dass bestimmte Aufgaben nicht in unseren Zuständigkeitsbereich fallen oder uns bei Mobbing verbal deutlich gegen die Anfeindungen abgrenzen. Hierzu dienen die Übungen am Ende dieses Abschnitts zum Klären, Reinigen und Aktivieren des Kehlchakras.

Das fünfte Chakra steuert die Stimmbänder, die Schilddrüse und die Stoffwechselgeschwindigkeit sowie die Nahrungsaufnahme. Von hier aus werden die Bronchien, die Lunge und die Speiseröhre mit Energie versorgt. Ist das Kehlchakra unausgeglichen, kann es zu Schilddrüsenfunktionsstörungen, einem schwachen Atem sowie zu Verspannungen im Nacken- und Schulterbereich kommen. Eine Unterfunktion der Schilddrüse kann Erschöpfung, Antriebslosigkeit sowie Depression verursachen oder begünstigen. Eine Überfunktion kann zu innerer Unruhe, Stress sowie Schlafstörungen führen.

Es geht bei der Energie des Kehlchakras vor allem darum, dass wir unsere Angst, wir selbst zu sein, auflösen und einen wirksamen Selbstausdruck finden und unser Leben aus uns selbst heraus neu gestalten.

Aus den aufgezeigten Zusammenhängen zwischen der Energie des Kehlchakras und deinen physischen und emotionalen Befindlichkeiten wird die verändernde und stärkende Wirkung der energetischen Übungen in diesem Kapitel deutlich.

Die Kehle ist in unserem Körper das Nadelöhr, durch das er lebensnotwendige Stoffe wie Sauerstoff und Nahrung aufnimmt und schädigende am Eindringen hindert. Es ist die Engstelle, durch die die Energien zwischen Herz- und Stirnchakra entweder frei oder nur eingeschränkt oder gar nicht fließen. Alles, was sich in den anderen sechs Energiezentren angesammelt hat, sucht einen Weg durch das Kehlchakra nach außen. Daher ist der Akt des sich Mitteilens ein wesentlicher Aspekt, um der im Burnout häufig auftretenden Isolation und dem Rückzug ins

Innere entgegenzuwirken. Es geht darum, den Fokus hierher zu lenken und sich darin zu üben, sein Inneres angemessen ins Äußere zu transportieren. Im nächsten Schritt bedeutet es, Veränderungen vorzunehmen und die inneren Wünsche im alltäglichen Leben zu verwirklichen.

Wir machen die Erfahrung, dass wir die in diesem Buch beschriebenen Möglichkeiten und Strategien zum Umgang mit Stress und Erschöpfung umsetzen können und unsere innere Balance (wieder-)finden. Damit eröffnet sich uns ein Weg aus der »Sinnkrise« zurück ins Leben.

Ist das Kehlchakra ausgeglichen – das heißt, die Energien fließen frei –, dann kann nicht nur ein Lied, eine Geste der Liebe oder ein neues Buch als kreativer Ausdruck des im Innen erlebten entstehen. In dem Maße, in dem die Energien leicht durch das Kehlchakra strömen, können tiefste Bedürfnisse erfüllt und wertvollste Gaben in unserem Leben freigesetzt werden. Es ist also das Chakra der Selbstverwirklichung, der Manifestation und Materialisation dessen, was wir uns wünschen, unserer Vision, die wir auf die Erde bringen möchten.

Bei einem nicht ausgeglichenen Energiefluss im Kehlchakra kann der Prozess der Verwirklichung gestört oder sogar ganz blockiert sein. Dann können zum Beispiel die kreativen Kräfte aus dem zweiten Chakra, ein tiefes Gefühl der Liebe des vierten Chakras oder die eigene Weisheit aus dem Kronchakra nicht durch das Kehlchakra nach außen gelangen und sich auch nicht im Leben verwirklichen.

Das fünfte Chakra verwandelt unsere abstrakten Gefühle und Gedanken in sichtbare Formen und Strukturen, die von anderen verstanden werden können. Es kommt vor, dass wir uns mit unseren Ideen und inneren Prozessen nicht oder nicht passend ausdrücken oder mitteilen können. Vielleicht wollen wir etwas Bestimmtes sagen, vermitteln dann aber etwas ganz anderes, oder unsere Sprache wirkt auf andere wirr, starr oder unzusammenhängend. Wurden wir in der Vergangenheit für unseren Ausdruck kritisiert, nicht verstanden oder gar ausgelacht (siehe Kapitel I, Mobbing), kann das dazu führen, dass wir Angst davor haben, uns authentisch mitzuteilen, uns so zu zeigen, wie wir sind. Folglich erleben nach innen gekehrte Persönlichkeiten das Gefühl zu ersticken, wenn sie in einengende private oder berufliche Strukturen eingebunden sind und sich nicht mehr trauen, ihre Stimme zu erheben. Hält ein

Mensch über einen längeren Zeitraum hinweg wichtige Aspekte seiner Persönlichkeit zurück, raubt ihm dies allmählich alle Lebenskraft. Aufgrund dieser Verstummung kommt es auch zur Vereinzelung. Das kann, wie wir im ersten Kapitel bereits gesehen haben, im Zusammenspiel mit weiteren Aspekten zu einer ernsten Erschöpfung und einem Rückzug aus dem Leben führen.

Werden wir dagegen mit unserer einmaligen Stimme gehört, wird unsere einzigartige innere Welt nach außen sichtbar. Dann fühlen wir uns nicht mehr allein und in uns selbst gefangen, sondern mit allem verbunden. Die Kraft des Kehlchakras befreit und erfüllt uns, indem wir mit unserer individuellen Bestimmung unsere Rolle in der Welt einnehmen.

Typisch für ein unausgeglichenes, blockiertes oder verengtes Kehlchakra ist, neben dem Gefühl zu ersticken, ein permanenter Kloß oder ein Kratzen im Hals oder häufige Entzündungen der Mandeln, im Kiefer sowie im Mund und Rachenraum. Diese Empfindungen weisen darauf hin, dass das innere Selbst eingeschlossen ist und permanent unterdrückt wird. Im Laufe der Zeit sammeln sich nicht ausgedrückte Emotionen an. Es kommt zu Frust, der sich irgendwann in unkontrollierter und manchmal selbstzerstörerischer Form entladen kann.

Wir alle haben das Bedürfnis, von anderen gehört zu werden. Wenn man im Laufe des Lebens immer wieder erfahren hat, dass man in seiner Einzigartigkeit nicht wertgeschätzt oder akzeptiert wird oder dass es besser ist, den Mund zu halten und sich nicht zu zeigen, dann kann die Energie nur begrenzt oder gar nicht durch das Kehlchakra fließen. Waren diese Erfahrungen mit einer seelischen oder körperlichen Bedrohung verbunden, können hieraus Traumata entstanden sein. Wir haben dann möglicherweise ein Leben lang Angst davor, auszudrücken, wer wir wirklich sind, und das in die Welt zu bringen, was uns erfüllt und uns wirklich entspricht und sind so von der damit einhergehenden Macht (des dritten Chakras) getrennt. Spüre in dich hinein: Vielleicht mündet dies bei dir in dem Antreiber »Sei still«.

Ein weiterer Aspekt des Kehlchakras, der im Hinblick auf die einem Burnout zugrundeliegenden Prozesse und einer neu zu findenden Balance interessant ist, sind die immer wieder zu treffenden Entscheidungen, was für sich behalten und was nach außen getragen werden soll. Manchmal muss etwas ausgesprochen werden, damit es sich manifestieren kann; ein anderes Mal ist es gut, etwas zurückzuhalten oder zu schweigen und »aus einer Mücke keinen Elefanten« zu machen.

Es ist wichtig, herauszufinden, mit welchen Aspekten der unteren vier Chakren die Unausgeglichenheit im fünften Chakra gekoppelt ist. Vielleicht liegt die Ursache im ersten Chakra. Wir empfinden Angst, unsere grundlegenden Sicherheiten wie Familie oder Arbeit zu verlieren, wenn wir uns mitteilen und uns um unsere eigenen Grundbedürfnisse kümmern. Diese innere Haltung ist häufig an die Antreiber »Mach's anderen recht« oder »Sei stark« gekoppelt.

Ist das Halschakra nicht ausgeglichen, kann sich auch eine allzu extrovertierte Persönlichkeit entwickeln. Selbst unwesentliche Gedanken und Gefühle werden dann aus dem Bedürfnis nach Anerkennung fast unkontrolliert und oft laut nach außen getragen. Der innere Antreiber »Beeil dich« führt dabei zu einem übermäßig schnellen Redefluss und der Antreiber »Sei perfekt« zum Versuch, zu allem eine Meinung zu äußern. Aus dem Mangel, sich selbst zu kontrollieren, kann es zu taktlosen, manipulativen oder respektlosen Äußerungen und entsprechendem Verhalten kommen. Das Gespräch wird dominiert und die Position des Anführers übernommen. Oft steht hinter dem Bedürfnis, ständig zu kommunizieren, auch die Angst, dem scheinbar alles verschlingenden Nichts der Stille und des Alleinseins zu entfliehen. Die meisten Menschen haben sowohl introvertierte als auch extrovertierte Persönlichkeitsaspekte.

Prüfe für dich, ob hinter dem Bedürfnis, viel zu reden und zu allem eine Meinung zu haben, die Haltung: »Du bist nichts wert« steht. Ist es vielleicht der Versuch, die eigene Unsicherheit mit viel und schnellem Reden zu überspielen?

Eine sehr wirkungsvolle Übung, um für Ausgleich zu sorgen, ist es, nur dann zu reden, wenn es dem gegenseitigen Wachstum und der Entwicklung aller Beteiligten förderlich ist. Eine gewaltfreie Kommunikation und Beziehung zwingen niemanden, die eigene Meinung oder Gefühle zu teilen. Wir übernehmen selbst die volle Verantwortung für uns. Wer erkennt, dass seine innere Welt einzigartig ist und die seines

Gegenübers ebenso, kann seine Überzeugungen und Bedürfnisse frei artikulieren und der Meinung des anderen ebenso offen und respektvoll begegnen, wie er es für sich selbst wünscht. Wenn wir uns zugestehen, fehlbar zu sein, und für unsere Fehler einstehen – ohne uns innerlich zu verurteilen –, dann können wir dem anderen leichter in einer offenen und urteilsfreien Haltung begegnen.

Wir alle sollten zunächst daran arbeiten, die eigenen Bedürfnisse, Wünsche und Empfindungen zu erkennen und sie angemessen nach außen zu transportieren. Das sollte auch dann geschehen, wenn wir Angst davor haben, etwas Falsches oder Unangemessenes zu sagen. Wirksame Übungen sind zum Bespiel das assoziative Schreiben, das freie Sprechen sowie das bewusste Aussprechen der eigenen Meinung in der Gegenwart von Autoritätspersonen. Singen und Lachen wirken ebenfalls reinigend und öffnend auf das Kehlchakra. Sehr wichtig ist es zudem, herauszufinden, was hinter dem Gefühl zu ersticken steht. Auf was möchte es hinweisen? Was durftest du in der Vergangenheit nicht aussprechen oder von dir zeigen?

Bist du eine eher introvertierte Persönlichkeit, so kannst du dich darin üben, mehr aus dir herauszugehen und vielleicht eine unliebsame Rolle mit Führungs- oder Leitungsqualitäten oder das Sprechen auf offener Bühne zu übernehmen.

Bist du eine eher extrovertierte Persönlichkeit, ist es für dich wichtig zu lernen, mit dir selbst allein und in Stille zu sein. Verabschiede dich so nach und nach von altbekannten Kommunikationsmustern. Stunden oder Tage des Schweigens oder die allgegenwärtige Verfügbarkeit über Handy und Email auf ein Minimum zu reduzieren, kann sich hier sehr positiv auswirken. Frage dich, ob das, was du gerade aussprechen möchtest, wirklich von Bedeutung ist. Klatsch, Kritik und überflüssige Bemerkungen solltest du vermeiden, um dir der permanenten Beurteilung durch deine Gedanken in »Richtig« und »Falsch« bewusst zu werden. Denn häufig entspringen diese Beurteilungen nicht uns selbst, sondern sind durch falsche Identifikationen und Muster von außen geprägt.

Lausche vor dem Sprechen einen Moment lang in dich hinein und vergewissere dich, ob und in welcher Weise die Worte ausgesprochen werden sollten. Du kannst mit den eigenen Kommunikationsmustern experimentieren und zum Beispiel eine Zeitlang nur dann sprechen, wenn du gefragt wirst oder wenn du das Gefühl hast, etwas Wesentliches zu sagen zu haben. Schaue, was du im Normalfall tust und versuche es einmal anders. Lasse dich nicht entmutigen. Wie oben gesagt, ist es in jedem Moment aufs Neue möglich und nötig, ein passenderes Gleichgewicht herzustellen.

Entwickle dir selbst und anderen gegenüber eine urteilsfreie innere Haltung. Mache dir deine verurteilenden oder negativen Gedanken über dich selbst bewusst. Beginne aufzumerken, wenn innere Sätze wie: »Ist ja klar, ich bin zu schwach dafür« oder: »Ich bin zu blöd, das hab ich natürlich wieder nicht hingekriegt« auftauchen. Diese immer wiederkehrenden Selbsturteile verstärken und verfestigen die alten Urteile immer wieder und rauben uns enorm viel Kraft. Es fühlt sich erleichternd und stärkend an, diese Sätze im inneren Dialog zu erkennen und nach und nach zu lösen oder in positive Sätze wie: »Ich muss nicht alles können« oder: »Ich darf delegieren« zu verwandeln.

Versuche, dich selbst und das Andersartige im Gegenüber zu tolerieren oder zu akzeptieren. Sowohl für den introvertierten als auch für den extrovertierten Menschen ist es sinnvoll, die eigenen Kommunikationsmechanismen aus der Sicht eines neutralen Beobachters zu betrachten. Erkenne veraltete und heute nicht mehr zu dir passende Kommunikationsmuster und verändere sie.

Die Übungen, die ich dir im Folgenden vorstelle, helfen dir, dich zu entspannen und dein Kehlchakra auszubalancieren. Sie unterstützen dich dabei, im Laufe der Zeit zu einer wertschätzenden und achtsamen Kommunikation mit dir selbst und anderen Menschen zu gelangen. Indem Innen und Außen mehr ins Gleichgewicht kommen, versetzt du dich in die Lage, dein Leben authentischer und lebendiger zu gestalten. Das gibt dir – neben einer tieferen Erkenntnis deiner Fähigkeiten und Muster – die Chance, dir ein selbstbestimmtes und glücklicheres Leben zu erschaffen.

Übung: Klären und aktivieren des Kehlchakras

Intention der Übung
In dieser Übung nimmst du Kontakt mit deinem Kehlchakra auf. Du erfährst, wie du dieses Chakra reinigen und aktivieren kannst. Hierbei lässt du die begrenzenden und heute nicht mehr zu dir passenden Energien mit Hilfe der Lebenskraft los.

Affirmation
Ich lasse alle alten oder blockierten Energien aus meinem Kehlchakra gehen. Ich erkenne und lebe meine eigenen Bedürfnisse und Wünsche. Ich finde einen Weg, mich klar und deutlich auszudrücken. Ich entwickle eine liebevolle Sprache und übernehme die Verantwortung für meine Handlungen. Ich entwickle eine urteilsfreie innere Haltung. Ich erkenne meine Bestimmung und lebe ein authentisches, selbstbestimmtes Leben.

Übungsablauf
- Nimm dir einen Moment Zeit und atme ein paar Mal ruhig und tief in deinem eigenen Rhythmus ein und aus. Erde dich und spüre den Kontakt mit deiner energetischen Sonne.
- Gehe nun mit deiner inneren Aufmerksamkeit zu deinem Kehlchakra. Kannst du die Farbe deines Kehlchakras erkennen? Ist sie hell oder dunkel, klar oder trüb? Wirkt dein Chakra eher geöffnet oder geschlossen? Nimmst du eine Bewegung des Chakras wahr?
- Stelle dir innerlich vor, wie ein Energiestrom durch dein fünftes Chakra strömt. Dieser Kraftstrom nimmt wie von selbst alles Alte und nicht mehr zu dir Passende mit. Blockaden, Glaubenssätze und veraltete Muster werden aus dem Kehlchakra gelöst oder transformiert.
- Stelle dir dann vor, dass dieser Energiestrom die Verbindung von deinem Kehlchakra zu deinem Herzchakra und von deinem Kehlchakra zu deinem Stirnchakra klärt. Nimm dir für die Reinigung so viel Zeit, wie du brauchst. Bedanke dich bei der Kraft des Lebens für die Unterstützung.
- Visualisiere nun, dass dein Kehlchakra in einem klaren, hellen Blau oder in Türkis erstrahlt. Vielleicht spürst du, dass sich dein Kehlchakra immer weiter öffnet und du voller Vertrauen und Selbstbewusstsein bist.

Übung: Reinigung des Kehlchakras von alten Kommunikationsmustern Audio 12

Intention der Übung

Schon in früher Kindheit setzen sich bei vielen Menschen bestimmte Muster im Umgang und der Kommunikation fest. Oft beeinflussen uns diese früh angenommenen inneren Sätze und Verhaltensweisen bis ins reife Alter hinein. Sie hindern uns daran, liebevoll mit uns selbst zu sprechen und uns frei und ungezwungen mit anderen zu verständigen. Im feinstofflichen System werden diese Muster im Kehlchakra gespeichert. Durch diese Übung erfährst du mehr über deine Kommunikationsmuster. Durch die Reinigung des Kehlchakras kannst du die alten und nicht mehr passenden Muster nach und nach loslassen und dich zunehmend achtsam und angemessen ausdrücken.

Affirmation

Ich verändere meine Kommunikationsmuster und drücke mich klar und deutlich aus. Ich lasse alle alten oder blockierten Energien aus meinem Kehlchakra gehen. Ich erkenne und lebe meine eigenen Bedürfnisse und Wünsche. Ich entwickle eine liebevolle Sprache und übernehme die Verantwortung für meine Handlungen. Ich entwickle eine urteilsfreie innere Haltung. Ich erkenne meine Bestimmung und lebe ein authentisches, selbstbestimmtes Leben.

Übungsablauf

- Setze dich bequem auf einen Stuhl, dein Rücken ist gerade, der Kopf leicht nach vorne geneigt. Beide Füße stehen, etwa in Schulterbreite, auf dem Boden. Dein Körper ist entspannt und deine Aufmerksamkeit ist nach innen zu deinem Kehlchakra gerichtet. Erde dich und verbinde dich mit der Energie deiner Sonne.
- Stelle dir außerhalb deiner Aura eine weiße Leinwand oder einen leeren Bildschirm vor. Schreibe auf die Leinwand das Wort »Kommunikation« und lasse dann ein Bild von dir selbst auf der Leinwand entstehen. Schau dir das Bild in Ruhe an und beobachte welche Kommunikationsmuster du darin erkennen kannst.
- Wie sprichst du innerlich mit dir selbst? Machst du dich vielleicht mit deinen Worten klein oder schlecht? Erscheinen auf der Leinwand Umgangsformen in der Kommunikation mit anderen? Spüre jeweils für eine Weile in deine Muster hinein. Falls dir Situationen dazu einfallen, achte darauf, welche Verhaltens- und Kommunikationsweisen sich für dich heute nicht mehr passend anfühlen.

- Visualisiere dann auf der Leinwand eine Vase mit vielen bunten Blumen. Diese Blumen haben die wunderbare Eigenschaft, alte und nicht mehr passende Energien aufzunehmen und zu neutralisieren. Nimm nacheinander so viele Reinigungsblumen, wie du brauchst, und lasse sie alle überholten oder veralteten Kommunikationsmuster oder die dazugehörigen Gefühle aufnehmen und neutralisieren. Lasse die mit der alten Energie angefüllten Blumen in die Erde oder auf einen energetischen Komposthaufen gehen. Dort werden die Energien umgewandelt, so dass im nächsten Frühling irgendwo wunderschöne neue Blumen daraus hervorgehen.
- Wenn du möchtest, kannst du in deiner Vorstellung die Farben in das Bild geben, die für dich mit gewaltfreier und achtsamer Kommunikation in Verbindung stehen. Hole dann das Bild von der Leinwand in deine Sonne und fülle es dort mit frischer, unbelasteter und freier Energie auf. Lasse das gereinigte Bild nun von deiner Sonne durch dein Kronchakra und dein Stirnchakra hinunter in dein Kehlchakra wandern und behalte es dort. Atme noch ein paar Mal ruhig und tief ein und aus und löse dich dann langsam aus deiner Konzentration.

Anmerkung
Du kannst natürlich auch andere Reinigungsübungen für die Klärung deiner Kommunikationsmuster nutzen. Vielleicht passt es für dich besser, dir den energetischen Wind vorzustellen, der über die Leinwand streicht und die veralteten Muster mitnimmt.

Das fünfte Chakra kann auch durch die Betrachtung des wolkenlosen blauen Himmels aktiviert werden. Suche dir hierzu einen geschützten Platz in der Natur, wo du dich entspannen und eine Weile mit deinem inneren Wesen in die Weite des Himmels hineinschauen kannst. Vielleicht spürst du, wie dein Geist sich öffnet und sich die Blockaden in deinem Kehlchakra lösen.

Die Spiegelung des blauen Himmels in einem klaren Gewässer oder das Betrachten des türkisfarbenen Wassers in einer Meeresbucht gleicht vieles aus. Das leise Geräusch der Wellen am Strand oder das Plätschern des Wassers in einem Bach strahlt Ruhe aus und hilft dir, dein Inneres bewusst zu erleben und es aus einer wiederhergestellten Balance heraus auszudrücken.

Belebend auf das fünfte Chakra wirken zudem meditative Musik und Obertongesang sowie das Singen spiritueller Lieder und Mantras. Höre mehr und mehr auf deine Bedürfnisse und übe dich darin, nein zu sagen, wenn du etwas nicht willst. Wenn du dich mehr und mehr davon löst, dich selbst und andere Menschen zu beurteilen, wirst du spüren, wie deren Urteile und Bewertungen auch immer weniger Wirkung auf dich haben. Es fällt dir leichter, dich authentisch auszudrücken, dein Inneres nach außen zu bringen und dich als selbstbestimmten und selbstbewussten Menschen zu erfahren.

Als Heilsteine können der Aquamarin, der Türkis und der Chalcedon die Balance des Ausdrucks durch das Kehlchakra unterstützen.

Stirnchakra

Thema: Das Wissen um die spirituellen Zusammenhänge und die eigene Intuition
Innere Abtreiber: Mach's anderen recht! Sei perfekt! Sei stark! Streng dich an! Beeil dich!
Neue Haltung, um den inneren Antreiber zu wandeln: Ich bin in Frieden mit mir selbst und öffne mich für meine Intuition und innere Weisheit.

Das Stirnchakra (sechstes Chakra) ist der Sitz aller Bewusstwerdungsprozesse. Durch das hier wirkende Prinzip erkennen wir unsere Verbindung mit dem Kosmos und die universelle Freiheit und Fülle der Möglichkeiten. Wir folgen unserer Intuition und Inspiration und haben die Klarheit, unsere Ideen hier auf der Erde in die Tat umzusetzen. Im ausgeglichenen Energiezustand hilft uns das sechste Chakra, durch unsere Schöpfer- und Vorstellungskraft Wünsche wahr werden zu lassen.

Das Stirnchakra befindet sich zwischen den Augenbrauen und dem Nasenansatz. Von hier aus werden die Hirnanhangdrüse (Hypophyse), das Zwischenhirn, der Hypothalamus, das linke Auge, die Ohren, die Nase und das Nervensystem mit Energie versorgt. Vom sechsten Chakra aus werden darüber hinaus das Stammhirn, die beiden Gehirnhälften und die Hirnrinde beeinflusst. Das sechste Chakra wird auch das »Dritte Auge« genannt. Der Begriff weist auf die menschliche Fähigkeit hin, hinter die Dinge zu sehen und Zusammenhänge zu erkennen.

Die dem Stirnchakra entsprechende Altersstufe ist 36 bis 42 Jahre. Die Erfahrungen des bisherigen Lebens und tieferes Wissen werden zusammengetragen, um eine stabile, an die heutige Lebenssituation angepasste Perspektive einzunehmen. Dem Stirnchakra werden der Gleichgewichtssinn sowie die Farben Indigo und ein klares dunkles Blau zugeordnet.

Ist das sechste Chakra ausgeglichen und geöffnet, erfahren wir ein harmonisches Zusammenspiel von Unter-, Tages- und Überbewusstsein sowie eine erweiterte Wahrnehmung bis hin zu Hellsichtigkeit.

Das Stirnchakra ist die zentrale Steuerstelle für die Vorgänge im gesamten Chakrensystem sowie für die mentale Wahrnehmung. Hier werden die Informationen der anderen Chakren sortiert und entschieden, was wahr oder falsch ist, womit wir uns identifizieren möchten oder eben nicht, was Aufmerksamkeit von uns bekommt und was nicht. Hier werden in jedem Moment die Gedanken und Emotionen beleuchtet und entschieden, was davon als Erinnerungen abgespeichert oder aus dem Selbst verbannt werden soll. Wir werden in gewissem Sinne also zu dem, was für das sechste Chakra die Wahrheit ist.

Dieses durch das Stirnchakra ausgeübte Ordnungsprinzip hängt unmittelbar mit der Art der Gedanken und dem Grad der spirituellen und intellektuellen Entwicklung zusammen. Hieraus resultiert das Bemühen, Klarheit, Ordnung, Vernunft und Wahrheit zu erreichen und zu erhalten. Im Stirnchakra wird eine innere Balance der in allen anderen Chakren wirkenden Prinzipien und Kräfte angestrebt. Hier werden die verschiedenen und äußerst komplexen Teile unseres Wesens koordiniert und mit Bedeutung versehen. Das sechste Chakra fungiert sozusagen als Aufseher in unserem feinstofflichen System; durch dessen ausgeglichenen Geist werden alle anderen Bereiche in einen angemessenen Zusammenhang gestellt. Hier entscheidet sich, ob man weiter den »falschen« Identifikationen, Mustern und inneren Antreibern glauben möchte oder ob man sich ihrer bewusst wird, sie nach und nach wandelt und auflöst.

Das Stirnchakra vermittelt zwischen der rechten und linken Gehirnhälfte. Es stellt somit eine Verbindung zwischen den »weiblichen«, bildhaft-ganzheitlichen Aspekten und den »männlichen« logisch-rationalen Energien in jedem Menschen her. Im ausgeglichenen Zustand ergänzen sich die beiden Aspekte. Das Stirnchakra ermöglicht in der Verbindung mit dem Kronchakra das Gefühl und die Erfahrung der Vollkommenheit und Einheit des Lebens.

Das Stirnchakra sogenannter hochsensibler Menschen ist stark ausgeprägt. Sie nehmen sehr viele Schwingungen auf, etwa die Emotionen anderer Menschen. Ist das sechste Chakra nicht ausgeglichen, kann es ihnen schwerfallen, sich davon angemessen zu distanzieren. Das kann zu Überreizung, Ängsten und Verwirrung sowie zu dem inneren Antreiber: »Mach's anderen recht« führen. Wenn der hochsensible Mensch diese Herausforderung erkennt und als Fähigkeit akzeptiert, braucht er meist viel Ruhe für die Verarbeitung der Energien, eine stabile Erdung und eine angemessene Abgrenzung gegenüber anderen (siehe auch Übungen in Kapitel IV).

Im unausgeglichenen Energiezustand des Stirnchakras können tiefreichende Verstimmungen und Depressionen, dogmatisches Denken sowie eine Dominanz des Unbewussten erlebt werden. So können bislang nicht erkannte »falsche« Identifikationen oder Muster aus der Vergangenheit unsere Gefühle und unser Verhalten stark beeinflussen, ohne dass wir uns dessen im klaren sind. Als ein weiterer Aspekt des unausgeglichenen Stirnchakras kann es zu Verunsicherung in Bezug auf die eigenen Gefühle, Gedanken und erlebten Situationen kommen.

Übernimmt das sechste Chakra die koordinierende und bestimmende Rolle im Chakrensystem nicht zufriedenstellend, wird ein endloser Strom oft sehr widersprüchlicher Gedanken und daran gekoppelter Gefühle nicht verarbeitet, die aus den anderen sechs Chakren im Stirnchakra eintreffen. Der Mensch ist verwirrt.

Solange das Stirnchakra nicht vollkommen ausgeglichen ist, empfinden wir uns als ein zersplittertes Selbst und nicht als ein einheitliches Wesen. Wir leiden an einem ständigen Durcheinander unserer Gedanken und den daran gekoppelten Emotionen und Verhaltensweisen. Bei Unausgeglichenheit des lenkenden Zentrums kann jedes kurzweilige Gefühl oder jedes flüchtige Verlangen übermäßige Macht erlangen. Grundsätzliche Zweifel an sich selbst und allem was bisher Gültigkeit hatte, kann die verheerende Folge sein. Deutlich sichtbar wird dieses Problem immer dann, wenn wir Entscheidungen treffen, also festlegen müssen, was wir wollen und was für uns wahr und nicht wahr ist.

Wenn wir von Menschen oder Situationen unter Druck gesetzt werden, wird deutlich, ob das sechste Chakra ausgeglichen ist und wir klar und deutlich denken und handeln können oder ob wir infolge der in uns angesprochenen Ängste und Traumata denk- und handlungsunfähig werden und unangemessen reagieren. Im Extremfall kann es zu einer echten Krise kommen. Wir können dann nicht mehr unterscheiden, was wirklich ist und was nicht, und das bringt natürlich unsere gesamte Wahrnehmung in Gefahr. Wenn das Stirnchakra nicht ausreichend mit rational-logischen, intellektuellen, philosophischen und spirituellen Aspekten verbunden ist, kann sich ebenfalls eine ständige Verunsicherung einstellen. Es fehlt dann an klaren Richtlinien, an denen wir unser Empfinden und Handeln ausrichten können. Um das Stirnchakra auszugleichen und zu stärken empfehle ich dir die Übungen am Ende dieses Abschnittes.

Das andere Extrem des unausgeglichenen sechsten Chakras ist die absolute Vorherrschaft von Logik und Intellekt. Alle organisierenden, vermittelnden und regelnden Kräfte werden dann kalten und rationalen Konzepten und Gedanken sowie automatischen Verhaltensmustern unterstellt. Der Mensch klammert sich an das Bekannte und Gewohnte, was sich in starren Verhaltens- und Lebensweisen, übermäßigen Verlustängsten und dogmatischen Ansichten äußern kann.

So oder so fällt es einem Menschen im unausgeglichenen Zustand des sechsten Chakras schwer, nicht mehr passende oder veraltete Strukturen oder Verhaltensweisen zu erkennen und sich – der eigenen Gesundheit und dem eigenen Wohlergehen zuliebe – daraus zu lösen. Dieser Aspekt sowie die daran koppelnden fünf Antreiber »Mach's anderen recht«, »Sei perfekt«, »Sei stark«, »Streng dich an« und »Beeil dich« sind uns ja aus den früheren Erörterungen zu Burnout und Stress bereits bekannt. Viel zu lange verharrt der Mensch zum Beispiel in einer Arbeitssituation, die ihn permanent über- oder unterfordert, oder in einer lieblosen Partnerschaft. Selbst ernsthafte und langanhaltende körperliche oder seelische Probleme werden – in der allgemeinen Verwirrung und Unfähigkeit, notwendige Entscheidungen zu treffen und umzusetzen – nicht ernstgenommen. Das durcheinandergeratene Denken bewertet dann Situationen und Erlebnisse nicht richtig, was zu verwirrter Entscheidungsfindung und zu widersprüchlichem und unzuverlässigem Verhalten führt. Wir sind dann von unseren Gefühlen und Empfindungen, Trieben und Instinkten sowie Sehnsüchten und Bedürfnissen abgeschnitten oder vollständig in ihnen gefangen und entfremden uns zunehmend von der Lebenskraft in unserem Körper. Wir sinken immer weiter in eine chronische Erschöpfung und sind entscheidungs- und antriebslos. Beim Fehlen eines höheren ordnenden Geistes kann es zudem zu einer völligen Überbewertung flüchtiger Emotionen und Empfindungen und zu Konzentrationsmangel kommen. Auch unangemessene oder überzogene Reaktionen und Fehlverhalten im sozialen Kontakt, wie ich sie im ersten Kapitel als Vorzeichen eines Burnouts aufgezeichnet habe, können sich hieraus ergeben.

Unausgewogenheit im sechsten Chakra hat also einen enormen Einfluss auf die vom fünften Chakra ausgehenden Äußerungen und Entscheidungen sowie auf das Verhalten. Dies kann zu Unverbindlichkeit und Wankelmut der Handlungsweise und der eigenen Überzeugungen führen. Zudem kann das verwirrte Denken zu einer verunsicherten Persönlichkeit führen, die sich leicht von stärkeren Persönlichkeiten mit stabilen Meinungen und Weltsichten führen lässt. Sobald allerdings Zweifel und Angst aus den unteren Chakren auftauchen, entsteht von neuem das Gefühl der Hilflosigkeit und Verwirrung, manchmal auch der Hoffnungslosigkeit.

Psychosomatische Störungen haben häufig ihre Ursachen im mentalen Ungleichgewicht. Das kann sich in Grübeln zeigen, und die Symptome reichen dann von Sehstörungen über Spannungskopfschmerz bis zu Migräne. Weiterhin kann es durch Blockaden oder eine Über- oder Unterversorgung in diesem Chakra zu unterschiedlichsten Formen von mentalen Grenzzuständen bis hin zu psychischen Störungen kommen, da der Unterschied zwischen Realität und Einbildung nicht klar erkannt wird. Angstzustände und andere Persönlichkeitsstörungen können auftreten. Alpträume und Halluzinationen in Tagträumen können das Ungleichgewicht im Stirnchakra begleiten. Aufmerksamkeitsschwierigkeiten, Depression und extreme Stimmungsschwankungen treten auf.

Selbst das schlechter werdende Erinnerungsvermögen, Demenz und Alzheimer können womöglich mit einem Ungleichgewicht des sechsten Chakras zusammenhängen. In gewisser Weise hat uns die in den letzten Jahrhunderten erfahrene Abkehr vom »Aberglauben« und von unserer Spiritualität und Intuition von den unteren Chakren, von unserem Körper und den Instinkten und Trieben sowie der schlichten Lebensfreude abgespalten. Übrig geblieben ist heute vor allem unser Kopf mit seinen oftmals rastlosen Gedanken.

Wir dürfen heute erkennen, dass das Denken lediglich ein Werkzeug der Weisheit und nicht die Weisheit selbst ist. Räumen wir unseren Gedanken zu viel Macht ein, ruft das unweigerlich Angst und Verwirrung hervor. Für das verwirrte oder dem Denken Vorrang einräumende Ich ist es wertvoll, die Aufmerksamkeit so oft wie möglich vom nie endenden Strom der Gedanken, Gefühle und Empfindungen zu lösen. Erfahren wir Stille, spüren wir unseren Körper und erkennen wir, dass es keine absolute Klarheit im Denken gibt, öffnen wir uns einer neuen Form des Zuhörens.

Hilfreich, um die Klarheit wiederzufinden, sind alle Übungen, in denen wir lernen, unseren Gedankenstrom ruhig und ohne Wertung zu beobachten. Hierdurch erkennen wir das verwirrte Denken und lernen, es bei Bedarf zu unterbrechen. Durch die Fähigkeit, unsere Gedanken neutral zu beobachten und zu unterscheiden, was für uns wahr ist und was nicht, erfahren wir mit der Zeit, dass wir nicht unsere Gedanken sind, sondern dass diese Gedanken wie Wolken in unser Bewusstsein eindringen und wir entscheiden können, ob wir an ihnen festhalten oder sie genauso schnell wieder gehen lassen, wie sie gekommen sind. Das ermöglicht uns, uns von den »falschen« Identifikationen, überzogenen Erwartungen und inneren Antreibern zu distanzieren und mit der Zeit auch ganz davon zu lösen.

Wir denken täglich mehr als 60.000 Gedanken. (Platsch, 2007, Seite 103) Die meisten davon sind Wiederholungen, Schuldzuweisungen oder Zukunftssorgen. Ist es nicht Wahnsinn, diesen Gedanken, die nichts anderes sind als ein Mittel zur Abspeicherung von Erinnerungen im Gehirn, so viel Macht über uns und unser Leben einzuräumen? Diese Gedanken und alten Prägungen bestimmen unsere Gefühle und unsere innere Haltung. Wie wunderbar, dass wir diese alten und nicht mehr zu uns passenden Aspekte heute durch Bewusstheit erkennen und durch meinen Ansatz zum Ausgleich der Chakren wandeln und vielleicht sogar auflösen können.

Werden wir still und messen den aufkommenden Gedanken keine Bedeutung mehr zu, erwacht das sechste Chakra und damit die spirituelle Erfahrung des Selbstbewusstseins. Wenn wir aufkommende Gedanken aktiv beobachten und hinterfragen oder sie durch passive und meditative Beobachtung einfach so wahrnehmen, wie sie sind, dann erkennen wir irgendwann, dass wir nicht unsere Gedanken sein können. Indem wir lernen, unseren Fokus immer wieder vom Strom der Gedanken und den daran gekoppelten Emotionen abzuziehen, erfahren wir, dass wir selbst die Macht haben, einem Gedanken Bedeutung zu geben oder eben nicht. Die dadurch erlebte Selbstbeherrschung macht die eigentliche Bedeutung des Stirnprinzips aus. Wir erkennen dann die bis dahin unbewussten und unreflektierten Prägungen und dürfen sie nach und nach loslassen.

Wir können die Gedanken nutzen, die unser Leben erleichtern, so dass wir nicht jedes Mal von neuem überlegen müssen, welchen Weg wir morgens von zu Hause zur Arbeit fahren. Und wir haben die Fähigkeit, auf einen Speicher des Wissens zurückzugreifen, den wir durch eigenes Erleben und Erfahren gesammelt und durch Einsicht geprüft haben. Wenn das Stirnchakra ausgeglichen ist, fällt es uns leicht, kreative Ideen zu entwickeln und diese für die Ausgestaltung unseres Lebens zu nutzen.

In der heutigen Zeit gibt es neben den Übungen zur Selbstbeobachtung und inneren Einkehr hervorragende mentale Techniken und Meditationen, die uns in Zustände jenseits des Denkens führen können. Das Dritte Auge kann aber auch ganz einfach durch die längere Betrachtung eines sternenübersäten tiefblauen Nachthimmels angeregt werden. Hierdurch verbinden wir uns mit der unendlichen Tiefe und Weite des Universums und erfahren die subtilen Kräfte hinter den äußeren Erscheinungsformen.

Auch die tiefe Versenkung in die zeitlosen großen Fragen des Lebens durch Philosophie, Dichtung, Musik, Kunst, Geschichte, Spiritualität oder Theologie kann uns helfen, den Fokus von unseren individuellen

Interessen und Sorgen in einen befreienden, viel weiteren geistigen Kontext zu stellen. Unser Geist gewöhnt sich daran, über die großen Fragen des Seins nachzudenken und nach zeit- und raumlosem Wissen zu streben. Hieraus können wir eine tiefe Demut und Liebe zu uns selbst und allen Wesen erleben. Die Kraft einer Frage, die über einen längeren Zeitraum im Geist gehalten wird, ohne eine sofortige Antwort zu erwarten, ist gewaltig. Wir lernen dabei, dass Einsichten nicht aus dem Denken, sondern aus der Stille dahinter leicht und natürlich empfangen werden.

Wenn wir das, was in unserem Leben geschieht, so sehen, wie es ist, ohne die persönliche Bewertung und dramatische Interpretationen, dann entwickelt sich durch diesen Gleichmut eine Balance im sechsten Chakra. Wenn wir aber unser Gehirn ständig überanstrengen, Gedankenschleifen drehen oder versuchen, alles auf einer rein rationalen Ebene zu betrachten, dann brauchen wir immer wieder kürzere oder längere Ruhephasen sowie einen körperlichen Ausgleich.

Wichtig ist zu erkennen, dass unser Geist um so klarer wird, je ausgeglichener die anderen Chakren sind. Wir sollten also beständig daran arbeiten, die Blockaden und unbewussten Prägungen in allen Energiezentren zu klären und zu lösen, um zu einem entspannten und klaren Sein im jeweiligen Augenblick zu gelangen.

Alle Klänge, die den Geist beruhigen und Empfindungen der kosmischen Weite hervorrufen, sind zur Belebung und Harmonisierung des Stirnchakras geeignet. Hier bieten sich besonders die New Age-Musik sowie klassische Stücke an. Ein transparentes Indigoblau wirkt auf das sechste Chakra öffnend und klärend. In der Steinheilkunde werden der tiefblaue Lapislazuli, ein klarer transparenter Saphir und der dunkelblaue Sodalith zur Ausgleichung des Stirnchakras empfohlen.

Übung: Klären und vitalisieren des Stirnchakras

Intention der Übung
In dieser Übung nimmst du Kontakt mit deinem Stirnchakra auf. Du erfährst, wie du dieses Chakra klären und vitalisieren kannst. Hierbei lässt du die begrenzenden und heute nicht mehr zu dir passenden Energien mit Hilfe der feinstofflichen geistigen Kräfte los.

Affirmation
Ich lasse alle alten oder blockierten Energien aus meinem Stirnchakra gehen. Ich erkenne und wertschätze meine eigenen Bedürfnisse. Ich entscheide mich für das, was wirklich wichtig ist. Ich nehme meine Gedanken und Gefühle wahr und finde einen passenden Umgang mit ihnen. Ich setze meine Kraft für das ein, was mir Freude macht und mir Energie gibt. Ich entscheide mich für das, was wirklich eilt.

Übungsablauf
- Nimm dir einen Moment Zeit und atme ein paar Mal ruhig und tief in deinem eigenen Rhythmus ein und aus. Erde dich und spüre den Kontakt mit deiner energetischen Sonne. Stelle dir von deiner Sonne aus eine Verbindung mit dem Universum vor. Bitte um Unterstützung aus der geistigen Welt.
- Gehe nun mit deiner inneren Aufmerksamkeit zu deinem Stirnchakra in der Mitte deiner Stirn. Kannst du die Farbe deines Stirnchakras erkennen? Ist sie hell oder dunkel, klar oder trüb? Wirkt dein Chakra eher geöffnet oder geschlossen? Nimmst du eine Bewegung des Chakras wahr?
- Stelle dir jetzt vor, wie feine Energien aus der geistigen Welt sanft durch dein Stirnchakra strömen, es reinigen und klären. Sie befreien das Strirnchakra von veralteten Glaubenssätzen, negativen Gedanken- und Gefühlsmustern sowie von Spannungen, die durch Überreizung der Sinne hervorgerufen wurden.
- Stelle dir dann vor, dass dieser feinstoffliche Energiestrom die Verbindung von deinem Stirnchakra zu deinem Kehlchakra und von deinem Stirnchakra zu deinem Kronchakra klärt. Nimm dir für die Reinigung so viel Zeit, wie du brauchst.
- Visualisiere nun, dass dein Stirnchakra in einem leuchtenden Dunkelblau oder Violett erstrahlt. Bedanke dich bei den Kräften aus der geistigen Welt für die Unterstützung und für die neue Klarheit, für deine geistige Freiheit und für das Wissen um deine Schöpferkraft.

Anmerkung
Manche Menschen nehmen diese feinen geistigen Kräfte als Engel, geistige Helfer oder andere Lichtgestalten wahr.

Übung: Reinigung des Stirnchakras von alten Mustern, Bildern und Antreibern Audio 13

Intention der Übung
Im Laufe des Lebens machen wir uns zahlreiche Bilder und Vorstellungen von uns selbst, unseren Mitmenschen und von der Welt. Oft passen diese Überzeugungen, Muster oder Antreiber jedoch nicht mehr, und wir möchten uns von einigen gerne trennen. In dieser Übung erfährst du, welche Bilder und Glaubenssätze du dir von dir und deiner Umwelt gemacht hast. Mittels deiner Vorstellung kannst du diese Bilder verändern und somit Raum für neue Erfahrungen schaffen.

Affirmation
Indem ich die Bilder von mir selbst verändere, ändert sich meine Welt. Ich erkenne und wertschätze meine eigenen Bedürfnisse. Ich vertraue meiner Intuition und inneren Weisheit und entscheide mich für das, was mir wirklich wichtig ist. Ich nehme meine Gedanken und Gefühle wahr und finde einen passenden Umgang mit ihnen. Ich setze meine Kraft für das ein, was mir Freude macht und mir Energie gibt. Ich entscheide mich für das, was wirklich eilt.

Übungsablauf
- Setze dich bequem auf einen Stuhl; dein Rücken ist gerade, der Kopf leicht nach vorne geneigt. Beide Füße stehen, etwa in Schulterbreite, auf dem Boden. Erde dich und stelle dir deine energetische Sonne über deinem Kopf vor. Schreibe deinen Namen und das heutige Datum in die Verbindung mit der Erde und in deine Sonne. Dein Körper ist entspannt und deine Aufmerksamkeit ist nach innen auf dein Stirnchakra gerichtet.
- Stelle dir außerhalb deiner Aura einen großen Spiegel vor. Lasse in dem Spiegel ein Bild von dir selbst entstehen und betrachte dich darin. Was gefällt dir an dir im Augenblick nicht? Gibt es zum Beispiel etwas an deinem Erscheinungsbild, das du nicht magst? Oder gibt es bestimmte Verhaltensweisen, Gefühle oder Antreiber, die dich beeinträchtigen und von denen du dich trennen möchtest?
- Stelle dir über dem Bild von dir selbst eine energetische Reinigungsdusche vor. Lasse mit den bunten Farben der Dusche alles Alte und nicht mehr Stimmige aus deinem Selbstbild im Spiegel abfließen. Wie verändert sich das Bild von dir?
- Wenn du zufrieden bist, dann hole das veränderte Bild vom Spiegel in deine Sonne und von dort aus in dein Stirnchakra und in deinen Körper.

- Stelle dir anschließend wieder einen großen Spiegel außerhalb deiner Aura vor.
- Lasse jetzt ein Bild von Freunden, Verwandten oder Kollegen auf dem Spiegel entstehen. Welche Verhaltensweisen oder Muster hast du in deinen Beziehungen zu ihnen angenommen? Passen sie heute noch zu dir oder möchtest du einige davon verändern? Lasse auch in diesem Bild veraltete oder nicht mehr passende Energien oder Beziehungsmuster durch die energetische Reinigungsdusche gehen und passe das Bild so an, dass es dir und deinen Vorstellungen entspricht.
- Hole jetzt das veränderte Bild vom Spiegel in deine Sonne und von dort aus in dein Stirnchakra. Atme ein paar Mal tief ein und aus, erde dich und schreibe wieder das Datum von heute in deine Erdung. Fülle dich aus deiner Sonne mit frischer Energie und bunten Farben auf und löse dich dann langsam aus der Konzentration, indem du Hände und Füße bewegst, die Augen öffnest und dich im Raum umschaust.

Anmerkung

Du kannst natürlich auch andere Reinigungsübungen für die Klärung veralteter Verhaltensweisen und Muster nutzen. Vielleicht passt es für dich besser, die Bilder mit dem Wind davonwehen oder mit einem Wasserstrahl abfließen zu lassen.

Kronchakra

Thema: Die Verbindung mit den himmlischen Kräften
Innere Antreiber: Mach's anderen recht! Sei perfekt! Sei stark! Streng dich an! Beeil dich!
Neue Haltung, um die inneren Antreiber zu wandeln: Ich habe Vertrauen in meine innere Führung und bin offen für Impulse aus dem Universum.

Durch das Scheitelprinzip sind wir an die universellen Aspekte unserer Seele angebunden. Das bedeutet, dass wir die kosmischen Kräfte in uns und durch uns erleben. Ist das Kronchakra (auch siebtes Chakra oder Scheitelchakra genannt) geöffnet, haben wir Zugang zu spirituellem Wissen. Es fällt uns leicht, unsere Aufgaben und Themen in diesem Leben zu erkennen und sie zu erfüllen. Wir sind in Kontakt mit unserer eigenen Wahrheit und gestalten unser Leben in Freiheit und Einzigartigkeit. Vielleicht bist du schon lange auf der Suche nach deiner Berufung oder hast auf den vorangegangenen Seiten durch Klärung deiner Chakren und durch Bewusstwerdung erkannt, dass du dich beruflich verändern und deinem Herzen folgen möchtest. Dann lade ich dich zur folgenden Übung ein.

Übung: Berufung   Audio 14

Intention der Übung
In dieser Übung kannst du einen Zugang bekommen zu deinen tiefsten Sehnsüchten und Wünschen in Bezug auf deine berufliche und private Bestimmung. Zu welcher Arbeit fühlst du dich hingezogen, berufen? Was ist es, das nur du in die Welt tragen kannst und wodurch du dich mit deinem Potential ganz neu erleben und entwickeln kannst?

Affirmation
Ich öffne mich für meine berufliche und private Erfüllung. Ich spüre inneren Frieden und bin offen dafür, dem Leben, mir selbst und anderen neu zu begegnen. Ich vertraue meiner Führung und habe Zugang zu meiner Weisheit und meiner Einzigartigkeit.

Übungsablauf
- Setze dich bequem auf einen Stuhl und lasse deine Energie fließen. Atme bewusst ein und aus und verbinde dich mit der Erdenergie. Lade Vertrauen aus der Erde ein.
- Sammle deine Energie in deiner energetischen Sonne und schreibe deinen Namen und das Datum in die Sonne und deine Erdung. Stelle dir von deiner Sonne aus eine Verbindung mit dem Universum vor. Lade von dort Freiheitsenergie ein und fülle dich ganz damit auf.
- Erlaube dir für einen Moment, deinen inneren Zweifler oder Kritiker zur Seite zu stellen und dich nicht von Worten wie »unrealistisch« oder »unmöglich« beeinträchtigen zu lassen.
- Öffne dein Herzchakra und spüre von dort die Verbindung mit deinem Kehl-, Stirn- und Kronchakra. Nimm nun Kontakt mit deiner Wesensenergie auf und begrüße dein Wesen mit einem liebevollen »Hallo«. Frage dich innerlich, was deine ganz persönliche Bestimmung oder Berufung in diesem Leben ist.

- Gehe mit deiner Aufmerksamkeit nun zu deinem Stirnchakra und stelle dir von hier aus außerhalb deiner Aura eine leere weiße Leinwand vor. Lasse auf der Leinwand ein Bild von deiner Berufung entstehen. Stelle dir dazu möglichst viele Aspekte und Einzelheiten vor. Frage nach der Farbe, dem Klang, dem Geruch und dem Geschmack deiner Berufung.
- Schaue auf der Leinwand jetzt danach, wie du dich emotional und körperlich fühlst, wenn du deiner Berufung folgst. Lasse dir ausreichend Zeit, Ideen zu deiner Berufung zu empfangen.
- Stelle dir nun vor, dass das Bild von deiner Berufung oder Bestimmung eine gute Erdung und eine energetische Sonne bekommt. Schreibe das heutige Datum in die Sonne und die Erdung. Schaue dir alle Aspekte deiner Berufung noch einmal genau an und lasse abschließend die Energien voller Vertrauen von der Leinwand in deine Sonne und von dort in deine Aura, in dein Kronchakra und von dort in alle Chakren und in deinen Körper strömen. Atme noch ein paar Mal ein und aus und löse dich dann aus der Konzentration.

Anmerkungen
Du kannst die Erfahrungen dieser Übung gern mit dir nahestehenden Menschen austauschen, etwas dazu aufschreiben oder malen.

Ein ausgeglichenes Kronchakra lässt uns unser Selbstbestimmungsrecht erfahren. Wir erleben uns als ganz, sind innerlich in Frieden und glauben an uns und unsere Bestimmung. Wenn alle Blockaden und alten Prägungen im Energiefluss der anderen Chakren gelöst sind, entsteht Raum, die eigene Berufung und Aufgabe zu erkennen und aus dem Hamsterrad des bisherigen Alltags auszusteigen. Wir erkennen den Sinn unseres Lebens und gewinnen hieraus eine neue Entscheidungsebene für alle wesentlichen Prozesse und Themen in unserem Alltag. Wir finden unsere Lebensaufgabe, werden frei von Sorgen und begrenzenden Gedanken und Gefühlen sowie den inneren Antreibern, die uns von unserem Wesen entfernt und ins »Burnout« getrieben haben.

Das Kronchakra befindet sich am Scheitel des Kopfes an der großen Fontanelle und verbindet uns mit den Impulsen aus der geistigen Welt und unserer Spiritualität. Dem Kronchakra entspricht die Lebensspanne vom 43. bis 49. Lebensjahr. Dem Kronchakra werden die Farben Violett, Weiß und Gold zugeordnet. Die übersinnliche Wahrnehmung gilt als Erfahrungsebene des siebten Chakras.

Vom siebten Chakra aus werden die Zirbeldrüse (Epiphyse), das Großhirn, das rechte Auge sowie das Muskel- und Nervensystem mit Energie versorgt. Die Zirbeldrüse reguliert mit der Ausschüttung des Hormons Melatonin den Schlaf- und Wachrhythmus. Sie ist auch für die unterschiedlichen Bewusstseinszustände zuständig. Das Kronchakra wirkt als ganzheitliches, vereinendes, transzendentes Element. Es verbindet die körperliche und seelische Ebene. Hier wirken die Kräfte von Sonne und Mond, von Yang und Yin, und die rechte und linke Hirnhälfte treten in Verbindung. Im Kronchakra wird das persönliche begrenzte Selbst mit dem kosmischen Bewusstsein vereint.

Im nicht vollständig geöffneten Zustand des Kronchakras erleben wir das Gefühl von Begrenztheit und Enge in Zeit und Raum. Das abgetrennte Selbst neigt dazu, seinen Fokus auf das relative, stets unbeständige Außen zu lenken. Dahinter steckt eine tiefsitzende Angst vor dem Tod. Einfach still und ruhig zu sein, macht uns Angst, da wir uns der Vergänglichkeit dieses Lebens bewusst werden könnten. Verdrängen wir aber diesen Zusammenhang, fällt es uns schwer, uns zu entspannen. Wer sich auf diese Weise von den universellen Aspekten des Lebens abgrenzt, hält sich selbst gefangen. Dies äußert sich dann in Sätzen wie: »Ich halte mich selbst nicht mehr aus«, oder: »Ich gehe mir auf die Nerven«.

Wenn das fünfte, sechste und siebte Chakra nicht ausgeglichen sind, ist die Angst der Persönlichkeit zu stark, sich in der unendlichen Weite des Universums zu verlieren oder keine Antwort auf die Mysterien des Universums zu finden. Eine Balance dieser »Himmelschakren« erinnert an die Kraft der Selbstverwirklichung, der Intuition und stärkt das Vertrauen in die Impulse aus dem Universum.

Der Mensch erlebt also im unausgeglichenen Zustand des Kronchakras einerseits Gefühle des Getrenntseins, der Verlassenheit und der Beschränkung und andererseits die Angst vor der Auflösung, wenn er sich doch öffnen sollte. Es geht im siebten Chakra also darum, die

Furcht vor der Leere, vor dem Alleinsein und davor, den Verstand zu verlieren, zu überwinden.

Ist das Kronchakra blockiert, erscheint Alleinsein als Einsamkeit und nicht als All-eins-Sein, in dem sich alle Erscheinungsformen der Dualität und Trennung auflösen und eine Verbindung mit allem erfahren wird. Wir halten dann an den kurzzeitigen Erlebnissen und Beziehungen des persönlichen Ich fest und wehren uns gegen jegliche Veränderung:

Nicht alles im Leben ist kontrollierbar, und Veränderungen sind Teil des Lebens. Hier gilt es für die von Burnout Betroffenen, eine innere Balance zwischen Stabilität und Kontrolle auf der einen Seite und Spontaneität und Freiheit auf der anderen Seite herzustellen. Das führt dazu, dass wir in jedem Moment eine neue Chance haben, das Leben so zu gestalten, dass es zu uns »passt«.

Wir lösen uns aus den falschen Identifikationen und den daraus resultierenden Antreibern und beginnen unser eigenes, einzigartiges Leben zu leben. Man definiert sich dann zum Beispiel nicht mehr ausschließlich durch Besitz oder Familienstand und tut sich infolgedessen leichter, längst überholte Beziehungen, Verhaltensweisen oder Dinge, die einem nicht mehr guttun, loszulassen und neue Entscheidungen für die eigene Lebensausrichtung zu treffen.

Von Burnout Betroffene halten meiner Erfahrung nach besonders lange an beruflichen oder privaten Situationen fest, auch wenn sie schon über einen längeren Zeitraum hinweg überhaupt nicht mehr erfüllend sind. Sie haben sich mit ihren beruflichen und privaten Rollen und Masken identifiziert. Das bedeutet, sie leben in der irrigen Annahme, dass diese Rollen und Masken beständig seien, selbst über den Tod hinaus. Aus der ständigen Anstrengung heraus, an Dingen und Menschen festzuhalten, ergibt sich fast zwangsläufig die langanhaltende Erschöpfung, die alle Bereiche des Lebens umfassen kann. Der Geist ist permanent mit persönlichen Dramen und materiellen Dingen beschäftigt, denen er eine unverhältnismäßige Bedeutung beimisst. Es wird ein endloser Gedankenstrom voller Beurteilungen und Befürchtungen erzeugt. Es kommt zu Schlafstörungen. Die Nerven sind überreizt. Wir suchen dann nach kurzfristigen Gefühlen der Grenzenlosigkeit und verlieren uns womöglich in starken Ablenkungen, Süchten, riskanten Abenteuern oder persönlichem Machtmissbrauch.

Nervenleiden, Lähmungen, Multiple-Sklerose, Krebs und Immunschwächekrankheiten können ebenfalls mit einer Unausgeglichenheit oder Blockade im siebten Chakra zusammenhängen.

Für das Selbst, das sich an Identifikationen festhält, erscheint Meditation und die damit verbundene Auflösung der Rollen und Selbstbilder gefährlich. Daher halten viele Menschen an einer oberflächlichen, das Selbst erhaltenden und stärkenden und eine gewisse Erleichterung gebenden Ebene fest, dem Alltagsbewusstsein. Sie tauchen nicht tiefer in sich selbst und das Leben ein.

Ich gehe davon aus, dass es in unserer Epoche und in einer bestimmten Altersstufe für viele von Burnout betroffene Menschen angemessen ist, zunächst einmal ihr persönliches Ich zu erkennen, es auszuleben und zu stärken, um dann im Laufe des Lebens durch tiefe Einsicht und Erfahrungen den Mut und die Offenheit für einen Quantensprung in die Energie des offenen Kronchakras hinein aufzubringen.

Um das Kronchakra zu entwickeln, gilt es zu erkennen, dass wahres und dauerhaftes Glück nicht aus mehr Besitz oder immer tolleren Erfahrungen entsteht, sondern aus der Auflösung der Grenzen des abgetrennten Selbst. Das einzigartige Individuum vermischt sich dann mit dem kosmischen Bewusstsein. Jenseits der persönlichen Wünsche und Bedürfnisse entsteht ein offener Raum für die Glückseligkeit. Während wir auf die Aktivierung der sechs unteren Chakren selbst einwirken können und meiner Meinung nach auch sollten, können wir uns für die Entfaltung des siebten Chakras lediglich öffnen und dabei zu einem Gefäß für die Umwandlung werden.

Sehr erdverhaftete Menschen, die Angst vor dieser radikalen Transformation haben, müssen und können diesen Weg nicht auf einmal schaffen. Langsam und dem eigenen Bewusstsein entsprechend, das eng mit dem Entwicklungsstand des Gehirns und Nervensystems zusammenhängt, wird dieser Prozess durchlaufen. Es bedarf eines tiefgehenden Reifungsprozesses, um in einem Zustand jenseits von Gefühlen, Beurteilungen, Wünschen und Beziehungen anzukommen. Auf dieser Reise nach innen können Gefühle der Verunsicherung, Ziellosigkeit oder Sinnlosigkeit des bisherigen Lebens ebenso wie die Angst vor dem Tod auftreten. Oft versuchen wir in dieser Phase, diese verunsichernden

Empfindungen durch mehr Aktivitäten im Außen oder mehr Verantwortung zu vermeiden. Nicht selten werden wir dann durch eine Krankheit oder ernsthafte Krise zu mehr Ruhe und Innenschau gezwungen.

Umgekehrt neigt ein Mensch, der keinen Boden unter den Füßen hat, also sich als »nicht von dieser Welt« begreift, dazu, das Leben und alle »niederen« und »tierischen« Anteile ebenso wie das Gefühl und die Lebenslust bewusst oder unbewusst zu negieren. Es besteht die Gefahr, dass er sich aus Angst vor dem Leben vollständig allen Verpflichtungen und Genüssen entzieht. Dann wird Spiritualität und Meditation zu einer Fluchtmöglichkeit, und der Mensch lebt womöglich seine Lebensaufgabe nicht.

Hilfreich und manchmal notwendig ist es, auf dem Weg in die Balance einen darin erfahrenen Menschen, eine alte Tradition oder ein zuverlässiges System wie das Chakrensystem als Stütze zur Seite zu haben. Um die Kraft des Kronchakras entfalten zu können, sind eine Balance in den unteren sechs Chakren und hier vor allem eine Ausgeglichenheit im ersten und dritten Chakra notwendig. Dann sind wir in den irdischen Dimensionen gut verwurzelt und können ohne Bedenken in die unendlichen Weiten des Universums eintauchen. Auch dem Menschen, der durch Meditation aus dem alltäglichen Leben entfliehen möchte, ist zu empfehlen, mit den unteren drei Chakren zu arbeiten und sie nach und nach zu klären und auszubalancieren. Hierdurch entsteht eine tiefe Liebe zum Leben und Verbundenheit damit, ohne die Gefahr, sich darin oder in geistigen Höhenflügen zu verlieren.

Ohne etwas forcieren zu wollen und zu können, laden wir Schritt für Schritt eine sich wandelnde innere Haltung und ein neues Bewusstsein in unser Leben ein. Sobald das Kronchakra vollständig erweckt ist, nimmt es nicht weiter die kosmischen Energien auf, sondern wird selbst zur Krone, aus der sich das reine Licht ergießt. Dann gibt es keine Trennung mehr von der Fülle des Seins und den Schöpfungsenergien, und die bis dahin erfahrene Angst löst sich vollständig auf. In diesem Moment geschieht es, dass sich auch die letzten Blockaden in den unteren Chakren lösen. Unterstützend wirkt in diesem Zusammenhang die Übung »Körperliche Entspannung als Voraussetzung für emotionale und geistige Balance« aus dem zweiten Kapitel.

Wenn sich das Kronchakra öffnet, erfahren wir, dass es keine Trennung zwischen dem inneren Sein und dem äußeren Leben gibt. Aus der Stille und Weite des Bewusstseins heraus erleben wir unser eigenes Wesen als das allgegenwärtige reine Sein, in dem alles, was ist, existiert und in Liebe schwingt. Wenn es an der Zeit ist, kann diese Öffnung langsam oder auch plötzlich auftreten, und man hat das Gefühl, aus einem langen Traum zu erwachen und zu Hause in der Wirklichkeit anzukommen. Das individuelle Ich ist zum universellen Ich geworden, und das Licht, das es ausstrahlt, berührt das Herz aller Wesen, die für das universelle oder göttliche Bewusstsein empfänglich sind. Alles, was bisher Realität war, wird zu einer Illusion. Das Erleben der größten Leere ist gleichzeitig das Erleben der größten Fülle, die Essenz allen Lebens ist reine Glückseligkeit.

Die folgende Übung unterstützt dich dabei, über das Kronchakra Verbindung mit der universellen Energie und den in ihr enthaltenen Informationen aufzunehmen.

Übung: Verbindung mit dem eigenen Wissen

Intention der Übung
Diese Übung unterstützt dich darin, wieder in Kontakt mit deinem ursprünglichen Wissen und deiner Weisheit zu kommen und es für dein alltägliches Leben zu nutzen.

Affirmation
Ich bin in Kontakt mit meinem ursprünglichen Wissen. Ich vertraue meiner Führung und habe Zugang zu meiner Weisheit und meiner Einzigartigkeit.

Übungsablauf
- Setze dich bequem und aufrecht auf einen Stuhl und atme ein paar Mal ruhig und tief ein und aus. Dein Rücken ist entspannt und der Kopf leicht nach vorne geneigt. Dein Körper ist locker, und deine Aufmerksamkeit ist nach innen gerichtet. Verbinde dich mit deiner energetischen Sonne über deinem Kopf und mit der Erde unter deinen Füßen.
- Gehe nun mit deiner inneren Aufmerksamkeit zum Scheitel deines Kopfes, wo sich dein Kronchakra befindet. Stelle dir vor – oder vielleicht weißt du es auch –, dass hier ein ursprüngliches Wissen über dich und dein Leben auf der

Erde vorhanden ist. Lasse die Gedanken oder Bilder dazu einfach kommen, ohne sie zu bewerten.
- Diese Energie entfaltet sich jetzt von deinem Scheitel und deinem Kronchakra aus weiter in Richtung deiner Sonne. Verbinde dich innerlich mit dieser Informationsquelle. Wie sieht dieses alte Wissen für dich aus? Möchtest du vielleicht eine bestimmte Information zu einem aktuellen Thema, deiner Berufung oder zu grundlegenden Lebensfragen haben? Lasse die Antworten kommen, ohne über sie nachzudenken.
- Wenn du soweit bist, dann bedanke dich bei deinem inneren Wissen für diesen Kontakt und verabrede mit ihm, dass du jederzeit wieder in Verbindung mit ihm treten kannst. Erde dich erneut und löse dich aus der Konzentration.

Die Öffnung des Kronchakras kann durch ein achtsames Sein im jeweiligen Augenblick sowie durch das Erfahren von Weite und Unbegrenztheit, durch die Nähe zum Himmel und durch das zeitweise Loslassen vom alltäglichen Leben unterstützt werden – zum Beispiel beim regelmäßigen Aufenthalt auf einem hohen Berg oder am Meer. Die Stille, die an einem einsamen Ort nur von den Klängen der Natur wie dem Rauschen der Blätter im Wind, der Brandung am Strand oder dem Vogelgezwitscher begleitet wird, lässt unser Wesen die Liebe und Harmonie des Universums erfahren. In dieser lebendigen Ruhe können sich Ängste und Disharmonien auflösen und das Vertrauen in die himmlischen Kräfte wiedergefunden werden.

Unterstützend und öffnend für das Kronchakra wirkt der Amethyst, der die Vereinigung von Empfänglichkeit, Stille und Weite darstellt, sowie der Bergkristall, der Klarheit und Licht ins Leben bringt und die spirituelle Erkenntnis fördert.

Wechselwirkungen zwischen den Chakren

Auf dem Weg in die Balance dürfen wir uns mehr und mehr von unseren geschichtlich bedingten Prägungen aus der Familie und Gesellschaft lösen und uns auf unsere ganz eigene Weise um unseren Lebensunterhalt, unsere Gesundheit und um unsere Beziehungen kümmern.

Es kommt häufig vor, dass innerhalb des Chakrensystems ein Ungleichgewicht zwischen den einzelnen Chakren herrscht. So kann es zum Beispiel sein, dass ein Chakra oder mehrere im Vergleich zu den anderen Chakren über- oder unteraktiv beziehungsweise unausgeglichen sind. Infolgedessen kann es zu körperlichem, emotionalem oder geistigem Unwohlsein oder zu Krankheiten kommen. Die Reinigung, Klärung und Ausbalancierung der einzelnen Chakren wirken sich dann positiv auf den gesamten Menschen aus.

Zudem ist es von Bedeutung, die Verbindung zwischen den einzelnen Chakren (den Chakrakanal) sowie vom Wurzelchakra zur Erde und vom Kronchakra zur energetischen Sonne und dem Universum zu klären und zu öffnen. Hierdurch entsteht ein freier Fluss der Energien, durch den sich das Oben mit dem Unten und das Innen mit dem Außen verbinden können. Die Gefühle der Verbundenheit, der Ganzheit, des Friedens und der Gelassenheit können sich so in uns ausbreiten.

Im Kontext dieses Buches ist sicherlich die Stärkung und Ausbalancierung der ersten drei Chakren von besonderer Wichtigkeit. Dadurch kommen wir gut in unserem Körper und in unserem Leben an und sind in der Lage, mit unseren Emotionen und Gefühlen achtsam umzugehen. Hieraus ergibt sich eine persönliche Stabilität und Stärke, die sich in die oberen Chakren hinein ausdehnt und zunehmend zu einem entspannten und ausgeglichenen Leben im Hier und Jetzt führt.

Übung: Chakrareise　　　　　　　　　　Audio 15

Intention der Übung
In dieser Übung nimmst du Kontakt mit deinen sieben Hauptchakren auf. Du klärst und vitalisierst deine Chakren mit den Farben des Regenbogens. Hierdurch kommt dein Energiesystem in Fluss, wodurch mehr Wohlsein und Ausgeglichenheit entstehen.

Affirmation
Ich fühle einen bunten, reinigenden und vitalisierenden Energiefluss in mir. Ich lebe mein Leben so, wie es mir heute entspricht und gestalte daraus eine wundervolle, wesensgemäße Zukunft.

Übungsablauf
- Lege dich entspannt und bequem auf eine Matte oder Decke auf den Boden. Atme ein paar Mal ruhig und tief in deinem eigenen Rhythmus ein und aus. Erde dich und verbinde dich mit deiner energetischen Sonne.
- Gehe nun mit deiner inneren Aufmerksamkeit ins Zentrum deines Kopfes zu deinem Stirnchakra. Stelle dir vor, dass sich dein Stirnchakra etwas weiter öffnet, so dass du Zugang zu deinen inneren Bildern, deiner Fantasie und deiner Intuition bekommst.
- Lasse vor deinem inneren Auge einen Regenbogen mit den Farben Rot, Orange, Gelb, Grün, Hellblau, Blau und Violett entstehen und verbinde dich mit der Energie dieser Farben.
- Schaue nun mit deinem inneren Auge auf dein Wurzelchakra. Kannst du die Farbe, die Größe oder die Öffnung des Wurzelchakras erkennen? Bekommst du ein Gefühl für dieses Chakra oder hast du ein inneres Wissen dazu? Nun lade aus dem Regenbogen ein leuchtendes Rot in dein Wurzelchakra ein. Stell dir vor, dass dein Chakra in diesem Rot erstrahlt und dass sich die Schwingung der Farbe von hier aus überall hin ausdehnt, wo sie dir jetzt guttut.
- Gehe dann mit deiner inneren Aufmerksamkeit weiter zu deinem Bauchchakra. Kannst du die Farbe, die Größe oder die Öffnung des Bauchchakras erkennen? Bekommst du ein Gefühl für dieses Chakra oder hast du ein inneres Wissen dazu? Lade jetzt aus dem Regenbogen ein klares Orange in dein Bauchchakra ein. Stelle dir vor, dass dein Bauchchakra in Orange erstrahlt und dass sich die Schwingung der Farbe von hier aus überall hin ausdehnt, wo sie dir jetzt guttut.
- Gehe mit deiner Aufmerksamkeit weiter zu deinem Solarplexuschakra. Kannst du die Farbe, die Größe oder die Öffnung des Solarplexuschakras erkennen? Bekommst du ein Gefühl für dieses Chakra oder hast du ein inneres Wissen dazu? Lade jetzt aus dem Regenbogen ein schönes Gelb in dein Solarplexuschakra ein. Stelle dir vor, dass dein Solarplexuschakra in Gelb erstrahlt und dass sich die Schwingung der Farbe von hier aus überall hin ausdehnt, wo sie dir jetzt guttut.
- Gehe mit deiner Aufmerksamkeit weiter zu deinem Herzchakra. Kannst du die Farbe, die Größe oder die Öffnung des Herzchakras erkennen? Bekommst du ein Gefühl für dieses Chakra oder hast du ein inneres Wissen dazu? Lade jetzt aus dem Regenbogen ein intensives Grün in dein Herzchakra ein. Stelle

dir vor, dass dein Herzchakra in Grün erstrahlt und dass sich die Schwingung der Farbe von hier aus überall hin ausdehnt, wo sie dir jetzt guttut.
- Gehe mit deiner Aufmerksamkeit weiter zu deinem Kehlchakra. Kannst du die Farbe, die Größe oder die Öffnung des Kehlchakras erkennen? Bekommst du ein Gefühl für dieses Chakra oder hast du ein inneres Wissen dazu? Lade jetzt aus dem Regenbogen ein klares Hellblau in dein Kehlchakra ein. Stelle dir vor, dass dein Kehlchakra in Hellblau erstrahlt und dass sich die Schwingung der Farbe von hier aus überall hin ausdehnt, wo sie dir jetzt guttut.
- Gehe anschließend mit deiner Aufmerksamkeit weiter zu deinem Stirnchakra. Kannst du die Farbe, die Größe oder die Öffnung des Stirnchakras erkennen? Bekommst du ein Gefühl für dieses Chakra oder hast du ein inneres Wissen dazu? Lade jetzt aus dem Regenbogen ein dunkles Blau ein und stell dir vor, dass sich die Schwingung der Farbe von hier aus überall hin ausdehnt, wo sie dir jetzt guttut.
- Gehe jetzt mit deiner Aufmerksamkeit weiter zu deinem Kronchakra. Kannst du die Farbe, die Größe oder die Öffnung des Kronchakras erkennen? Bekommst du ein Gefühl für dieses Chakra oder hast du ein inneres Wissen dazu? Lade jetzt aus dem Regenbogen ein leuchtendes Violett in dein Kronchakra ein. Stelle dir vor, dass dein Kronchakra in Violett erstrahlt und dass sich die Schwingung der Farbe von hier aus überall hin ausdehnt, wo sie dir jetzt guttut.
- Stelle dir nun vor, dass du unter einem wunderschönen Regenbogen liegst. Lass die Energie der Regenbogenfarben in deine energetische Sonne und von dort in deine Aura und in dein Kronchakra fließen. Stelle dir vor, dass die Farben vom Kronchakra aus durch den Chakrakanal entlang deiner Wirbelsäule in alle Chakren und von den Chakren aus in deinen Körper strömen. Spüre, dass du ein wunderbares buntes und einzigartiges Wesen bist. Wenn du soweit bist, dann atme drei oder vier Mal ruhig und tief ein und aus und dann löse dich langsam aus der Konzentration.

Erstes Chakra / Wurzelchakra (Basischakra): Die Verbindung zur Erde

Ich liebe mein Leben und bin voller Vitalität und Kraft im Hier und Jetzt.

Energieprinzip Energiepotential	Entwicklungsstufe Zuordnung	Aspekte der Unausgeglichenheit Ursachen, Ängste, Stress, Antreiber	Unterstützende Maßnahmen Neue innere Haltung
Quantität der Lebensenergie Lebenskraft Lebenswille Motivation Vitalität Fortpflanzung Selbsterhaltungstrieb	1.-7. Lebensjahr Prähistorischer Mensch Farbe: Rot Element: Erde Riechen	Tiefsitzende seelische, emotionale und mentale Ängste: vor dem Leben, dem Alleinsein, der Zukunft, vor Entscheidungen Überleben in feindseliger Welt: Tiere, Naturkräfte, Angriffe Überlebensangst; Flucht, Angriff oder Totstellreflex	Wiederherstellen und Stärken des Energieflusses aus der Erde ins Wurzelchakra und von hier in die anderen Chakren Präsenz und Balance im Hier und Jetzt
		Raubbau und Zerstörung des Gleichgewichtes der Erde als kollektive Störung	Akzeptanz der Unbeständigkeit durch Beobachten des jahreszeitlichen Wandels
Urvertrauen Sicherheit in Familie und Gruppe Halt Gerechtigkeit Ordnung	Alles Feste: Nebennieren, Knochen, Zähne, Wirbelsäule, Nägel, Dickdarm, Zellaufbau Immunsystem	Geringe Selbstheilungskraft, Kraftlosigkeit, häufiges Kränkeln Traumatische Erlebnisse	Spaziergänge und Achtsamkeit in der Natur, Naturklänge Stabilität schaffen, immer wieder Neues einladen und Abenteuer zulassen
Essen, Trinken, Schlafen		Mangel an Fürsorge, Bedürftigkeit, Abhängigkeit Kontrollzwang Unbeherrschbare Triebe, Selbstsucht, Gewalt, Wut Todessehnsucht, Depression Absonderung und Einsamkeit	Gehmeditationen, Waldlauf, Gartenarbeit; gutes Essen, Fußmassage, Barfußgehen, Naturklänge, Rhythmische Musik
Körperhaltung Aufrichtung Auf den eigenen Füßen stehen Rückgrat Bewegung		Rückenschmerzen, Fettleibigkeit, Magersucht, Ermüdung Adrenalin, Noradrenalin Streng dich an! Sei stark! Sei perfekt!	Morgenrot, Abendrot, frische Erde Achat, Blutjaspis, Rubin Es darf auch leicht sein! Du darfst auch schwach sein! Gut ist gut genug!

Zweites Chakra / Bauchchakra (Sexualchakra, Sakralchakra): Die Entfaltung lebensbejahender, kreativer Energien

Ich lebe in Fülle und lade die Energien in mein Leben ein, die mir entsprechen und die mir guttun.

Energieprinzip Energiepotential	Entwicklungsstufe Zuordnung	Aspekte der Unausgeglichenheit Ursachen, Ängste, Stress, Antreiber	Unterstützende Maßnahmen Neue innere Haltung
Vitale Energien und Kräfte für den physischen Körper	8.–14. Lebensjahr	Verlust der Unbeschwertheit durch Moral, Verbote, Ehre, Regeln der Eltern, Religion, Gesellschaft, Zeitgeist	Neue innere Haltung
Weiblicher Aspekt der Schöpfungskraft	Zeit der ersten Stämme: mythische, naturverbundene, heilende Rituale und Kräfte	Zwänge und Regeln in der Gemeinschaft	Hören auf die eigenen Bedürfnisse und Gefühle, Balance der Gefühle
Fülle		Traumatische Erlebnisse	Lebensfreude als Gefühl ohne spezifischen Grund
Macht und Reichtum	Farbe: Orange	Gefühl, nicht richtig, schuldig oder böse zu sein	Beobachten der permanenten subjektiven Bewertung
Lust am Leben	Element: Wasser	Angst, nicht geliebt zu werden oder nichts wert zu sein	
Emotionalität	Schmecken	Chronischer Erschöpfungszustand / Gehetzt sein	Akzeptanz von Freude und Glück ebenso wie Trauer und Schmerz
Lebendigkeit	Alles Flüssige: Blut, Lymphe, Sperma, Säfte	Lustgewinn wird mit Glück verwechselt	
Kreativität		Depressive Zustände	Erkennen und Auflösen alter nicht mehr passender Prägungen und Verhalten
Sexualität und Erotik		Gefühl, vom Leben abgeschnitten zu sein, Mangelempfinden	
Fortpflanzung	Sexualorgane, Sexualdrüsen,	Östrogene, Testosteron	Prozessbegleitende, achtsame Spiritualität, Therapie, Körper- oder Energiearbeit, Bachblüten
Genuss ohne Anhaftung	Haut, Immunsystem, Schleimhäute, Dickdarm, Nieren, Blase, Blinddarm,	Abhängigkeiten: zum Beispiel Tabak, Alkohol, Drogen, Medikamente, Sex, Arbeit, Abenteuer, Spiele	
Lebensbejahende und sinnliche Lebensweise	untere Wirbelsäule	Chronische Kreuzschmerzen, Ischiassyndrom, Unfruchtbarkeit, gynäkologische Probleme, Probleme im Harntrakt, Allergien	Gemäßigter Lebensstil mit Arbeit, freier Zeit, Kreativität, Sport, gutem Essen, Lachen, Spaß, Lust
Es ist Frühling, die Sonne wärmt und erhellt, Blumen blühen, Bienen summen.	Becken, Hüften	Mach's anderen recht! Sei perfekt! Sei stark! Streng dich an! Beeil dich!	Naturklänge, Mondlicht, klares frisches Wasser, Karneol, Mondstein Mach's dir selbst recht!
Wunsch zur Auflösung aller Trennung	Stoffwechsel, Entgiftung, Ausscheidung		Gut ist gut genug! Du darfst auch schwach sein! Es darf auch leicht sein! Immer mit der Ruhe!

Drittes Chakra / Solarplexuschakra (Nabelchakra): Die Gabe, sich zu entfalten und die passenden Entscheidungen zu treffen

Ich bin unabhängig und frei. Ich kenne und lebe meine Persönlichkeitsanteile entsprechend meiner Lebensaufgabe.

Energieprinzip Energiepotential	Entwicklungsstufe Zuordnung	Aspekte der Unausgeglichenheit Ursachen, Ängste, Stress, Antreiber	Unterstützende Maßnahmen Neue innere Haltung
Persönlichkeit des Menschen	15.–21. Lebensjahr	Übermäßige Ausrichtung an anderen	Erinnerung an das eigene Selbst
Bewusstwerdung als Individuum	Römisches Imperium, Expansion, Eroberungen, Beherrschung der Natur	Macht / Ohnmacht; Machtmissbrauch / Machtlosigkeit	Heilung von alten Wunden, Bereinigung der Konflikte mit den Eltern
Beziehung zum Leben	Trennung von Mensch und Natur	Selbstdisziplin wird zu Härte, übertriebene Anstrengungen, egoistische Aggression, Wut, Jähzorn, Kontrolle	Balance von Tun und Sein
Freude, Mut, Willenskraft, Ziele, Eigenverantwortung	Farbe: Gelb Element: Feuer	Passivität und Verantwortungslosigkeit, Unsicherheit, Empfindsamkeit gegenüber Kritik, Einsamkeit	Kräftigung des Selbst durch aktives Handeln
Selbstvertrauen	Sehen	Hoffnungslosigkeit, Entscheidungsunfähigkeit, Kontrollverlust, Festhalten an überholten Rollen und Masken	Angemessene Selbstkontrolle und Selbstdisziplin
Innere Stärke, Kraft, Macht, Fülle	Verarbeitung und Verteilung von Energien und Reizen	Müdigkeit, Zusammenbruch	Selbstschutz
Konzentration und Ausrichtung		Unverbindlichkeit	Steuerung der Gewohnheiten
Frieden und Harmonie	Verdauungs- und Entgiftungssystem: Magen, Darm, Galle, Milz, Leber, Bauchspeicheldrüse	Glaube an Geld, Erfolg, Ruhm	Gesunder Umgang mit überschießenden Emotionen und Reaktionen
Unterscheidungsvermögen		Überreizung des Systems von Körper, Geist, Seele; wenig Entspannung, viel Nervosität und Stress	Meditation, Ausdauersport, Kampfkunst, Feuer, Sonne, Klänge, Sonnenlicht, Rapsfeld, Sonnenblumen
Körperliche und geistige Gesundheit	Nervensystem	Unausgewogenheit im Magen-Darmtrakt, Schlafstörungen, hoher Blutdruck, Diabetes, Anorexie, Bulemie	Bernstein, Citrin, Edeltopas
Selbstfürsorge	Mittlere Wirbelsäule	Abhängigkeiten und Süchte	Mach's dir selbst recht!
Selbstschutz und Abgrenzung		Machs anderen recht! Streng dich an! Beeil dich! Sei stark! Sei perfekt!	Es darf auch leicht sein! Immer mit der Ruhe! Du darfst auch schwach sein! Gut ist gut genug!

Viertes Chakra / Herzchakra: Die Fähigkeit zu lieben und zu heilen

Ich liebe und akzeptiere mich selbst und alles, was ist, so, wie es ist. Mögen alle Wesen glücklich, gesund und in Frieden sein.

Energieprinzip Energiepotential	Entwicklungsstufe Zuordnung	Aspekte der Unausgeglichenheit Ursachen, Ängste, Stress, Antreiber	Unterstützende Maßnahmen Neue innere Haltung
Liebe	22.–28. Lebensjahr	Gefühl des Mangels, der Entbehrung und der Abhängigkeit von der Zuwendung anderer Menschen	Liebe aus Freiheit, nicht aus Bedürftigkeit.
Moral als Regelwerk menschlicher Beziehungen	Christusbewusstsein: das Göttliche als menschliches Inneres erfahren	Leeres, gebrochenes oder verletztes Herz Traumatische Erlebnisse mit Verlassens- oder Verlustgefühlen	Liebe ist nicht an Menschen oder Erfahrungen gekoppelt.
Heilung, innerer Friede, Wandlung, Wachstum	Farbe: Grün, Rosa Element: Luft Tasten	Verletzungen auf der Beziehungsebene, Isolation im Herzen Gefühl der Schuld durch eigenes ignorantes, verletzendes Verhalten	Lösen von emotionalen Mustern und Zwängen
Offenheit, dem Leben zu begegnen		Mangel an spiritueller Entwicklung	
Einheit und Verbundenheit	Herz, Blutkreislauf, Thymusdrüse, Zellen, Lungen, Rippen Immunsystem	Selbstbezogenheit: Besitzanspruch, Eifersucht, Rache, Konkurrenz Selbstaufopferung: Mutterrolle, Ehrenämter, Helfersyndrom	Balance, Stärkung und Verbindung von Wurzel-, Bauch- und Solarplexuschakra
Urteilsfreie Beziehung zu sich selbst und anderen	Oberer Rücken und Brustkorb	Mensch als austauschbare Ware unserer Wegwerfgesellschaft Leistungs- und Zeitdruck führt zur Krise und Zusammenbruch	Umgang mit allen Gefühlen und Empfindungen lernen
Verbindlichkeit	Atemrhythmus	Kindlich emotionale Unverbindlichkeit	Unberührte Natur, Blüten, rosafarbener Himmel, Schönheit
Selbstliebe, Demut, Mitgefühl		Selbsthass, Selbstverurteilung oder Selbstverliebtheit	Eigenen Rhythmus finden Atemübungen bei Meditation, Wandern, Waldlaufen, Schwimmen, Yoga am besten in frischer Luft
Geben/Empfangen		Störungen der Atmung, der Lunge, der Haut, des Herzens, der Brust, des Immunsystems, Suchterkrankungen	Traumreisen und Imaginationsübungen
Verbindung der Erd- und der kosmischen Energien		Unausgeglichenheit in den unteren drei Chakren kann zu Blockaden im Herzchakra führen	Rosenquarz, Jade, Turmalin, Smaragd
Bindeglied zwischen physisch-emotionalen und geistig-spirituellen Kräften		Mach's anderen recht! Sei perfekt!	Mach's dir selbst recht! Gut ist gut genug!

Fünftes Chakra / Kehlchakra (Halschakra): Die Freude am Austausch und an der Selbstverwirklichung

Ich drücke mich klar und deutlich aus und gestalte mein Leben so, wie es mir entspricht.

Energieprinzip Energiepotential	Entwicklungsstufe Zuordnung	Aspekte der Unausgeglichenheit Ursachen, Ängste, Stress, Antreiber	Unterstützende Maßnahmen Neue innere Haltung
Authentisches Sein und Handeln durch Selbstverwirklichung, Selbstbewusstsein und Verantwortung für die eigenen Bedürfnisse, Wille	29.–35. Lebensjahr Medienzeitalter, Globalisierung, Demokratie, Kleinfamilie, Individualität	Traumatische Erfahrungen, oft mit seelischer oder körperlicher Bedrohung gekoppelt, führen zur Angst vor der eigenen Kraft. Mangelnder Selbstwert, Angst vor Autoritätspersonen, negative innere Sätze oder Urteile	Eigene Bestimmung und besondere Rolle erkennen Urteilsfreie innere Haltung entwickeln Mit Angst angemessen umgehen
Zentrum der Kommunikation und des kreativen Ausdrucks	Farbe: Hellblau, Türkis Element: Äther Hören	Innerstes Selbst ist eingeschlossen und unterdrückt Introvertiertheit, Machtlosigkeit, Sucht Extrovertierte Persönlichkeit mit Angst vor Stille oder Alleinsein und permanentem Redebedürfnis	Eigene Bedürfnisse und Wünsche kennen und leben Singen, lachen, sprechen, schreiben, beobachten
Sich selbst fühlen und durch Sprechen, Lachen oder Singen ausdrücken	Energiefluss zwischen Herz- und Stirnchakra	Unfähigkeit, das Gefühle auszudrücken Verstummung raubt Lebenskraft und führt zu Erschöpfung und Vereinzelung.	Lösen von Kommunikationsmustern Volle Verantwortung für die eigenen Worte und Taten übernehmen
Erleben und Verarbeiten von Sinneseindrücken	Die Energie aus den anderen Chakren sucht hier einen Weg nach außen.	Unkontrollierte, unangemessene und selbstzerstörerische Handlungen	Liebevolle Sprache entwickeln Umgang mit Fehlern lernen
Grundlage für die Heilung der Psyche		Schwierigkeit, Wünsche zu verwirklichen	Sich angemessen mitteilen Balance zwischen Reden und Schweigen
Erfahren der Einheit der Gegensätze: Balance von Geben und Nehmen; Schwäche und Härte; Aggression und Depression; Macht und Ohnmacht; Lernen und Lehren, Innen und Außen	Hals, Kehle, Kiefer, Stimmbänder, Schilddrüse, Nacken, Mund, Nebenschilddrüse, Bronchien, Lungen	Psychosomatische Erkrankungen Schwache Atmung, Schwäche der Halswirbelsäule, Gefühl zu ersticken oder einen Kloß, ein Kratzen im Hals zu haben, Asthma, Allergien, Schilddrüsenfunktionsstörungen Mach's anderen recht! Sei stark! Beeil dich! Sei perfekt!	Verfügbarkeit reduzieren Blauer Himmel, Spiegelungen im Wasser, meditative Musik Aquamarin, Türkis, Chalcedon Mach's dir selbst recht! Du darfst auch schwach sein! Immer mit der Ruhe! Gut ist gut genug!

Sechstes Chakra / Stirnchakra: Das Wissen um die spirituellen Zusammenhänge und die eigene Intuition

Ich bin in Frieden mit mir selbst und öffne mich für meine Intuition und innere Weisheit.

Energieprinzip Energiepotential	Entwicklungsstufe Zuordnung	Aspekte der Unausgeglichenheit Ursachen, Ängste, Stress, Antreiber	Unterstützende Maßnahmen Neue innere Haltung
Zusammenhänge, Wissen, kosmisches Bewusstsein, Bewusstwerdungsprozesse	36.–42. Lebensjahr	Emotionsgeladene Gedanken bestimmen die Realität. Tiefgreifende Verstimmungen, Depressionen; dogmatisches Denken, Empfinden, ein zersplittertes Selbst zu sein, führt zu Verwirrung. Hilflosigkeit, Verlustängsten und Hoffnungslosigkeit.	Spirituelles Erwachen; sich seiner selbst bewusst sein
Zentrale Steuerstelle im Chakrensystem: Entscheidung, was erinnert wird Selbstbeherrschung	Farbe: klares dunkles Blau, Indigo Element: Feinstoffliche Kräfte Gleichgewichtssinn Drittes Auge	Unverbindlichkeit und Wankelmut der Handlungsweise und Überzeugungen	Beschäftigung mit den zeitlosen Fragen des Universums führt zu Demut und Liebe zu sich selbst und allen Wesen. Aktive Beobachtung der Gedanken und Urteile
Wunsch nach Klarheit, Ordnung, Vernunft, Freiheit, Einheit und Wahrheit	Vermittlung zwischen weiblich bildhaft-ganzheitlichen und männlich logisch-rationalen Energien	Realitätsverlust; jedes kurzweilige Gefühl oder flüchtiges Verlangen kann übermäßig Macht erlangen. Grundsätzliche Zweifel an allem und jedem	Mentale Techniken und Meditation Denken ist das Werkzeug der Weisheit und nicht die Weisheit selbst. Lösen vom nie endenden Strom der Gedanken, Gefühle und Empfindungen
Fähigkeit, Ideen und Wünsche zu verwirklichen, Intuition	Zwischenhirn, Hirnanhangdrüse, linkes Auge, Ohren, Nase, z.T. Nervensystem	Angesprochene Ängste und Traumata führen zu Denk-, Konzentrations- und Handlungsunfähigkeit.	Neuer Umgang und Kontrolle über die eigenen Gedanken und Gefühle erlangen
Stabile Weltsicht und Perspektive		Absolute Vorherrschaft von Logik und Intellekt; Klammern an das Bekannte und Gewohnte; starre Verhaltens- und Lebensweisen; Dogmatismus; Beeinflussbarkeit durch starke Persönlichkeiten; Schwierigkeit, alte nicht mehr passende Strukturen zu erkennen und sich daraus zu lösen	Ruhepausen, körperlicher Ausgleich Stärken der Vorstellungskraft Nachthimmel, Berggipfel
Klares Denken und Handeln, Intellekt		Spannungskopfschmerz, Migräne, psychische Störungen, Angstzustände, Alpträume, Depression, Demenz, Stimmungsschwankungen, Anfälle, Sehstörungen	New Age Musik, klassische Musik Lapislazuli, Sodalith, Saphir
Balance der männlichen und weiblichen Kräfte		Mach's anderen recht! Sei perfekt! Streng dich an! Beeil dich! Sei stark!	Mach's dir selbst recht! Gut ist gut genug! Es darf auch leicht sein! Immer mit der Ruhe! Du darfst auch schwach sein!
Harmonisches Zusammenwirken von Unter-, Tages- und Überbewusstsein, Hellsichtigkeit			

Siebtes Chakra / Kronchakra (Scheitelchakra): Die Verbindung mit den himmlischen Kräften

Ich habe Vertrauen in meine innere Führung und bin offen für die Impulse aus dem Universum.

Energieprinzip Energiepotential	Entwicklungsstufe Zuordnung	Aspekte der Unausgeglichenheit Ursachen, Ängste, Stress, Antreiber	Unterstützende Maßnahmen Neue innere Haltung
Selbstbestimmung Weisheit in Freiheit und Einzigartigkeit zu leben	43.–49. Lebensjahr Farbe: Violett, Weiß, Gold	Gefühl von Begrenztheit und Enge in Zeit und Raum und im eigenen Selbst	Aktivierung und Balance der unteren sechs Chakren
Gefühl der Ganzheit, des Friedens und des Glaubens, Hingabe	Kontrollfunktion für die körperliche und seelische Ebene	Tendenz, sich selbst als den Mittelpunkt der Welt zu erleben, führt zu Reduktion auf die unbeständige äußere Welt	Leben im Augenblick
Realität wird zu Illusion	Großhirn, Zirbeldrüse, rechtes Auge sowie Muskel- und Nervensystems	Angst vor dem Tod, Angst vor dem Leben selbst, kein Boden unter den Füßen, Angst vor Begrenzung, Angst sich in der unendlichen Weite des Kosmos aufzulösen, Angst vor der Leere, dem Alleinsein, der Einsamkeit, dem Wandel, davor den Verstand zu verlieren	Gute Verwurzelung auf der Erde als Basis für den Quantensprung
Anbindung an die universellen Aspekte		Abgrenzung und Bau von inneren Mauern um die innere Erlebniswelt	Glück entsteht aus der Auflösung der Grenzen des abgetrennten Selbst
Zugang zum Wissen über den Sinn des Lebens und unseren Aufgaben und Themen		Übermäßiges Festhalten an überholten Beziehungen, Besitz, Beurteilungen, Verhaltensweisen, Überzeugungen, beruflichen Strukturen oder übernommenen Rollen Entscheidungsschwierigkeiten, Verlassenheitsgefühl	Geduld und Vertrauen in die Öffnung und Entfaltung des siebten Chakras als Gefäß für die Umwandlung
Verbindung zur geistigen Welt		Permanente Beschäftigung mit dem persönlichen Drama, mit materiellen Dingen, Kontakt zu anderen Menschen	Begleitung auf dem Weg durch erfahrene Menschen oder Systeme in angstfreier, entspannter, vertrauensvoller Weise
Verbindung der rechten und linken Hirnhälfte, Sonne und Mond, Yin und Yang		Angst vor Stille und Ruhe, Schwierigkeit, die überreizten Nerven zu entspannen und loszulassen, führt zu Erschöpfung	Entwicklung von Liebe und Verbundenheit mit dem Leben selbst
Vereinigung des abgetrennten Seins mit dem kosmischen Bewusstsein, Erleuchtung, Selbstlosigkeit		Schlafstörungen; Verlust der Relativität der Wahrnehmung; irrationale Verhaltensweisen; Neigung zu starken Ablenkungen, Süchten, Risiko, Machtmissbrauch; Empfindsamkeit gegenüber Umweltfaktoren; Nervenleiden; Lähmungen; Multiple-Sklerose; Krebs; Immunschwächekrankheiten; Krankheit oder ernste Krise zwingt zur Innenschau	Konditionierungen lösen, Weite der Berge, des Meeres, des Himmels, Naturklänge Amethyst, Bergkristall
		Alle Antreiber	Mach's dir selbst recht! Gut ist gut genug! Du darfst auch schwach sein! Es darf auch leicht sein! Immer mit der Ruhe!

Die Aura

Bei manchen Menschen oder Orten nehmen wir intuitiv eine Ausstrahlung wahr, die wir in der Regel nicht mit unseren Augen sehen können. Vielleicht lagst auch du schon einmal an einem schönen Sommertag im Gras und hast in den blauen Himmel geschaut. Wohlmöglich ist dein Blick irgendwann etwas verträumt über die Bäume am Rande der Wiese geschweift und hat dabei um die Kronen herum eine weißliche Silhouette (die Aura des Baumes) wahrgenommen? Der Begriff »Aura« bezeichnet den feinstofflichen Energiekörper, der jeden physischen Körper umgibt. Den Begriff hast du sicherlich schon oft gehört. Was aber ist genau darunter zu verstehen? Nach allem, was du im Laufe dieses Kapitels über die Chakren erfahren hast, ahnst du wahrscheinlich schon, warum es wichtig ist, die Aura mit einzubeziehen, wenn man über Selbsterkenntnis und Wege aus dem Burnout spricht.

Als ein Schutzraum oder Puffer steht die Aura zwischen unserem physischen Körper und anderen Menschen sowie der Umwelt. Die Aura besteht aus verschiedenen Schichten, die jeweils unterschiedliche Größen, Formen und Funktionen haben. Diese Ebenen sind nicht strikt voneinander getrennt, sondern gehen ineinander über oder überschneiden sich. Unsere Chakren sind Öffnungen, durch welche die Energie in die Aura hinein oder aus ihr hinausströmen kann.

In der heutigen schnelllebigen Zeit haben viele Menschen Schwierigkeiten, ihren eigenen Raum zu spüren, ihn zu definieren und bei Bedarf nach außen hin abzugrenzen. Das kann im Kontakt mit anderen Menschen dazu führen, dass die eigenen Grenzen nicht respektiert werden oder dass man selbst über die Grenzen anderer hinweggeht. Gedanken, Gefühle und Stimmungen dringen in die Schutzräume ein – in unsere eigenen oder die anderer Menschen. Wir fühlen uns dann möglicherweise müde und gestresst, da wir die Energien unseres Gegenübers aufnehmen und sich unsere Stimmung, unsere Gefühle und unsere Gedanken dadurch verändern können. Um eine Vorstellung von deiner Aura zu bekommen, empfehle ich dir die Übungen »Baum im Wind« und »Die eigene Aura spüren« aus Kapitel IV.

Die sogenannte körperliche Auraschicht umhüllt unseren physischen Körper vollständig. Sie enthält unter anderem Informationen über körperliche Empfindungen. Umgekehrt können körperliche Schmerzen oder Allergien auf eine Störung in der körperlichen Auraschicht hinweisen. Die körperliche Auraschicht wird durchlässig oder bekommt Löcher, durch die Schwingungen, aber auch Keime oder Fremdstoffe ungehindert in den physischen Körper eindringen können. Um die körperliche Auraschicht zu stärken und zu klären, sind gesunde Nahrung, ausreichend Bewegung und generell ein achtsamer Umgang mit dem Körper zu empfehlen. Dadurch verbessert sich die Erdung und damit die Verankerung im eigenen Körper. Gerade bei einem Burnout oder in der langen Zeit, in der sich ein Burnout entwickelt, ist es sinnvoll, auf dieser grundlegenden Ebene zu beginnen und immer wieder neu in eine Balance zu finden, ganz gleich, wie »wackelig« das Leben sich gerade auch gestalten mag.

Wenn du die Übungen zur Erdung und zum Schutz und zur Stärkung der Aura (siehe Kapitel III und IV) regelmäßig durchführst, wirst du schnell bemerken, wie daraus nicht nur angenehme Körperempfindungen, sondern auch eine spürbare Stabilität und Sicherheit entstehen. Deine Vitalität und Sinnesfreude kehren zurück. Nimm dir Zeit, nimm wahr und genieße.

Die emotionale Auraschicht grenzt direkt an die körperliche Auraschicht an und umgibt sie vollständig. In ihr sind unter anderem Informationen über alle Facetten der Beziehung zu uns selbst gespeichert. Hier ist deine Aufgabe auf dem Weg in die Balance, alle Gefühle, die mit der Beziehung zu dir selbst zu tun haben, zuzulassen und sie zu transformieren, das heißt, sie umzuwandeln. Die meisten der in diesem Buch empfohlenen Übungen laden dich dazu ein, dir einen Moment Zeit zu nehmen und deine Gefühle wahrzunehmen, so wie sie sind.

Da wir uns häufig nicht die Zeit nehmen zu fühlen, geht ein wesentlicher Aspekt unseres Menschseins im Alltag verloren. Das aber, was wir nicht fühlen wollen, wirkt unterschwellig in uns weiter, bis es sich irgendwann – wie im Burnout häufig – einen überzogenen Ausdruck sucht. Sobald wir uns erlauben, wahrzunehmen, was jetzt ist, ist ein erster Schritt getan. Wir können unsere Gefühle dann zum Beispiel mit

Hilfe der energetischen Reinigungsübungen umwandeln und sie loslassen. Auch über Jahre oder Jahrzehnte von anderen übernommene Gefühle dürfen nach und nach gelöst werden. Deine emotionale Auraschicht kannst du ausgleichen und stärken, indem du die Übungen »Energetische Reinigung mit Farben« oder »Reinigung mit Wind« aus Kapitel IV praktizierst.

Wir alle tragen unsere Urteile über die Gefühle, die wir haben, in unserer emotionalen Auraschicht. Manche davon wollen wir nicht zulassen und verdrängen sie. Sie sind aber trotzdem da. Um eine Blockade zu lösen, ist es aus dieser Erkenntnis heraus notwendig, genau hinzuspüren, die festgehaltenen Gefühle zu befreien und sie umzuwandeln. Dieser Aspekt wurde im Kapitel »Wesenskontakt« bereits ausführlich erläutert.

Fällt es dir nicht leicht, bestimmte Gefühle zuzulassen und sie zu verwandeln, sind Blockaden auf der zweiten Auraebene sowie die Notwendigkeit einer energetischen Klärung sehr wahrscheinlich. Möglicherweise ist es zusätzlich nötig, dir professionelle Unterstützung zu holen.

Jeder gewohnheitsmäßige negative Gedanke – oder ein ganzes negatives Bild von dir selbst und über die Beziehung zu anderen – ist in der emotionalen Auraschicht als Muster gespeichert. Aus unserem gewohnten Blickwinkel erscheinen uns unsere Gedankenformen als logisch. Es scheint keine Alternative zu geben. Das macht es so schwer, sie zu verändern. Die Gedankenformen sind direkt mit den benachbarten Gefühlsebenen verbunden. Negative Gedanken oder Konzepte über uns selbst haben Auswirkung auf das, was wir fühlen und wie wir handeln. Ändern wir also aus einer veränderten Haltung uns selbst gegenüber die Gedanken über uns selbst, ändern sich auch unsere Gefühle – und umgekehrt.

Aber die emotionale Auraschicht spiegelt uns nicht nur die Beziehung zu uns selbst wider, sondern auch Konzepte, die die Welt unserer Beziehungen im weiteren Sinne betreffen. Über sie treten wir in Kontakt mit anderen Menschen, mit Tieren, mit Pflanzen, mit der Erde und mit dem Universum. Ob wir das Leben mit Liebe und Freude oder aber als Kampf und Schmerz erfahren, entscheidet sich auch auf dieser Ebene. Da alle im Laufe unseres Lebens erlernten oder von anderen übernommenen Muster in unserer Auraschicht gespeichert sind, haben wir die Möglichkeit, sie zu erkennen und sie – zum Beispiel mittels der beschriebenen Übungen – zu wandeln und andere Erfahrungen zu machen. Wie sich durch die Wahrnehmung und das Annehmen der Gefühle unser Umgang mit ihnen verändern kann, wird meiner Meinung nach sehr anschaulich durch die von Safi Nidiaye entwickelte Technik der körperzentrierten Herzarbeit vermittelt. Hinweise auf ihre Arbeit sowie auf weitere vertiefende Bücher und CDs findest du in meinen Literaturhinweisen am Ende des Buches.

An die emotionale Auraschicht schließt noch die spirituelle Auraschicht an. Auf dieser Ebene finden sich übergeordnete Aspekte der Menschheit und der universellen Ordnung, in der wir leben. Hier geht es unter anderem um Visionen, Ziele, schöpferische Ideen und Weisheit. Achtsamkeit, Offenheit für sich selbst, andere und die Natur sowie Vertrauen ins Leben überhaupt führen zu Gefühlen wie heilsamer Ruhe, spiritueller Freude und urteilsfreier Liebe. Die Ebene des universellen Geistes ermöglicht es uns, das Wesen der Welt und unserer Existenz zu erfassen. Die Übungen »Verbindung mit dem eigenen Wesenskern« und »Verbindung mit dem eigenen Wissen« können uns helfen, einen Zugang zu diesen geistigen Ebenen zu bekommen.

Fazit des Kapitels

Auf allen Ebenen der Aura können sich Energien anreichern. Es kann hierbei zu einer Konzentration und Bündelung von Informationen, Konzepten, alten Gefühlen, Gedanken, Erfahrungen sowie traumatischen Erlebnissen kommen. In den Auraschichten zeigen sich unter anderem die über Jahre und Jahrzehnte angereicherten Gedanken und Gefühle in Form von Energiemustern und -ansammlungen. Dass sie sich dort zeigen, gibt uns die Möglichkeit, uns über die Energiearbeit Gutes zu tun. Gleiche oder ähnliche Erfahrungen reichern sich immer an bereits vorhandene Energiemuster an. Diesen Kreislauf gilt es zu durchbrechen! Oft liegen die ursächlichen Erfahrungen weit zurück, stammen aus frühester Kindheit oder bereits aus der Zeit im Mutterleib. So ist zu erklären, dass relativ unbedeutende Erlebnisse in der Gegenwart zu unverhältnismäßig starken Gefühlsreaktionen führen können.

Wenn du ein körperlich, emotional und geistig ausgeglichenes und vielfältiges Leben führen möchtest, ist es notwendig, alle Bereiche menschlicher Erfahrung und damit alle Auraschichten und Chakren zu reinigen, die Aura und die Energiezentren aufzuladen und ins Gleichgewicht zu bringen. Hierzu können dir die beschriebenen Techniken und Übungen aus der Energiearbeit dienen. Sie tragen zur Reinigung und Klärung deines Energiefeldes bei. Sie sollen dir helfen, alte Muster zu erkennen und zu klären und falsche Identifikationen, die von deinen inneren Antreibern herrühren, zu verändern und nach und nach neue Perspektiven für dein Leben in Balance zu entwickeln. Unterstützend auf diesem ganzheitlichen Weg – und im Burnout sicherlich wünschenswert – ist eine professionelle therapeutische oder energetische Begleitung.

Im folgenden Kapitel wirst du die Grundzüge des energetischen Selbstschutzes kennenlernen. Es geht um eine wache und achtsame Präsenz, um Möglichkeiten, dich, deine Aura und deine Chakren in bestimmten Situationen zu schützen, und um Techniken, die dir helfen, gut für dich zu sorgen und wieder ganz bei dir anzukommen.

IV
Energetischer Selbstschutz

Wie kannst du dich in angespannten Situationen schützen und in deiner Energie bleiben? Lass mich dir dazu ein kleines Beispiel erzählen. Erst vor kurzem war ich in einer ganz alltäglichen Situation dankbar für die Möglichkeiten, die mir der energetische Selbstschutz bietet. Während eines Streiks in Berlin musste ich mit einer unglaublich vollen S-Bahn vom Hauptbahnhof zur Warschauer Straße fahren. Aufgrund der extremen Enge und der damit verbundenen Wärme und Geruchsbeeinträchtigung stand ich kurz vor einer – noch nie zuvor erlebten – Panikattacke. In diesem Moment half es mir, meine Aura so eng wie möglich an mich heranzuholen und mir am Rand meiner Aura, ganz nah an meiner Kleidung, an allen Seiten »Schutzrosen« vorzustellen. So konnte ich die Fahrt zwar nicht genießen, aber immerhin gut und einigermaßen gelassen überstehen.

Um ein Leben in Balance zu führen, ist es wichtig zu wissen, dass du dich mit Hilfe der Energiearbeit bei Bedarf von den Energien anderer Menschen abgrenzen und dich so schützen kannst. In diesem Kapitel lernst du, wie dein Energiekörper mit der Aura und den Chakren als energetischer »Schutzmantel« zu nutzen ist. Die Arbeit mit den Chakren ermöglicht dir, dich selbst besser wahrzunehmen und dein Handeln auf deine Bedürfnisse hin auszurichten. Wenn du darüber hinaus deine Intuition und Wahrnehmung schulst und dir mehr vertraust, folgt daraus wie selbstverständlich eine umfassende und stimmige Neuausrichtung deines Lebens. Die veränderte innere Haltung hilft dir, einem

Erschöpfungszustand vorzubeugen oder Wege aus der Krise in ein selbstbestimmtes Leben in Balance zu finden.

Indem du also die Fähigkeit trainierst, dich selbst besser wahrzunehmen, und deine Chakren und deine Aura harmonisierst und stärkst, kannst du energetischen Selbstschutz in deinem Alltag einsetzen. Durch die Energiearbeit setzt du Impulse im seelischen, geistigen und im körperlichen Bereich. Deine Blockaden aus veralteten Überzeugungen werden gelöst, und du entfaltest dein wahres Potential und Selbstbewusstsein. Hieraus ergeben sich neue Handlungsweisen und Einsichten für deinen Alltag.

Durch die folgenden Übungen schulst du dich darin, im Hier und Jetzt präsent zu sein: in Verbindung mit der Erde und den Erdenergien und deiner energetischen Sonne und im Kontakt mit den kosmischen Energien. Die energetischen Schutztechniken helfen dir, dich energetisch zu klären und von allem, was dich von dir selbst und deinem Wesenskern entfernt, zu reinigen. Diese Fremdenergien können von Menschen übernommene Normen, Vorstellungen oder Gefühle sein. Zudem wird es dir durch die Übungen immer leichter fallen, durch einen veränderten Umgang mit dir selbst deine inneren Antreiber vom Thron zu stoßen und dich nicht mehr so schnell von dir selbst zu entfernen.

Nach außen ist der menschliche Körper durch die Haut begrenzt. Über diese physische Grenze hinaus strahlt der Körper Wärme aus sowie den individuellen Körpergeruch oder auch den Duft der verwendeten Seife oder des Parfums. Das feinstoffliche Energiefeld, die Aura, umgibt den physischen Körper wie eine Blase, ein Ei oder ein Ballon. Mit ihren verschiedenen Schichten und den darin enthaltenen Informationen kann sie von hellsichtigen Menschen gesehen oder von hellfühlenden Menschen gespürt werden.

Das Energiefeld umgibt jeden Menschen, jedes Tier, jede Pflanze, jedes Haus und jede Stadt und ist in Form und Farbe individuell verschieden. Mit einer speziellen Aufnahmetechnik kann die aktuelle Form und Farbe der Aura eines Menschen heute auch als Bild für unsere normalen Augen sichtbar gemacht werden. Die Aura ist beweglich und verändert sich ständig, und wir können in jedem Moment Einfluss auf sie nehmen. Wir können sie situationsbedingt durchlässiger machen oder enger an unseren Körper heranziehen und sie damit auch als einen Schutzmantel nutzen.

Ich unterscheide drei Bereiche des energetischen Selbstschutzes, die allerdings fließend ineinander übergehen und zusammenhängen, also nicht absolut voneinander getrennt sind. Im Folgenden erläutere ich diese drei Ebenen.

Stärkung der Präsenz im Hier und Jetzt

Der zentrale Aspekt im energetischen Selbstschutz ist, sich in jedem Augenblick seiner selbst als Mensch auf dieser Erde bewusst zu sein. Um dieses Gewahrsein im Hier und Jetzt zu üben und dich selbst so wahrzunehmen, wie du bist, erlaube dir zu spüren, wie es dir augenblicklich geht. Nimm deine körperlichen Empfindungen wahr. Ist es dir warm oder kalt? Tut dir etwas weh? Fühlst du in deinem Körper Druck oder Verspannungen? Wo nimmst du diese wahr? Nimm deine derzeitigen Emotionen und Gefühle wahr. Wie geht es dir? Wie ist deine Stimmung? Was denkst du jetzt, in diesem Augenblick? Was beschäftigt dich? Kannst du eine Verbindung zwischen deinen körperlichen Empfindungen, deinen Gefühlen und deinen Gedanken erkennen? Versuche, dich im Laufe des Tages immer mal wieder auf diese Weise selbst wahrzunehmen, Kontakt zu dir selbst aufzunehmen. Vermeide es, deine Gedanken, Gefühle oder Empfindungen zu bewerten. Nimm sie einfach wahr.

Übung: Atmen

Intention der Übung
Diese Übung unterstützt dich dabei, dich an die Lebensenergie anzubinden, die durch deinen Atem strömt, und im gegenwärtigen Augenblick bei dir selbst anzukommen. Übe sie am besten mehrmals am Tag.
Affirmation
Ich nehme mich bewusst wahr.

Übungsablauf
- Atme einige Male ruhig und tief ein und aus.
- Stelle dir vor, dass mit jeder Einatmung deine Energie – wo auch immer sie gerade ist – ganz von selbst zu dir zurückkehrt. Mit jeder Ausatmung lässt du alles los, was du nicht mehr benötigst. Mit jedem Atemzug kommst du so mehr und mehr in diesem Raum, in diesem Moment an.
- Spüre beim Atmen deinen Körper, deine Emotionen und Gefühle und nimm deine Gedanken wahr. Versuche, sie nicht zu bewerten.
- Stelle dir nun vor – und vielleicht spürst du es auch – dass du dich mit jedem Atemzug mehr und mehr entspannst und bei dir selbst ankommst.

Anmerkung
Für diese Übung benötigst du weder viel Zeit noch einen besonderen Raum.

Übung: Präsenz in diesem Augenblick

Intention der Übung
Wie geht es dir im Augenblick? Diese Übung hilft dir, zu spüren, wie es dir in diesem Moment geht. Sie dient dazu, dich auf dich selbst zu besinnen.

Affirmation
Ich spüre mich und nehme mich an, wie ich bin.

Übungsablauf
- Gehe mit deiner Aufmerksamkeit zu dir nach innen und atme ein paar Mal ruhig und tief in deinem eigenen Rhythmus ein und aus.
- Stelle dir deine Verbindung mit der Erde vor und erinnere dich an deine energetische Sonne über deinem Kopf.
- Fühle für ein paar Minuten, wie es dir körperlich geht. Gibt es Spannungen, Druck oder Schmerz irgendwo in deinem Körper? Atme ruhig und tief in diese Bereiche hinein und gib ihnen ein inneres »Hallo«. Versuche, deine Empfindungen nicht zu bewerten.
- Spüre dann wie es dir emotional geht und wie deine Stimmung ist. Versuche auch die Emotionen und Gefühle wahrzunehmen, ohne sie gleich zu bewerten. Gib ihnen ebenfalls ein »Hallo«.
- Beobachte nun für einen Moment, mit was deine Gedanken gerade beschäftigt sind. Begrüße auch deine Gedanken.

- Kannst du eine Verbindung zwischen deinen körperlichen Empfindungen, deinen Gefühlen und deinen Gedanken erkennen?
- Gehe dann mit deiner Aufmerksamkeit etwas tiefer nach innen und fühle, wie es dir in diesem Augenblick in deiner Mitte geht. Gib dir selbst auch innerlich ein »Hallo! Schön, dass ich da bin, so wie ich bin.«
- Komme mit jedem Atemzug mehr und mehr in diesem Moment, in deinem eigenen Raum und bei dir selbst an.

Alles ist okay, so wie es ist. Das Leben stellt dich vielleicht genau jetzt vor neue Herausforderungen. Bist du gut in Kontakt mit dir, verlierst du dich weder in deinen Gedanken noch in deinen Gefühlen. Du bist verwurzelt wie ein Baum. Aus dieser Präsenz heraus kannst du stimmige Entscheidungen treffen, wie du mit den Herausforderungen umgehen möchtest und wie es mit deinem Leben weitergehen soll.

Der aufkommende Wind mag sich zu einem Sturm entwickeln, so dass dein ganzes System bewegt wird. Du aber bist gut mit der Erde verbunden. Dir kann nichts passieren. Vielleicht lösen sich in diesem Moment ein paar alte Glaubenssätze oder negative Gedanken. Frage dich dabei immer wieder aufs Neue: Was tut dir gut? Was hilft dir, dich zu spüren? Welche Möglichkeiten hast du, um wieder bei dir selbst anzukommen? Was füllt dich mit Energie? Was hilft dir, mehr in deiner Mitte zu sein?

Übung: Baum im Wind   Audio 16

Intention der Übung
In dieser Übung erfährst du, wie es sich anfühlt, gut geerdet zu sein – wie ein Baum – und dich vom Wind bewegen zu lassen, so dass Altes geht und Platz für Neues entsteht.
Affirmation
Ich bin wie ein Baum tief mit der Erde verbunden und lasse alles Alte und Überholte jetzt los.
Übungsablauf
- Gib dir selbst eine kurze Fußmassage.

- Stelle dich anschließend aufrecht hin und spüre von deinen Füßen aus die Verbindung mit dem Boden. Dein Körper ist entspannt und deine Knie sind leicht gebeugt.
- Atme ein paar Mal bewusst ein und aus und gehe mit deiner Aufmerksamkeit nach innen. Stelle dir vor deinem inneren Auge einen Baum vor. In welcher Umgebung steht dein Baum? Was ist es für ein Baum? Ist es ein kleiner, junger oder ein großer, alter Baum? Wie sieht er aus? Wie dick ist sein Stamm und wie groß ist seine Krone? Siehst du Blüten, Blätter oder Früchte an dem Baum? Hast du eine Idee, wie der Baum mit der Erde verwurzelt ist? Nimm dir ausreichend Zeit, deinen Baum zu betrachten und dich mit ihm zu verbinden.
- Gehe nun mit deiner Aufmerksamkeit zu deinen Füßen und stelle dir vor, dass aus deinen Fußsohlen langsam Wurzeln zu wachsen beginnen. Spüre die Verbindung mit der Erde und erinnere dich an den Halt und die Sicherheit, die dir die Erde gibt.
- Wenn du gut geerdet bist, stelle dir vor, wie ein leichter Wind aufkommt, der durch den Baum hindurchweht und der ihn in sanft bewegt und dann kräftiger wird und den Baum in immer stärkere Bewegung versetzt. Gehe mit deinem Körper in diese Bewegung hinein und beginne, deine Hände, die Arme und deinen ganzen Körper mit dem Wind schwingen zu lassen.
- Stelle dir vor, wie der auffrischende Wind die vertrockneten Blätter und Zweige des Baumes mitnimmt. Lasse auch du alles Alte und nicht mehr zu dir Passende aus deiner Aura, aus deinen Chakren und aus deinem Körper mit dem Wind gehen. Stelle dir vor, dass auch überflüssige Gedanken, Glaubenssätze, Gefühle und innere Antreiber mit dem Wind davonfliegen.
- Spüre, wie der Wind wieder schwächer wird und der Baum und du langsam wieder zur Ruhe kommen. Fühle von deinen Füßen aus erneut deine Verbindung mit der Erde.
- Fülle dich anschließend von deiner energetischen Sonne aus mit frischer Energie, mit Licht und deinen eigenen Farben auf.
- Gehe anschließend bewusst durch den Raum und spüre, wie du dich nun körperlich, emotional und geistig fühlst.

Anmerkung
Du kannst diese Übung auch in deinem Garten, im Park oder im Wald machen. Stelle dich in die Nähe oder an den Stamm eines Baumes, fühle seine Stärke

und seine Verbindung mit der Erde. Spüre den Wind, der durch den Baum und durch dein Energiesystem streicht und lasse los, was du nicht mehr brauchst.

Übung: Erdung von den Füßen   Audio 17

Intention der Übung
In dieser Übung erfährst du den Kontakt deiner Füße mit dem Boden. Du kannst alte Energien abgeben und dich mit wohltuender und belebender Energie neu aufladen.

Affirmation
Ich bin gut geerdet, lasse Altes gehen und fülle mich neu auf.

Übungsablauf
- Setze dich bequem und aufrecht auf einen Stuhl. Atme ein paar Mal in deinem eigenen Rhythmus ruhig und tief ein und aus. Spüre, wie sich dein Brustkorb mit jeder Einatmung ein wenig hebt und mit jeder Ausatmung senkt.
- Fühle nun mit geschlossenen Augen den Kontakt von beiden Fußsohlen mit dem Boden darunter. Woher weißt du, dass deine Füße da sind? Wie fühlen sich die Füße an? Hast du Schmerzen oder eine andere Empfindung in den Füßen? Sind die Füße kalt oder warm? Nimm wahr, ohne zu bewerten.
- Bewege zunächst den rechten Fuß und das Fußgelenk, strecke die Zehen, gib leichten Druck auf die Hacke, die Seiten und den Fußballen. Wenn du möchtest, kannst du den rechten Fuß kurz massieren und ihn ausschütteln. Setze den rechten Fuß wieder auf den Boden und spüre, ob es einen Unterschied zu deinem linken Fuß gibt. Bewege nun den linken Fuß, die Zehen und das Fußgelenk und massiere auch diesen Fuß kurz und schüttle ihn aus.
- Spüre, ob sich etwas verändert hat. Wie fühlt sich der Kontakt von den Füßen mit dem Fußboden nun an?
- Stelle dir jetzt vor, dass es von deinen Füßen aus eine energetische Verbindung in die Erde hinein gibt. Lasse diese Verbindung durch den Boden unter deinen Füßen, durch den Raum darunter, durch den Mutterboden und die verschiedenen Erdschichten, die Steine und das Wasser in die Erde hineinwachsen. Dehne deine Erdung in die Tiefe und auch in die Weite unter dir aus. Bewerte nicht.
- Schreibe jetzt in deiner Vorstellung deinen Vor- und Nachnamen sowie das Datum von heute in deine Erdung und nimm sie damit in Besitz. Verändert sich

etwas? Stelle dir dabei vor, dass du deine Erdung so angenehm und passend wie möglich machst. Welche Farbe hat deine Erdung? Gibt es einen Klang oder ein bestimmtes Gefühl dazu? Atme weiter ruhig und tief ein und aus. Nun stelle dir vor, dass bei jeder Ausatmung alle Anspannung, Schmerzen und Druck aus deinem Körper abfließen. Lasse auch die überholten Gefühle und überflüssigen Gedanken in die Erde gehen. Die Erde nimmt diese Energien auf, ohne sie zu beurteilen, und neutralisiert oder transformiert sie.

- Wenn du merkst, dass alles Alte und nicht mehr Benötigte aus dir soweit möglich abgeflossen ist, dann konzentriere dich mehr auf die Einatmung. Lade in deiner Vorstellung mit jeder Einatmung wohltuende und vitalisierende Energie aus der Erde ein. Hat die Energie für dich in diesem Moment eine besondere Qualität? Hat sie eine Farbe, einen Klang oder einen Duft? Lasse die nährenden Kräfte aus der Erde in deine Füße und von dort aus in deine Beine, das Becken, den Bauch, den Rücken, die Arme, die Hände und in deinen Kopf hineinströmen. Atme dabei weiter ruhig und tief ein und aus.
- Wenn du dich gut gefüllt fühlst, atme ein paar Mal kräftig ein und aus und beende die Übung, indem du deine Hände und Finger sowie deine Füße und Zehen bewegst. Öffne deine Augen und schaue dich im Raum um und komme langsam wieder in dieser Realität an. Wie geht es dir jetzt? Hat sich etwas verändert?

Anmerkung
Mache dir bewusst, was deine Füße bisher in deinem Leben geleistet haben. Wie viele Schritte bist du wohl schon auf ihnen gegangen? Schritt für Schritt, bis du heute genau da angekommen bist, wo du jetzt in diesem Moment stehst.

Umgang und Schutz in der akuten Situation

Praktische Übungen aus dem energetischen Selbstschutz ermöglichen es dir, auch in angespannten oder stressigen Situationen in der eigenen Mitte zu bleiben und dich bei Bedarf gegen die Energien anderer Menschen abzugrenzen. Wie das konkret geht und für dich nutzbar ist – selbst, wenn es dir bisher vielleicht noch nicht so gut gelang –, werde ich dir auf den nächsten Seiten zeigen. Es mag sein, dass es dir in einigen Momenten schon recht gut gelingt, geerdet und ganz präsent zu sein. Gleichzeitig wird es im Alltag immer wieder Situationen geben, in denen es eine besondere Herausforderung darstellt, in der eigenen Mitte zu bleiben. Ich gebe dir daher im Folgenden einige Hinweise und Impulse, damit du unmittelbar einen angemesseneren Umgang mit solchen als »stressig« empfundenen Situationen finden kannst. Du lernst, dich, wenn nötig, abzugrenzen und vor Fremdenergie zu schützen.

Mache dir dazu zunächst einmal bewusst, dass du es häufig selbst entscheiden kannst, ob du dich einer Situation tatsächlich aussetzen willst oder nicht. Wenn du spät abends allein durch eine dunkle Gegend nach Hause gehen musst und dich dabei unsicher fühlst, hast du ja auch die Wahl, dir ein Taxi zu rufen, anstatt trotz des ungutes Gefühls oder der Angst zu Fuß zu gehen. Manchmal ist es möglich und empfehlenswert, eine Situation – etwa ein Problemgespräch – zuerst einmal zu vermeiden und vorher in Ruhe über einen passenden Umgang mit der Thematik nachzudenken. Das soll keine Einladung sein, Dinge zu verdrängen!

Finde den geeigneten Moment für eine aktive Auseinandersetzung. Kläre dich im Vorfeld selbst, komme bei dir an. Falls es dir hilft, bitte eine neutrale dritte Person zu dem Gespräch hinzu. Finde heraus, was dir in der Situation Sicherheit gibt. Was brauchst du, um gut in Kontakt mit dir zu sein und gut für dich zu sorgen? Welches Bedürfnis hast du? Wie kannst du einen für dich geeigneten Rahmen für einen konstruktiven Austausch – innen wie außen – schaffen?

Was aber, wenn du dich ganz plötzlich in einer stressigen oder gar bedrohlichen Situation befindest und keine Vorbereitungen mehr getroffen werden können? Hier kannst du meistens immer noch wählen, wie lange du in der Situation bleibst. Es ist zum Beispiel möglich, eine Veranstaltung oder Party einfach nach kurzer Zeit wieder zu verlassen, wenn du dich an diesem Tag unwohl und nicht sicher fühlst. Auch mitten in einem Streitgespräch mit dem Vorgesetzten oder einer Auseinandersetzung mit dem Partner oder der Partnerin ist es möglich, herauszufinden, wie du bei dir selbst bleiben und in der Situation gut für dich sorgen kannst. Die von mir vorgeschlagenen Übungen aus der Energiearbeit werden dir hervorragende Möglichkeiten dafür aufzeigen.

Ganz gleich, um welche Situation es sich handelt, mache dir bewusst, welche alten Verhaltensmuster oder falschen Überzeugungen hinter deinen in der Situation erlebten Gefühlen wie Angst oder Wut stehen. Erinnert dich etwas an eine Erfahrung in der Vergangenheit? Hat das, was du dort erlebt hast, etwas mit der aktuellen Situation zu tun? Distanziere dich von diesen falschen Identifikationen und alten Emotionen mit Hilfe der bereits bekannten energetischen Übungen und komme wieder in der Gegenwart, in der Präsenz an.

Jetzt stelle ich dir einige Schutztechniken vor, die es dir ermöglichen, in der akuten Situation denk- und handlungsfähig zu bleiben. Probiere sie einige Male in relativ entspannten Situationen aus, so dass du sie dann auch im Konfliktfall für dich nutzen kannst, um bei dir zu bleiben. Hilfreich ist es, wenn du die Techniken mit etwas Humor einsetzt und sie den eigenen Bedürfnissen entsprechend variierst.

Übung: Atmen und Erden

Intention der Übung
In jeder Situation kannst du zunächst ein paar Mal ruhig und tief ein- und ausatmen und den Boden unter deinen Füßen spüren. Das hilft dir, dich an deine Lebendigkeit im Hier und Jetzt zu erinnern.

Affirmation
Ich atme und spüre den Boden unter meinen Füßen.

Übungsablauf
- Atme ein paar Mal ruhig und tief ein und aus.
- Spüre dann für einen kurzen Moment den Kontakt von deinen Füßen mit dem Boden und erinnere dich an deine Erdung.

Durch das Atmen und den Bodenkontakt kommst du ganz von selbst wieder im gegenwärtigen Augenblick an. Mit etwas Geduld und Übung kannst du so eine innere Distanz zu alten und heute nicht mehr angemessenen Gefühlen, Gedanken und den entsprechenden Ohnmachts-, Kampf- oder Fluchtreaktionen herstellen. Ein Teil von dir bleibt präsent und beobachtet die Situation, so dass du dich nicht mehr vollständig in ihr verlierst. Auch in einer angespannten oder als stressig erlebten Situation ist es möglich und sehr hilfreich, sich immer wieder kurz auf den Atem und die Erdung zu konzentrieren und sich der eigenen Kraft und Energie bewusst zu sein.

Übung: Sonne und kosmische Energien   Audio 18

Intention der Übung
In dieser Übung lernst du, deine Energie zu sammeln und sie von anderen Menschen zu dir zurückzuholen oder Energie von anderen aus deinem System zu entlassen. Von deiner Sonne aus kannst du dich mit den kosmischen Energien verbinden und dich jederzeit mit freier, klarer oder unbelasteter Energie neu auffüllen.

Affirmation
Ich sammle meine Energie und spüre meine Kraft.

Übungsablauf
- Setze dich bequem auf einen Stuhl; dein Rücken ist gerade. Beide Füße stehen etwa in Schulterbreite auf dem Boden. Spüre den Kontakt von deinen Füßen mit dem Boden. Dein Körper ist entspannt und deine Aufmerksamkeit ist nach innen gerichtet. Atme ein paar Mal ruhig und tief ein und aus.
- Gehe nun mit deiner Aufmerksamkeit etwa 30 bis 50 cm über deinen Kopf und stelle dir dort deine eigene und ganz persönliche Lichtquelle vor. Wie sieht deine »Sonne« aus? Hat sie eine bestimmte Farbe, Größe, Struktur oder Form? Wie fühlt sie sich an, wenn du sie mit deinen Händen berührst?
- Schreibe in deiner Vorstellung deinen Namen und das heutige Datum in deine energetische Sonne.
- Stelle dir dann vor, dass du deine Energie von dort, wo immer sie im Moment ist, zurück in deine Sonne holst. Sammle deine Energie ein – von anderen Menschen oder aus vergangenen Situationen. Wenn du möchtest und es die Situation erlaubt, kannst du deine Hände dazunehmen und mit ihnen deine Energie aus allen Richtungen wieder zu dir zurückholen.
- Spüre dann, ob es in deinem System Energien anderer Menschen oder veraltete Bilder oder Glaubenssätze gibt. Lasse sie in deiner Vorstellung mit deiner Ausatmung von deiner Sonne ins Universum gehen. Dort werden die Energien neutralisiert oder transformiert. Du kannst das Loslassen auch mit deinen Händen unterstützen.

- Stelle dir dann von deiner Sonne aus eine energetische Verbindung zum Kosmos vor. Lade aus dem Universum die Qualität ein, die dir in dieser Situation guttut und dir hilft, bei dir selbst zu bleiben oder wieder bei dir anzukommen (zum Beispiel Klarheit, Konzentration oder Weite). Lasse die unterstützende Energie in deinen Körper, in deine Chakren und in deine Aura strömen. Atme.

Anmerkung
Mit der Zeit und mit etwas Übung kannst du diesen Energieaustausch in wenigen Sekunden ausführen, so dass dir diese Möglichkeit in jeder Situation direkt zur Verfügung steht. Möglicherweise hast du für die energetische Sonne auch ein anderes Bild oder eine passendere Idee. Folge deiner Vorstellungskraft.

Übung: Die eigene Aura spüren   Audio 19

Intention der Übung
In dieser Übung nimmst du Kontakt mit deinem physischen und mit deinem feinstofflichen Körper auf. Du erfährst hierdurch die Form und Größe deiner Aura. Zudem erhältst du eine Idee von deiner Aura als energetischem Schutzraum.

Affirmation
Ich spüre meinen Körper und meine Aura.

Übungsablauf
- Gehe mit deiner Aufmerksamkeit zu dir selbst nach innen. Spüre, ob du dort, wo du jetzt bist, genug Platz hast, um in deiner eigenen Aura zu sein. Du kannst bequem sitzen oder stehen. Atme ein paar Mal ruhig und tief ein und aus und gehe dann mit deiner inneren Aufmerksamkeit zu deinen Händen. Spüre deine Fingerspitzen und deine Handinnenflächen. Reibe deine Hände ein paar Sekunden lang sanft aneinander und schüttle deine Hände dann ein paar Mal aus.
- Beginne mit deinen Fingern sanft deine Haut an Stellen zu berühren, die nicht mit Kleidung bedeckt sind wie Gesicht, Nacken, Hände und Arme.
- Nimm für einen Augenblick die äußere physische Hülle deines Körpers mit der Haut und den Härchen und den Körperöffnungen wie Augen und Ohren bewusst wahr. Berühre die äußere Schicht deines Körpers sanft mit den Fingerspitzen und bewege deine Hände dann zu Bereichen, die mit Kleidung bedeckt und geschützt sind. Wie fühlen sich deine Haut und die Kleidung an?
- Wenn du deinen ganzen Körper mit deinen Händen berührt und wahrgenommen hast, bewege deine Hände langsam und sanft einige Zentimeter von deiner

Haut und deiner Kleidung weg in die körperliche Auraschicht hinein. Spüre jetzt diesen Raum mit deinen Händen und Fingerspitzen mit derselben Aufmerksamkeit, mit der du vorher deine Haut und deine Kleidung berührt hast. Versuche, nicht zu viel zu denken oder zu bewerten. Falls es dir schwerfällt, irgendetwas zu spüren, dann tue einfach so, als ob du den feinstofflichen Raum berühren und spüren würdest. Vielleicht gibt es Stellen, wo du eine Idee oder ein Bild zu dieser Ebene bekommst. Vielleicht gibt es auch andere Bereiche, wo du in diesem Moment nichts oder wenig spürst oder siehst. Versuche deine Wahrnehmung nicht zu bewerten.

- Bewege nach ein paar Minuten deine Hände etwa 15 bis 20 Zentimeter von deinem Körper fort und berühre diese Ebene sanft und achtsam. Auch die emotionale Auraschicht umgibt deinen Körper vollständig. Möglicherweise spürst du die Energien in dieser Ebene besser am Kopf oder vor deinem Bauch, vielleicht spürst du sie weniger intensiv an Armen oder Beinen. Probiere spielerisch, wie sich die Energien an verschiedenen Stellen und in unterschiedlicher Entfernung von deinem physischen Körper anfühlen.
- Strecke deine Arme nach einigen Minuten ganz aus. Spüre die Energie über deinem Kopf, vor dir, an deinen Seiten und hinter deinem Rücken und unter deinen Füßen. Berühre deine spirituelle Auraschicht von oben nach unten. Wenn deine Armspanne nicht ausreicht, um deinen Raum überall zu berühren, dann kannst du dich dazu auch recken und strecken und dir vorstellen, dass deine Arme länger werden und du deine Aura bis zu ihrem Rand und zu deiner energetischen Sonne spüren kannst. Atme dabei weiter ruhig und tief ein und aus.
- Wenn es genug für dich ist, dann lasse deine Hände und Arme wieder zur Ruhe kommen. Spüre den Kontakt deiner Füße mit dem Boden und erinnere dich an das Licht und die Farben deiner energetischen Sonne.
- Jetzt stelle dir mit geschlossenen Augen deinen Energieraum genau vor. Wie sieht dieser Raum für dich aus? Welche Form, welche Farbe oder welchen Klang nimmst du wahr? Wie groß, wie hoch über dir und wie tief unter deinen Füßen ist dieser Raum? Dehnt sich dein Raum nah an deinem Körper oder weit davon entfernt aus? Wie fühlt es sich für dich an, für einen Augenblick so ganz bewusst in deinem eigenen Energieraum zu sitzen oder zu stehen?
- Wenn es genug ist, atme ein paar Mal tief ein und aus und löse dich dann langsam aus der Konzentration und öffne die Augen. Schüttle deine Arme,

die Füße, die Beine und deinen ganzen Körper sanft aus und recke, strecke und dehne dich ein paar Mal und gehe dann bewusst ein paar Schritte durch den Raum.
- Wie fühlst du dich jetzt? Hat sich etwas verändert?

Anmerkung
Wenn du möchtest, kannst du etwas zu deinen Erfahrungen aufschreiben oder malen. Du kannst auf dieselbe Weise auch das Energiefeld eines anderen Menschen erspüren. Gehe dabei achtsam und respektvoll vor und frage vor der Berührung deine Partnerin oder deinen Partner nach der Erlaubnis. Anschließend sollten sich beide wieder erden, einen Energieaustausch machen und sich mit der eigenen Energie aus der energetischen Sonne wieder gut auffüllen.

Übung: Die Aura als energetischer Schutzmantel   Audio 20

Intention der Übung
Es gibt immer wieder Situationen, in denen sich deine Energie mit der Energie anderer Menschen vermischt oder in denen du deine Energie abgibst oder Energie von anderen aufnimmst. Wir alle sind diesen energetischen »Übergriffen« bewusst oder unbewusst ausgesetzt, zum Beispiel in überfüllten Bussen, auf dem Weihnachtsmarkt oder in Streitgesprächen. Dein energetischer Schutzraum hilft dir, in diesen Situationen in deiner Energie zu bleiben und dich vor der Energie anderer bei Bedarf abzugrenzen und zu schützen.

Affirmation
Meine Aura ist mein energetischer Schutzmantel.

Übungsablauf
- Sitze oder stehe in einer entspannten und aufrechten Körperhaltung, so dass deine Energie frei fließen kann. Atme bewusst ein und aus und verbinde dich mit der Erdenergie und deiner energetischen Sonne.
- Nimm Kontakt mit deinem physischen Körper auf. Mache dir bewusst, wie du dich in diesem Moment fühlst und wie du deinen Körper wahrnimmst.
- Gehe nun mit deiner inneren Aufmerksamkeit zu deiner Haut und von dort aus zu dem feinstofflichen Raum, der dich umgibt. Spüre mit deiner inneren Aufmerksamkeit und mit deinen Händen deinen Energiekörper. Wie nimmst du deine Aura wahr? Wie groß, dicht, warm oder bunt ist deine Aura? Wo und wie spürst du ihre Grenze?

- Stelle dir vor, dass du deine Aura mit deinen eigenen Farben und Qualitäten aus deiner Sonne auffüllst. Mache auch den Rand deiner Aura mit einer besonderen Farbe oder Struktur ganz klar und deutlich. Schreibe das heutige Datum und deinen Vor- und Nachnamen in den Aurarand.
- Du kannst zusätzlich ein Schutzsymbol wählen und hiermit alle Seiten um dich herum, über deinem Kopf und unter deinen Füßen deutlich begrenzen. Probiere aus, welches Symbol für dich in welcher Situation eine passende Schutzwirkung hat. Vielleicht ist es eine »Schutzrose«, ein »Schutzkaktus« oder ein »Schutzstein«?
- Stelle dir nun vor, dass du deine Aura für fremde Energien durchlässig machst oder um dich herum ein sanfter Wind weht, der automatisch nicht benötigte Gefühle und Gedanken von anderen Menschen aus deinem Energiesystem wegbläst. Fülle dich anschließend von deiner Sonne aus gut mit deiner eigenen Energie auf.
- Löse diesen besonderen Schutzraum auf, sobald du dich wieder sicher fühlst.

Anmerkungen
Es ist sinnvoll, diese Schutzübung zunächst einige Male in entspannter Atmosphäre auszuprobieren und sie dann erst in einer angespannten Situation anzuwenden. Zudem eignet sie sich hervorragend, um sie mit der folgenden Übung zu kombinieren.

Übung: Wahrnehmen und Schutz der unteren Chakren   Audio 21

Intention der Übung
Die Chakren sind Kraftzentren, die unseren physischen Körper mit unserem Energiekörper verbinden. Durch diese Übung kommst du in Kontakt mit den ersten drei Chakren. Du lernst, diese Chakren bei Bedarf etwas zu schließen oder sie mit einem Schutzsymbol zu schützen, so dass die Gefühle und Gedanken anderer Menschen nicht ungefiltert in dich eindringen können.

Affirmation
Ich spüre und schütze meine unteren Chakren.

Übungsablauf
- Atme ein paar Mal ruhig und tief ein und aus. Erde dich und verbinde dich mit der Energie aus dem Universum.

- Schüttle deine Hände ein paar Mal kräftig aus.
- Gehe mit deiner inneren Aufmerksamkeit und mit deiner Atmung zu deinem Wurzelchakra. Fühle dieses Chakra mit deinen Händen. Halte hierbei die Handinnenflächen in Höhe deines unteren Bauches etwa in 10 bis 20 cm Abstand von deinem Körper. Wenn es möglich ist, spüre das erste Chakra auch an deiner Rückseite, etwas unterhalb des Steißbeins. Sei sanft und rücksichtsvoll und nimm wahr, was du siehst oder fühlst. Verändert sich die Farbe, Größe oder Form des Chakras bei der Berührung?
- Gehe nun mit deiner inneren Aufmerksamkeit, deiner Atmung und mit deinen Händen weiter zu deinem Bauchchakra. Spüre es etwas unterhalb deines Bauchnabels und an deinem unteren Rücken. Bewege deine Hände in diesem Bereich sanft hin und her sowie vor und zurück. Lasse deine Hände auch dieses Chakra fühlen und nimm wahr, was du siehst oder fühlst. Verändert sich das zweite Chakra bei der Berührung? Beobachte, ohne zu bewerten, und vergiss das Atmen nicht.
- Lasse Atmung, Aufmerksamkeit und Hände dann in deinem eigenen Tempo weiter zu deinem Solarplexuschakra wandern, etwa in Höhe des sogenannten Sonnengeflechts. Spüre das Chakra und achte wieder auf seine Form, Größe und Farbe.
- Schließe nun in deiner Vorstellung und mit deinen Händen deine unteren drei Chakren nach außen so weit, dass du dich sicher fühlst und dich die Emotionen und Gefühle der anderen nicht zu sehr beeinträchtigen.
- Du kannst dir auch vorstellen, dass du Schutzzeichen vor die unteren drei Chakren setzt, etwa im Abstand deiner ausgestreckten Arme.
- Wenn du das Gefühl hast, dass die Situation vorbei oder wieder entspannt ist, dann öffne deine Chakren nach außen hin wieder etwas mehr und lasse auch die Schutzzeichen wieder gehen.

Anmerkung

Ein Schutzzeichen kann eine bestimmte Farbe oder ein Symbol wie etwa eine Rose oder ein Stern oder ein Schild sein. Probiere aus, welche Schutzzeichen für dich in verschiedenen Situationen wirksam sind. Wie in der vorherigen Übung, ist es auch in dieser Übung sinnvoll, das Schließen und Schützen der Chakren zunächst mit genügend Zeit und in entspannter Atmosphäre zu üben.

Übung: Schaffen eines energetischen Schutzraumes   Audio 22

Intention der Übung
In manchen Situationen brauchst du einen besonderen energetischen Schutz. Das kann zum Beispiel in Kontakt mit einem Menschen der Fall sein, der dich mit seiner Energie oder mit seinen Erwartungen überschüttet oder dir deine Energie abzieht. In dieser Übung lernst du eine wirksame Technik, um deine Aura und ihren Rand als Schutzraum zu nutzen.

Affirmation
Ich bin in meiner Energie und schütze mich bei Bedarf.

Übungsablauf
- Atme ein paar Mal bewusst ein und aus und spüre deinen Körper. Erde dich und sammle deine Energie in deiner Sonne.
- Visualisiere außerhalb deiner Aura eine leere, weiße Leinwand. Stelle dir auf der Leinwand ein Bild von dir selbst vor. Erde dieses Bild, setze eine energetische Sonne darüber und schreibe deinen Namen und das heutige Datum hinein.
- Visualisiere nun einen energetischen Schutzraum um dieses Bild, indem du deine Aura und ihren Rand deutlich machst. Stelle dir hierzu eine oder mehrere Farben vor, die du mit Schutz und Sicherheit assoziierst. Fülle die Aura in dem Bild auf der Leinwand ganz mit dieser Farbe und Qualität aus. Wähle nun eine weitere Farbe für den Rand der Aura. Stelle dir vor, dass diese Farbe in deinem Aurarand ist und deine energetische Grenze deutlich macht.
- Wähle ein Symbol, das für dich in diesem Moment Schutz, Sicherheit und klare Grenzen darstellt. Probiere aus, welches Symbol passend für dich ist, es kann zum Beispiel eine Rose, ein Kaktus oder ein Kristall sein. Setze in deiner Vorstellung dieses Symbol an den äußeren Rand deiner Aura.
- Verbinde das Bild mit der Erde und mit der energetischen Sonne und von dort aus mit den kosmischen Energien.
- Lasse nun auf der Leinwand eine reale Situation nach vorne kommen, bei der du das Bedürfnis hattest, dich abzugrenzen und energetisch zu schützen. Probiere aus, wie die Situation sich für dich verändert, wenn du jetzt in deinem Schutzraum bist und bleibst. Passe deinen Schutzraum an die Situation an.
- Probiere aus, ob du noch andere Schutzqualitäten benötigst, um dich ganz sicher zu fühlen. Vielleicht hilft es dir, deine Aura durchlässig zu machen

oder dir einen Wind vorzustellen oder deine unteren Chakren nach außen zu schließen oder ein Schutzsymbol davorzustellen.
- Hole abschließend den Schutzraum von der Leinwand in deine energetische Sonne über deinem Kopf und lasse von hier aus die neue Schutzqualität in dein Energiesystem und in deinen Körper fließen. Wie fühlst du dich in dem Schutzraum? Gibt es noch etwas zu verändern oder zu ergänzen?
- Wenn du keinen Schutz mehr brauchst, dann lasse den Schutzraum wieder los.

Anmerkungen
Probiere aus, in welchen Situationen du welche Art von Schutz brauchst. Manchmal mag es ausreichend sein, dir deine Aura bewusst zu machen, in anderen Situationen brauchst du vielleicht einen ganz deutlich begrenzten Aurarand oder zusätzlich ein Symbol zu deinem Schutz. Wenn du dich in eine konkrete Situation begibst, nimm dir zuvor etwas Zeit und schaffe dir bei Bedarf einen passenden Schutzraum, in dem du dich sicher fühlst und der dir hilft, gut bei dir zu bleiben.

Übung: Lichtsäule

Intention der Übung
In dieser Übung erfährst du, wie es sich anfühlt, dich mit einer Lichtsäule zu umgeben. Dieser Lichtraum schützt dich vor Fremdenergien und verbindet dich sowohl mit den Kräften der Erde als auch mit den Energien des Universums.

Affirmation
Ich bin geschützt und verbunden mit Himmel und Erde.

Übungsablauf
- Atme ein paar Mal bewusst ein und aus und spüre deinen Körper. Erde dich und schreibe deinen Namen und das heutige Datum in deine Erdung. Verbinde dich mit deiner energetischen Sonne und schreibe auch dort deinen Namen und das Datum hinein.
- Stelle dir vor, dass du von einer schützenden Lichtsäule umgeben bist. Diese Säule kommt aus der Erde und reicht bis über deine Sonne ins Universum hinein. Welche Farbe braucht die Säule, damit du dich verbunden und gleichzeitig geschützt fühlen kannst? Probiere mehrere Farben aus und wähle die Farbe, mit der du dich wohl und sicher fühlst.
- Bleibe eine Weile in deiner Schutzhülle und atme ruhig und tief ein und aus und löse dich dann aus der Konzentration.

Anmerkung
Du kannst dir die Lichtsäule zum Beispiel vor einem Konfliktgespräch mit deinem Chef vorstellen. Du bleibst offen und präsent und bist von einem schützenden Licht umschlossen, so dass dir nichts zu nahe kommen kann.

Übung: Deutliche Grenzen setzen

Intention der Übung
In dieser Übung lernst du, dich bei Bedarf gegenüber der Energie anderer Menschen deutlich mit deiner Stimme, deiner Körperhaltung und deiner Aura abzugrenzen.

Affirmation
Ich darf mich abgrenzen und nein sagen.

Übungsablauf
- Atme ein paar Mal bewusst und tief ein und aus und spüre deinen Körper. Erde dich und verbinde dich mit deiner energetischen Sonne. Schreibe deinen Namen und das heutige Datum in deine Erdung und in deine Sonne.
- Stelle dir etwa einen Meter vor dir eine Person vor, gegen die du dich jetzt abgrenzen möchtest. Richte deinen Körper auf und spüre, wie dein Brustraum mit jedem Atemzug weiter wird. Stelle dir vor, dass du von einem energetischen Schutzmantel umgeben bist. Lasse dann innerlich ein klares »Stopp« oder »Nein« nach vorne kommen. Sprich das Wort laut und deutlich aus und unterstütze die Grenzsetzung, indem du deinen Arm dabei ausstreckst und mit deiner Hand ein Stoppsignal setzt.
- Wenn du das Gefühl hast, dass die Situation beendet ist, löse dich aus der Konzentration und verabschiede dich von der anderen Person.

Anmerkung
Wenn du möchtest, kannst du diese Übung auch mit einer Partnerin oder einem Partner durchführen. Wenn du dich damit sicher fühlst, dann probiere diese Abgrenzung in einer konkreten Situation aus, in der du verhindern möchtest, dass ein anderer Mensch dir zu nahe kommt. Setze dabei ebenfalls deine Körperhaltung, deine Stimme, deinen Schutzmantel und deine Absicht ein.

Techniken, nachdem die Situation beendet ist

Erfahrungsgemäß gelingt es uns trotz der oben aufgeführten Techniken nicht in jeder Situation, präsent zu sein, vollständig bei uns selbst zu bleiben und gut für uns zu sorgen. Vielleicht haben wir in der vorhergehenden Nacht schlecht geschlafen, brüten eine Erkältung aus oder fühlen uns niedergeschlagen, wodurch unsere Aufmerksamkeit – und unser Abwehrsystem überhaupt – geschwächt sind. Wir sind dann – selbst nachdem die Situation beendet ist – gedanklich und gefühlsmäßig noch damit befasst, fühlen uns vielleicht ausgelaugt oder haben Kopfschmerzen.

Jetzt ist es wichtig und hilfreich, möglichst unmittelbar einen Energieaustausch durchzuführen. Du sammelst dabei deine eigene Energie wieder ein und entlässt die Energien der anderen und die an die Situation gebundenen Energien wieder aus deinem Energiesystem. Hierdurch verhinderst du, dass du Stunden oder Tage lang noch gedanklich und gefühlsmäßig damit beschäftigt bist, weil deine Energie noch in der Situation oder bei deinem Gegenüber festhängt. Das Ziel ist, wieder ganz in der eigenen Energie und in deiner Mitte anzukommen. Dann bist du bereit, dich der nächsten Herausforderung zu stellen. Du erkennst, dass du mehr und mehr selbst beeinflussen kannst, wie du dich vor, in und nach einer Situation verhältst und fühlst.

Durch die Vorstellungskraft, deine damit verbundene Absicht sowie die daran gekoppelten Gefühle, Gedanken und körperlichen Empfindungen erschaffst du deine Realität immer wieder selbst. Du kannst also deine gefühlte Wirklichkeit verändern, indem du deine innere Haltung zu einer Situation veränderst. Ob du dich vor, in oder nach einer Begegnung ohnmächtig und gefangen fühlst oder ob du sie aktiv und konstruktiv erlebst und als eine wichtige Möglichkeit, Erfahrungen zu sammeln, liegt letztlich bei dir selbst.

Falls du glaubst, dass du zu klein bist, um etwas zu bewirken,
dann versuche mal zu schlafen, wenn eine Mücke im Zimmer ist.
(Dalai Lama)

Die folgenden Übungen können diesen Bewusstwerdungsprozess unterstützen.

Übung: Energieaustausch und energetische Reinigung   Audio 23

Intention der Übung
Durch diese Übung kannst du deine Energien zu dir zurückholen und – wenn du möchtest – die Energien anderer aus deinem System gehen lassen.

Affirmation
Ich sammle meine Energie und mache mich frei von Fremdenergien.

Übungsablauf
- Setze dich bequem auf einen Stuhl; dein Rücken ist gerade. Beide Füße stehen etwa in Schulterbreite auf dem Boden. Spüre den Kontakt deiner Füße mit dem Boden. Dein Körper ist entspannt, und deine Aufmerksamkeit ist nach innen gerichtet. Atme ein paar Mal ruhig und tief ein und aus.
- Gehe nun mit deiner Aufmerksamkeit zu deiner energetischen Sonne über deinem Kopf. Spüre ihre Größe und ihre Kraft. Schreibe deinen Namen und das heutige Datum in deine Sonne.
- Bleibe geerdet und stelle dir vor, dass in deiner Sonne ein Magnet sitzt, mit dem du die Energien, die von dir bei anderen Menschen oder noch in einer vergangenen Situation festsitzen, zu dir zurückholen kannst. Vielleicht unterstützt es dich, dir deine Energie als Farbe vorzustellen. Nimm dir genug Zeit zum Einsammeln deiner Energie.
- Stelle dir nun vor, dass du den Magneten in deiner Sonne so veränderst, dass er Fremdenergien in deinem Köper, deinen Chakren oder deiner Aura aufspürt. Diese Energien können dann von deiner Sonne aus abgegeben werden. Auf diese Weise kannst du die Gedanken, Gefühle und Erwartungen, die von anderen Menschen in deinem Energiesystem sind, in den Kosmos oder in die Sonne der entsprechenden Person schicken. Du kannst dir dabei vorstellen, dass die Farbe deiner Energie sich von der Farbe der anderen Menschen unterscheidet.
- Stelle dir vor, dass deine Sonne energetisch mit dem Kosmos verbunden ist. Lade aus dem Universum die Qualität oder Farbe ein, die dir jetzt gerade guttut. Lasse die unterstützende Energie in deinen Körper, in deine Chakren und in deine Aura strömen. Atme.

Anmerkung
Mit der Zeit und mit etwas Übung kannst du diesen Energieaustausch in wenigen Sekunden machen, so dass dir diese Möglichkeit nicht erst nach, sondern auch schon in der Situation direkt zur Verfügung steht.

Übung: Energetische Reinigung mit Farben

Intention der Übung
Durch diese Übung erfährst du, wie du dich und dein Energiesystem mit Hilfe von Farben klären und wieder neu auffüllen kannst.

Affirmation
Ich bin Licht und Farbe.

Übungsablauf
- Stelle dich aufrecht und entspannt in den Raum. Beide Füße stehen etwa in Schulterbreite auf dem Boden; spüre den Kontakt deiner Füße mit der Erde. Dein Körper ist entspannt und deine Aufmerksamkeit ist nach innen gerichtet. Atme ein paar Mal ruhig und tief ein und aus.
- Gehe nun mit deiner Aufmerksamkeit zu deiner energetischen Sonne über deinem Kopf und schreibe deinen Namen und das heutige Datum hinein.
- Stelle dir vor, dass in deiner Sonne alle Farben des Regenbogens sind. Wähle daraus die Farbe(n), die dir helfen, dich und dein Energiesystem von alten und nicht mehr zu dir passenden Energien zu befreien. Stelle dir vor – und vielleicht kannst du es auch fühlen – wie die Farbe(n) deinen Körper, deine Aura und deine Chakren durchdringen und alles mitnehmen, was gehen kann.
- Stelle dir anschließend vor, dass du dich von deiner Sonne aus mit den Farben wieder auffüllst, die dir jetzt entsprechen und dir guttun.
- Atme ein paar Mal ruhig und tief ein und aus und löse dich dann langsam aus der Konzentration. Wie fühlst du dich jetzt?

Anmerkung
Probiere verschiedene Farben zur Reinigung und zum Wiederauffüllen aus. Farben sind ebenso wie Klänge oder Düfte Schwingungen, die eine bestimmte Qualität vermitteln. Wenn du möchtest, kannst du also auch Klänge oder Düfte zur energetischen Reinigung und zum Auffüllen einladen. Natürlich kann auch die Wahl der Farben deiner Kleidung deine Stimmung und dein Selbstbewusstsein beeinflussen und ein energetisches Signal setzen, was sich auf die jeweilige Situation auswirken kann.

Übung: Reinigung mit Wind

Intention der Übung
In dieser Übung erfährst du, wie der Wind dir hilft, dich von überflüssigen Gedanken und Gefühlen zu lösen. Hierdurch entsteht Platz für unbelastete Jetztenergie.

Übungsablauf
- Gehe mit deiner Aufmerksamkeit zu dir selbst nach innen und atme ein paar Mal ruhig und tief ein und aus. Erde dich und spüre die Verbindung mit deiner Sonne. Schreibe deinen Namen und das heutige Datum in deine Sonne.
- Stelle dir vor, dass du auf einem hohen Berg oder am Ufer des Meeres stehst und dich ein kräftiger Wind umweht. Lasse alte und nicht mehr zu dir passende Gedanken, Gefühle, Bilder, Glaubenssätze und Erwartungen mit dem Wind ziehen. Mache dich frei davon.
- Fülle dich von deiner Sonne aus mit unbelasteter Jetztenergie wieder neu auf. Atme dabei ein paar Mal ruhig und tief ein und aus und löse dich dann aus der Konzentration.

Anmerkung
Du kannst diese Übung auch variieren, indem du in oder nach einer intensiven oder angespannten Situation in einem Raum bewusst das Fenster zum Lüften öffnest. Stelle dir dabei vor, dass die verbrauchte Energie zum Fenster hinausschwebt und der Raum ganz von selbst mit frischer Jetztenergie gefüllt wird.

Falls dich eine Situation oder eine Begegnung mit einem oder mehreren Menschen trotz der oben aufgeführten Möglichkeiten länger als ein paar Minuten beschäftigt und du merkst, dass du dich unwohl fühlst oder in deinen Gedanken und Gefühlen in der Situation festhängst, kannst du davon ausgehen, dass es mit dir selbst zu tun hat. Wenn du versuchst, herauszufinden, was deine eigenen Themen und Verhaltensweisen sind, die durch die Situation angesprochen werden, kannst du dich angemessen damit auseinandersetzen. Hierbei kann es hilfreich sein, dich nochmal mit den Aspekten der Chakren und dazu passenden Übungen zu beschäftigen oder dir professionelle psychologische, therapeutische oder energetische Unterstützung zu holen.

Durchlässigkeit – Alles ist mit allem verbunden
Eine wesentliche Erfahrungsebene des energetischen Selbstschutzes erschließt sich uns, wenn wir erkennen, dass alles mit allem verbunden ist und es daher nicht nötig ist, in Widerstand oder Abgrenzung zu gehen. Wenn du – ganz gleich, was im Außen passiert oder nicht passiert – mit dir verbunden und präsent bist, dann bringen dich Situationen emotional oder gedanklich immer seltener aus dem Gleichgewicht. Du brauchst dich immer weniger abzugrenzen und zu schützen. Wenn du erfährst, wie alles mit allem verbunden ist, erkennst du, dass es keine wirkliche Trennung zwischen der Welt im Außen und deinen inneren Erfahrungen gibt. Themen, mit denen du konfrontiert wirst, haben dann ganz selbstverständlich auch mit dir selbst zu tun. Dein Verhalten, deine Ängste oder deine Wut spiegeln das Verhalten, die Ängste oder die Wut deines Gegenübers wider und umgekehrt. Sobald du dich selbst besser kennenlernst, kannst du deiner eigenen Persönlichkeit immer liebevoller und wertschätzender begegnen. In diesem Bewusstwerdungsprozess werden belastende und verunsichernde Situationen seltener. Indem du dich selbst mehr und mehr im eigenen Raum erfährst und diesen Raum für dich ganz in Besitz nimmst, kannst du dich bei Bedarf auch schützen.

Ich selbst mache jetzt schon fast dreißig Jahre Energiearbeit und biete regelmäßig Kurse und Seminare in energetischem Selbstschutz an. Doch nach wie vor gibt es Situationen, in denen ich mich bewusst durchlässig mache oder Übungen aus dem Selbstschutz nutze, um mich von den Energien anderer abzugrenzen und nach einer Begegnung wieder gut bei mir selbst anzukommen. Es gilt, die Präsenz und das innere Gleichgewicht immer wieder neu herzustellen.

Komme ich zum Beispiel in der Einzel- oder Gruppenarbeit mit Menschen in Berührung, deren Emotionen, Gedanken und Sorgen auch mit meiner eigenen Situation oder Geschichte zu tun haben, wird mir das recht schnell bewusst, und ich kann mir selbst helfen, wieder bei mir und in der Gegenwart anzukommen. Dass ich immer wieder Kontakt zu meiner eigenen Klarheit und friedvollen Energie herstellen kann, ist für alle Beteiligten natürlich förderlich.

Bei vielen Situationen, in denen ich mich früher abgrenzen und schützen musste, ist das heute für mich nicht mehr erforderlich. Ich halte dann nicht mehr an der Energie der anderen fest, sondern mache mich durchlässig und lasse sie einfach durch mich hindurchgehen und weiterziehen. Das ist das präsente Erleben der Situation, bei der es keine Anhaftung gibt. Wir bleiben in Verbindung mit uns selbst und erfahren ein bislang unbekanntes inneres Gleichgewicht – und das in jedem Augenblick immer wieder neu. In solchen Momenten halte ich nicht mehr an alten, überholten Gedanken, Emotionen und körperlichen Empfindungen fest.

Fazit des Kapitels
In diesem Kapitel habe ich dir eine Reihe von Übungen vorgestellt, die dir die Bedeutung einer wachen Aufmerksamkeit und einem bewussten Sein im jeweiligen Augenblick vermitteln sollen. Du hast erfahren, wann und wie du dich gegen Fremdenergien schützen und dich auch wieder davon befreien kannst. Verbunden mit den in den vorangehenden Kapiteln aufgezeigten Möglichkeiten, falsche Identifikationen und daraus hervorgehende innere Antreiber aufzuspüren und hinter dir zu lassen, erfährst du selbst immer öfter eine wunderbare Präsenz und Balance im Hier und Jetzt. Du überwindest die überholten Muster und Verhaltensweisen und erkennst womöglich, dass dich die erlebte »Krise« mehr zu dir selbst und wieder auf deinen eigenen wesensgemäßen Weg geführt hat.

Wir müssen uns bewusst machen, dass wir bis zu einem gewissen Grad immer selbst entscheiden können, auf welche Art und Weise wir uns in eine »stressige« Situation hineinbegeben und wie wir aus ihr wieder hinausgehen. Und – vielleicht noch wichtiger: Wir sind in jedem Augenblick in der Lage, unser Leben so zu gestalten, wie es uns wirklich entspricht. So können wir zu einer Überzeugung gelangen, die uns hilft, die jeweiligen Situationen aus der Präsenz und Balance heraus gar nicht mehr als »stressig« zu erleben. Es liegt ausschließlich an uns, mit welcher inneren Haltung und Absicht wir Situationen begegnen und ob wir sie als belastend und anstrengend bewerten. Nehmen wir die Herausforderungen des Alltags als wertvolle Erfahrungen an oder erleben wir sie als schwächende, energieraubende Störungen unserer Komfortzone? Was sind die Gründe, weshalb wir die Situation als belastend oder anstrengend bewerten? Wenn du über eine lange Zeit hin nicht bei dir selbst warst und nicht wusstest, wie du mit deiner Energie gut haushältst, ist es nicht verwunderlich, dass du dich irgendwann angestrengt, erschöpft und isoliert fühlst.

Ich wünsche mir sehr, dass ich dich durch die Ausführungen der vorigen Kapitel und durch die Übungen zum energetischen Selbstschutz stärken und dir ganz konkrete Möglichkeiten an die Hand geben konnte, um dich vor, in und nach den Vorkommnissen zu klären und wieder gut bei dir anzukommen.

Niemand außer uns selbst kann uns beherrschen. Wenn wir das verstehen, werden wir frei. (Buddha)

Im nächsten Kapitel geht es nun darum, aus all den bisherigen Betrachtungen ganz konkrete und umsetzbare Möglichkeiten zur Stressverminderung und -vermeidung abzuleiten. Sie sollen dich, liebe Leserin und lieber Leser, darin unterstützen, im Alltag, bei deiner Arbeit und in deiner Freizeit gut für dich zu sorgen, um möglichst einem Burnout vorzubeugen oder dich durch schwierige Lebensphasen zu begleiten.

V
Strategien und Techniken zur Stressverminderung und Stressvermeidung

Zu Beginn dieses Buches haben wir uns im einzelnen angesehen, was Stress ist und wohin er führen kann. Wir haben uns dann mit dem Prinzip der Balance auseinandergesetzt und mit Blick auf die Chakren Möglichkeiten eröffnet, um uns bestimmter Unausgeglichenheiten bewusst zu werden. Mit dem Wissen über deine Energiezentren und den energetischen Selbstschutz hast du nun ein Handwerkszeug, um deine inneren Antreiber, deine Blockaden und deine falschen Identifikationen zu erkennen. Die Übungen können dir immer wieder aufs Neue helfen, dir selbst näherzukommen und Muster, die dir ständig Energie rauben, immer weiter hinter dir zu lassen.

In diesem Kapitel hast du nun noch einmal die Gelegenheit, deine aktuelle berufliche und private Situation in der Tiefe zu betrachten. Aus der zunehmenden Verbindung mit dir selbst kannst du klare Entscheidungen treffen, was du verändern möchtest. Vergiss nicht: Es geht darum, deine innere Haltung so zu wandeln, dass du deinen eigenen individuellen Weg gehen kannst. Wenn nötig, suche dir auf diesem Weg professionelle Unterstützung.

Die gute Nachricht ist, dass es eine ganze Reihe von Möglichkeiten gibt, um übermäßige Dauerbelastung am Arbeitsplatz und im privaten Umfeld abzubauen. Voraussetzung dafür ist zu erkennen, in welchen Bereichen du gestresst bist und warum. Finde heraus, ob und wo es in deinem Leben Bereiche gibt, in denen du dich ständig unwohl fühlst. Das ist ein wichtiges Signal, um genauer hinzusehen.

Klärung der Arbeitssituation

Für die meisten Menschen ist Arbeit eine sinnvolle und notwendige Voraussetzung für ein glückliches und zufriedenes Leben. Sie arbeiten, um so zu leben, wie sie es sich wünschen. Wir leben aber nicht, um nur zu arbeiten. Damit meine ich, dass wir die tägliche Arbeitszeit auch als Lebenszeit – die sie ja ist – begreifen und sie entsprechend gestalten sollten. Liegt bei dir hier ein Ungleichgewicht vor?

Folgende Fragen können helfen, dir über deine derzeitige Arbeitssituation klarzuwerden. Nimm dir Zeit, über die Fragen nachzudenken. Kläre deine Situation in Ruhe, indem du deine Gedanken und Gefühle niederschreibst, sie mit Kollegen, Bekannten oder einem Therapeuten besprichst. Bleibe mit deinen Sorgen und Ängsten nicht allein!

Betriebsklima
Wie ist das Betriebsklima an deinem Arbeitsplatz?
Gehst du in der Regel gerne zur Arbeit?
Wie fühlst du dich morgens beim Aufstehen? Bist du meistens erholt? Stehst du gerne auf und freust dich auf den Tag und deine Arbeit?
Wie fühlst du dich, wenn du nach der Arbeit nach Hause kommst? Bist du sehr erschöpft und müde, oder hast du Energie für Freizeit, Familie und Hobbies?
Kannst du nach Feierabend in der Regel gut entspannen, oder kreisen deine Gedanken und Gefühle noch lange um die Arbeit?
Wie sind deine Kontakte zu Kolleginnen, Kollegen, Mitarbeitern und Vorgesetzen?
Gibt es berufliche Kontakte, die über das rein Geschäftliche hinausgehen?
Gehst du gerne auf betriebliche Feiern oder ähnliche Veranstaltungen?
Welche Auswirkungen haben diese auf das Betriebsklima?
Gibt es Aspekte, die du ganz konkret tun kannst, um das Betriebsklima zu verbessern?

Qualität der Arbeit
Macht dir deine Arbeit Spaß?
Was an deiner Arbeit gibt dir Bestätigung oder ein gutes Gefühl?

Fühlst du dich mit deiner Arbeit dauerhaft überfordert?
Fühlst du dich mit deiner Arbeit dauerhaft unterfordert?
Was sind deine Stärken?
Was machst du gerne, was fällt dir leicht?
Was sind deine Schwächen?
Was machst du ungern oder was fällt dir nicht so leicht?
Kannst du Arbeit delegieren? Glaubst du, dass deine Arbeit von Kolleginnen und Kollegen ebenso gut erledigt werden könnte?
Was sind deine Aufgabengebiete?
Gibt es eine Arbeitsplatzbeschreibung, aus der deine Zuständigkeiten genau hervorgehen?
Hast du schon einmal darüber nachgedacht, dir eine andere, besser an deine Stärken und Schwächen angepasste Arbeitsstelle zu suchen?

Arbeitsplatzsituation
Wie fühlst du dich an deinem Arbeitsplatz?
Hast du ausreichend Raum, um deine Arbeit gut zu organisieren und dich dort wohlzufühlen?
Gibt es an deinem Arbeitsplatz Beeinträchtigungen, zum Beispiel durch Lärm, Gerüche, schädliche Stoffe oder durch andere Mitarbeiter (etwa störende Telefonate oder Besprechungen)?
Wie kannst du deinen Arbeitsplatz so gestalten, dass du dich gut oder zumindest besser fühlst?
Gibt es offene oder verdeckte Konflikte?
Lassen sich diese Konflikte klären?
Welche Möglichkeiten zur Beschwichtigung gibt es? Ist professionelle Unterstützung wie etwa Supervision oder Coaching nötig?
Wurde schon einmal über Mediation nachgedacht?
Gibt es Mobbing?
Wirst du selbst gemobbt?
Wie gehst du damit um?
Wie wird damit in deinem Betrieb umgegangen?

Umgang mit Stress auf der Arbeit

Falls du erkannt hast, dass du an deiner Arbeitsstelle regelmäßig Stress erlebst, dich – als ein zentrales Merkmal – häufig unwohl fühlst, empfehle ich dir, dich frühzeitig mit den folgenden Anregungen auseinanderzusetzen.

Könnte es dir helfen, …

…auf klare Rollen- und Arbeitsplatzbeschreibungen zu bestehen, so dass du genau weißt, was in deinem Zuständigkeitsbereich liegt und was nicht zu deinen Aufgaben gehört?

…zu lernen, nein zu sagen, wenn die dir zugewiesene Arbeit nicht in deine Verantwortung fällt?

…dich gegen überhöhte Anforderungen angemessen abzugrenzen, wenn du das anfallende Arbeitspensum über längere Zeit nicht bewältigen kannst? (Informiere deine Vorgesetzten darüber und schreibe gegebenenfalls Aktennotizen oder Überlastungsanzeigen.)

…eine wertschätzende und gewaltfreie Kommunikation in deinem Umfeld aufzubauen? (Ein achtsamer Umgang mit den Kolleginnen und Kollegen hilft dabei, übermäßige Konkurrenz und Leistungsdruck zu reduzieren. Über eine solche Kommunikation kann man auch vermeiden, dass Gerüchte oder Halbwahrheiten kursieren und die Menschen in deinem Arbeitsumfeld verunsichert werden und nicht zuletzt du selbst.)

…dir professionelle Unterstützung in Form von Supervision oder Coaching und gegebenenfalls auch in Form psychologischer Begleitung zu suchen? (Es kann ein wichtiger Schritt für die eigene Entwicklung sein, Hilfe von außen in Anspruch zu nehmen.)

…über eine Veränderung oder Reduzierung deiner Arbeitszeiten nachzudenken, so dass du ausreichend Zeit zur Regeneration, für Hobbies und private Kontakte hast? (Versuche mit deinen Vorgesetzen eine passende Lösung zu finden.) Das gilt für dich natürlich auch, wenn du selbständig oder selbst Chef oder Chefin bist.

…öfter Urlaube oder Fortbildungen zu machen? (Von vielen Arbeitgebern gibt es bei einem Bildungsurlaub eine Woche Sonderurlaub. Finde die Nische, die dir hilft, vom Arbeitsalltag abzuschalten und auf andere Gedanken zu kommen.)

…eine längere Auszeit vom Beruf zu machen, wo du Zeit für Müßiggang, Genuss, deine Leidenschaften, Spiritualität und neue Impulse hast?
…dir deine vielleicht allzu idealistische Einstellung zur Arbeit bewusst zu machen? (Versuche Überengagement zu reduzieren und es an deine derzeitige Lebenssituation anzupassen. Lies dir hierzu gerne noch einmal die vorangegangenen Kapitel durch, um in deine persönliche Balance zu finden.)
…dich erneut mit den inneren Antreibern zu beschäftigen, um eine neue Haltung zu entwickeln und diese im Berufsalltag umzusetzen? (Siehe in Kapitel I »Die Fünf Antreiber erkennen und wandeln« sowie in Kapitel III »Die energetische Dimension von Burnout«)

Egal, wie die derzeitige Situation an deinem Arbeitsplatz ist, es ist möglich, Selbstfürsorge zu entwickeln. Mache dir immer wieder deine eigenen Bedürfnisse bewusst. Kommuniziere das, was du dir wünschst, und setze dich – zumindest hin und wieder – für deine Belange ein. Lerne, dich gegenüber überzogenen Anforderungen und den Energien anderer Menschen angemessen abzugrenzen. Praktiziere dazu regelmäßig energetischen Selbstschutz, Selbstverteidigung oder Selbstbehauptung. Besuche entsprechende Kurse, um im Kontakt mit anderen deine Grenzen zu erkennen und sie verbal oder mit deiner Körperhaltung deutlich zu machen.

Setze dich für konstruktive Arbeitstreffen sowie für Einzel- oder Gruppenberatungen ein, wo es aus deiner Sicht nötig ist. Vermindere dadurch deine persönliche Isolation und Verunsicherung über das, was andere von dir erwarten oder über dich reden. Hake unbedingt nach, falls es zu Irritationen über Worte oder die Verhaltensweisen von dir oder anderen kommt. Erarbeite im Team oder in einer Arbeitsgruppe Lösungswege.

Kräftige dein Selbstbewusstsein zum Beispiel durch eine Stärkenanalyse. Nimm dir Zeit, dir in Ruhe Gedanken über deine besonderen kleinen und größeren Fähigkeiten, Talente und Qualifikationen zu machen. Dabei kann dich die folgende Übung unterstützen.

Übung: Kräftigung des Selbstbewusstseins und der persönlichen Stärken Audio 24

Intention der Übung
Oft liegt der Fokus unserer Wahrnehmung auf unseren negativen Seiten und Schwächen und nicht auf unseren positiven Anteilen und Stärken. Dadurch begeben wir uns zunehmend in eine Negativspirale, die unsere Energie bindet und einschränkt. In dieser Übung machst du dir deine ganz persönlichen und einzigartigen Fähigkeiten, Talente und Qualifikationen bewusst, wodurch sie in deiner Arbeit und in deinem Privatleben ein ganz neues Gewicht erhalten können.

Affirmation
Ich erkenne meine Stärken und besonderen Fähigkeiten.

Übungsablauf
- Setze dich bequem auf einen Stuhl; dein Rücken ist gerade, der Kopf leicht nach vorne geneigt. Beide Füße stehen etwa in Schulterbreite auf dem Boden. Erde dich und verbinde dich mit deiner energetischen Sonne. Schreibe deinen Namen und das heutige Datum in die Verbindung mit der Erde und in deine Sonne. Dein Körper ist entspannt und deine Aufmerksamkeit nach innen auf dein Stirnchakra gerichtet.
- Stelle dir außerhalb deiner Aura eine leere Leinwand vor. Lasse darauf ein Bild von dir selbst entstehen und betrachte dich darin. Gib dir selbst ein wohlwollendes und achtsames »Hallo«.
- Stelle dir nun vor, dass sich auf der Leinwand deine ganz individuellen Stärken zeigen. Was kannst du besonders gut? Was geht dir leicht von der Hand? Was macht dir Freude? Beschränke dich nicht, sondern schau dir all deine kleinen und größeren »Schätze« in Ruhe an. Vielleicht ist es die Klarheit deiner Gedanken, vielleicht ist es dein Lächeln oder dein Humor...
- Lasse auf der Leinwand jetzt ein Bild von einem Kollegen oder einer Kollegin entstehen. Was glaubst du, schätzt diese Person an dir? Welche deiner Anteile erlebt sie als Stärken und positive Unterstützung im Arbeitsalltag? Vielleicht ist es die freundliche Art, wie du normalerweise mit Mitarbeitern umgehst, vielleicht ist es deine Hilfsbereitschaft bei Dingen, mit denen du dich gut auskennst, vielleicht ist es deine langjährige Erfahrung, vielleicht ist es der Blumenstrauß auf deinem Schreibtisch...

- Denke für einen Augenblick an deinen besten Freund oder deine beste Freundin. Was würden sie wohl als deine persönlichen Stärken bezeichnen? Was zaubert ihnen ein Lächeln ins Gesicht, wenn sie an dich denken? Vielleicht ist es deine Sensibilität und dein Einfühlungsvermögen, vielleicht sind es deine Kochkünste oder die Art, wie du mit deinem Hund herumtobst...
- Hole jetzt das Bild deiner Stärken von der Leinwand in deine Sonne und von dort aus in dein Kronchakra, in dein Stirnchakra, in dein Kehlchakra, in dein Herzchakra, dein Solarplexuschakra, in dein Bauchakra und bis in dein Wurzelchakra.
- Atme ein paar Mal tief ein und aus, erde dich und schreibe wieder das Datum von heute in deine Erdung. Fülle dich aus deiner Sonne mit frischer Energie und bunten Farben auf und löse dich dann langsam aus der Konzentration, indem du Hände und Füße bewegst, die Augen öffnest und dich im Raum umschaust.

Mache dir immer wieder deine Arbeitserfolge bewusst und nimm dir Misserfolge nicht so zu Herzen. Im Laufe des Lebens ist es wichtig, beides zu akzeptieren und nicht zu wichtig zu nehmen. Es geht also nicht nur um Erfolg oder Misserfolg, sondern darum, innere Blockaden zu lösen und die innere Haltung zu verändern, um aus der Erschöpfung und Überforderung auszusteigen. Lerne, dir auch selbst die unmittelbare Anerkennung für gute Leistungen zu geben und, wenn etwas nicht so funktioniert wie gedacht, auch das liebevoll anzunehmen. Wenn dich dieses Thema anspricht, dann schaue dir die Übungen für das Solarplexuschakra aus Kapitel III noch einmal an.

Nimm dir die Zeit, die Ursachen deines beruflichen Stresses genau zu analysieren und auch andere Beeinträchtigungen am Arbeitsplatz zu erforschen, beispielsweise Straßenlärm, Durchzug, keine Zeit zum Essen oder Trinken. Suche dir leicht und unmittelbar umsetzbare Lösungen und entwickle mittel- bis langfristige Strategien für Veränderungen (zum Beispiel Umzug in ein anderes Büro oder andere Pausenzeiten). Ein kurz-, mittel- und langfristiger Handlungsplan kann dir dabei helfen, die Vorsätze, die dir eine tägliche Balance ermöglichen, auch umzusetzen.

Mache dir bei aller kritischen Reflexion stets auch die positiven Aspekte deiner Arbeit bewusst. Sprich mit Kollegen darüber, mit Mitarbeitern, Familie und Freunden.

Erhöhe selbstverantwortlich die Lebensfreude an deinem Arbeitsplatz oder beim Ausführen der Aufgaben, indem du Brücken schlägst zwischen der Arbeit und der Freizeit (zum Beispiel am Freitagnachmittag früher Feierabend zu machen, Kurzmassagen, Teepausen, ein Spaziergang in der Mittagspause, eine schöne Blume auf dem Schreibtisch und dergleichen).

Lerne (wieder) zu delegieren, Prioritäten zu setzen und umsetzbare Veränderungen in der Organisation und bei eingefahrenen Arbeitsabläufen zu finden. Überprüfe auch, ob deine Überstundenregelung heute für dich noch passt. Finde eine passendere Regelung mit deinem Arbeitgeber und mit dir selbst.

Baue Vertrauen in deine Mitarbeiter und Respekt für sie auf, so dass du guten Gewissens Arbeit abgeben und mit dem Resultat auch zufrieden sein kannst.

Löse – wenn möglich – Konflikte und beeinträchtigende Gefühle (wie Angst vor einem Mitarbeiter oder Vorgesetzten), die auf der Beziehungsebene stattfinden. Erkenne deine eigenen Projektionen und suche dir professionelle Unterstützung, um besser damit umgehen zu lernen.

Überprüfe deine Kommunikationsbereitschaft auch nach Feierabend und am Wochenende. Finde Regelungen über Zeiten, an denen du nicht erreichbar bist (zum Beispiel Handy nach 21 Uhr ausschalten, Emailabfragezeiten am Wochenende, Pausen ohne Telefon, Handy oder Emails). Triff notwendige Entscheidungen und teile sie den entsprechenden Stellen mit.

Denke gegebenenfalls auch über einen Arbeitsplatzwechsel nach. Ist es vielleicht an der Zeit, dass du dich beruflich noch einmal ganz neu orientierst? Was wolltest du schon immer machen? Was macht dir Freude und gibt dir Lebensenergie? Vielleicht unterstützt dich dabei jetzt die Übung »Berufung« aus Kapitel III.

Zeit habe ich nicht, Zeit nehme ich mir, für das was mir wichtig ist.

Distanziere oder befreie dich soweit wie möglich von zeitfressenden Sitzungen und von veralteten Hierarchien. Beschäftige dich dazu intensiv mit der Selbst- und Fremdwahrnehmung. Erforsche in dir, was zu deiner Erschöpfung beiträgt. Beziehe dabei auch Faktoren mit ein – etwa deinen Menstruationszyklus, Sorgen um die schulische Situation der Kinder, Biorhythmus, Pflege älterer Angehöriger. Vielleicht hilft es dir, ein Stress-Tagebuch zu führen, um so die Zusammenhänge äußerer und innerer Faktoren zu erkennen und sie in ihrer Auswirkung auf deinen Energiepegel besser zulassen oder wandeln zu können. Hole dir auf deinem Erkenntnisweg immer wieder Feedback von Kolleginnen und Kollegen, Mitarbeitern und Vorgesetzten. Behalte Verbesserungsvorschläge nicht für dich und mache deine Überlegungen an den für dich passenden Stellen transparent. Finde dabei immer wieder den Kontakt mit dir selbst.

An dieser Stelle ist es für dich vielleicht sinnvoll, die Übung »Das Energiegefäß« aus Kapitel II zu wiederholen. Schaue in der Übung insbesondere nach den Aspekten deiner Arbeit, die dir Energie und Lebensfreude geben beziehungsweise nehmen.

Viele Menschen besuchen Zeitmanagementseminare. Diese werden leider oft zu einem weiteren Termin, den es abzuarbeiten gilt. In diesem Buch hingegen findest du über den Kontakt mit deinem Wesen heraus, für was du deine Zeit wirklich nutzen möchtest. Was macht dir Freude, was macht dich glücklich? Was ist dir wirklich wichtig, was gibt dir Energie?

Um deine Ausrichtung dahingehend zu verändern, dass dir mehr und mehr auch die schönen Augenblicke im Leben auffallen, lade ich dich ein, die folgende Geschichte, die ich einmal gehört und für mich passend umgedichtet habe, zu lesen. Wenn du möchtest hole sie für dich – mit wirklichen Kichererbsen, die deine Hosentaschen wechseln – auch in deinen Alltag.

Geschichte von der Bäuerin mit den Kichererbsen in der Tasche
Es war einmal eine Bäuerin, die steckte jeden Morgen eine Handvoll Kichererbsen in ihre linke Rocktasche.

Immer, wenn sie während des Tages etwas Schönes erlebt hatte, wenn ihr etwas Freude bereitet oder sie einen Glücksmoment empfunden hatte, nahm sie eine Erbse aus der linken Rocktasche und gab sie in die rechte.

Am Anfang kam das nicht so oft vor. Aber von Tag zu Tag wurden es mehr Erbsen, die von der linken in die rechte Rocktasche wanderten. Der Duft der frischen Morgenluft, der Gesang der Amsel auf dem Dachfirst, das Lachen der Kinder, das nette Gespräch mit einem Nachbarn – immer wanderte eine Kichererbse von der linken in die rechte Tasche.

Bevor sie am Abend zu Bett ging, zählte sie die Erbsen in ihrer rechten Rocktasche. Und bei jeder Erbse konnte sie sich an das positive Erlebnis erinnern.

Zufrieden und glücklich schlief sie ein – auch wenn sie nur eine Kichererbse in ihrer rechten Rocktasche hatte.

Strategien zum Umgang mit Mobbing

Wenn du von Mobbing betroffen bist, notiere dir über einen längeren Zeitraum folgende Aspekte:
Wer ist der Mobber? Wer ist beteiligt?
Wer schaut passiv zu?
Wer schlägt sich auf deine Seite?
Wie wirst du gemobbt?
Wann wirst du gemobbt?
Wie wirkt sich das Mobbing auf deine Gesundheit und deine Gefühle aus?
Wie wirkt sich das Mobbing auf deine Arbeit aus?

Das Dokumentieren ist ein wichtiger Schritt, um den Mobbingverlauf zu stoppen, die innere Haltung zu verändern und sich bei Bedarf Unterstützung zu holen.

Es erfordert natürlich Mut und die Fähigkeit, sich wirksam gegen die Energie der anderen Menschen abzugrenzen. Ich empfehle an dieser Stelle nochmals die Übungen aus Kapitel IV »Energetischer Selbstschutz« zu wiederholen und durch die Stärkung einer veränderten inneren Haltung alte Opfermuster zu erkennen und möglichst zu verändern.

In meiner Praxis habe ich immer wieder mit Menschen zu tun, die aufgrund ihrer Geschichte und ihren übernommenen Gedanken- und Gefühlsstrukturen für Mobbing empfänglich sind. Viele profitieren sehr davon, sich über die bedrohlichen, ausgrenzenden oder beängstigenden Begegnungen auszutauschen und Klarheit zu verschaffen. In der aktiven Auseinandersetzung mit dem Mobbing gewinnst du bereits eine erste innere Stärke zurück, weil du die Vorfälle dir selbst und anderen gegenüber ernst nimmst und sie nicht länger als »nicht so schlimm« herunterspielst oder sie gar verdrängst.

Mobbing ist sehr vielschichtig. Deshalb ist es manchmal schwer, überhaupt einzuordnen, ob das, was geschehen ist, nun Mobbing ist oder nicht. Wichtig ist, was es mit dir macht und wie du herausfindest, was du selbst verändern kannst. Suche deshalb die Unterstützung beim Einordnen der Mobbinghandlung und beim Gegensteuern und dich zur Wehr setzen bei Kolleginnen und Kollegen oder Freunden, die auf deiner Seite sind. Beschäftige dich bei Bedarf noch einmal intensiv mit den ersten drei Chakren, insbesondere mit dem Solarplexuschakra. Wiederhole auch die entsprechenden Übungen aus Kapitel III. Hierdurch wirst du mehr und mehr von dem Ohnmachtsgefühl in das Erfahren der eigenen Kraft und Entscheidungsfähigkeit gelangen.

Hole dir aktiv Rückendeckung. Sprich, wenn es dir möglich ist, über die Vorfälle auch mit dem Betriebsrat, mit Vorgesetzten, der Personalleitung oder der Geschäftsführung. Mache das Mobbing öffentlich. Da dieser Schritt sehr viel innere Arbeit voraussetzt, ist es sehr hilfreich, zunächst Gespräche in vertrautem und geschütztem Rahmen zu führen. Vielleicht kannst du auch ein Seminar, eine Fortbildung oder einen Bildungsurlaub besuchen, wo du entsprechende Unterstützung bekommst. An dieser Stelle möchte ich noch einmal darauf hinweisen, dass vor allem die kleinen Schritte zu einer veränderten inneren Haltung und einem achtsameren Umgang mit dir selbst beitragen.

Suche dir weitere soziale Unterstützung. Lasse deine Partnerin oder deinen Partner und deine Familie wissen, welchem Stress du am Arbeitsplatz ausgesetzt bist. Du benötigst für dein seelisches Gleichgewicht unbedingt einen vertrauten Menschen, der dir zuhört und der zu dir hält. Allerdings kann und sollte dein Partner oder deine Partnerin nicht der einzige Verbündete sein. Dies würde zu einer zu großen Belastung führen. Wende dich deshalb an deinen Hausarzt, an einen Psychologen, einen Rechtsanwalt, eine Mobbingberatungsstelle oder eine Selbsthilfegruppe. Baue dir so ein Netzwerk auf, das dir gegen Mobbing zur Seite steht und dich über weitere Möglichkeiten und über die möglichen rechtlichen Schritte informiert.

Gehe möglichst aktiv gegen das Mobbing an. Führe am besten im Beisein eines Dritten eine Aussprache mit dem Mobber. Setze dich verbal zur Wehr. »Ich dulde diese Gemeinheiten nicht länger.« »Ich fordere Sie auf, mich mit Respekt zu behandeln.«

Fordere faires Verhalten ein: »Ja, ich habe einen Fehler gemacht. Dies gibt Ihnen jedoch noch lange kein Recht, so über mich und meine Fähigkeiten herzuziehen. Teilen Sie mir besser sachlich mit, was Ihnen missfallen hat.«

Übe dich darin »Nein« oder »Halt« zu sagen. »Sie haben mir in den letzten Wochen gezielt Informationen vorenthalten. Dies kann ich nicht länger akzeptieren. Entweder Sie teilen mir zukünftig wichtige Fakten rechtzeitig mit, oder ich sehe mich gezwungen, diese Vorfälle der Teamleitung zu melden.«

Ziehe deutlich deine Grenzen. Reagiere beispielsweise auf Anschreien durch eine symbolische Geste: Halte dir die Ohren zu oder halte einen Zettel hoch: »Ich bin nicht taub« oder: »Stopp, ich werde gemobbt«.

Entmutige den Mobber. Zeige – wenn es dir möglich ist – auf verbale Angriffe keine sichtbare Wirkung. Oder lache den Mobber und seinen Angriff aus.

Verunsichere den Mobber. Hole dir Verbündete an deine Seite. Demonstriere so deine wachsende soziale Unterstützung im Team, in der Abteilung oder im Betrieb. Mache die Übergriffe des Mobbers im Unternehmen publik. Fordere eine klare Anti-Mobbing-Haltung ein. Drohe dem Mobber, wenn nötig mit rechtlichen Konsequenzen. Benenne konkret, was du unternehmen wirst, falls der Mobber seine Mobbinghandlungen nicht unterlässt.

Sorge in dieser Zeit besonders gut für dich. Dazu gehört die eigene Stressbewältigung und Selbstbehauptung. Ich bin überzeugt, dass dich dieses Buch mit den Entspannungs- und Klärungsübungen unterstützt, deinen Selbstwert und deine Selbstwirksamkeit wiederzufinden. Zudem wirst du durch die intensive Auseinandersetzung mit deinen Chakren, deinen inneren Antreibern und falschen Identifikationen langfristig dein Selbstmanagement trainieren. Hierdurch wirst du zunehmend deine Schwächen erkennen, die der Mobber für seine Mobbinghandlungen ausgenutzt hat. Und das ist die Voraussetzung dafür, dass du deine Schwächen in Stärken wandeln kannst – durch Bewusstseinsarbeit und Übung.

Klärung der privaten Lebenssituation

Du hast dich in den vorangehenden Abschnitten nun eingehend mit deiner beruflichen Situation auseinandergesetzt. Um herauszufinden, ob du auch in deinem privaten Bereich häufig Stress erlebst oder dich dauerhaft unglücklich oder unzufrieden fühlst, ist es hilfreich, dich mit den Fragen zu beschäftigen, die ich im Folgenden für dich aufgeschrieben habe. Sie dienen dazu, dass du mehr Klarheit über die Zusammenhänge in deinem privaten Umfeld bekommst, deine derzeitige Lebenssituation sowie deine Gefühle und Wünsche. Falls du möchtest, kannst du diese Aspekte auch mit Freunden oder anderen nahestehenden Menschen erörtern oder dir wieder Notizen machen.

Familie
Wie sieht deine familiäre Situation aus?
Bist du glücklich oder mehr oder weniger zufrieden mit deiner Familiensituation?
Was gibt dir Energie und macht dir Freude in deinem familiären Umfeld?
Gibt es Stressfaktoren, die dich derzeit oder schon länger übermäßig belasten? Kümmerst du dich zum Beispiel um alte, kranke oder demente Familienangehörige?
Machst du dir vielleicht Sorgen um dein eigenes Leben oder um die Zukunft deiner Kinder?
Bist du selbst krank, nimmst du Beeinträchtigungen oder eine beginnende Demenz bei dir wahr?
Was raubt dir Energie in deiner Familie?

Partnerschaft und Freundschaften
Lebst du in Beziehung oder allein?
Bist du glücklich oder mehr oder weniger zufrieden damit, in deiner Partnerschaft oder ohne eine Partnerschaft zu leben?
Was gibt dir Energie und Freude in deiner Partnerschaft und in deinen Freundschaften?
Gibt es in deinen Beziehungen Stressfaktoren, die dich derzeit oder schon länger belasten?
Hattest du zum Beispiel in letzter Zeit eine ernste Beziehungskrise, hast eine Trennung oder Scheidung erlebt, eine schwere Krankheit des Partners oder der Partnerin, Sorge um ihren Arbeitsplatz oder um kranke oder demente Eltern mitzutragen?
Hast du Freundinnen oder Freunde, mit denen du über deine Sorgen sprechen kannst und die dir in schwierigen Zeiten zur Seite stehen?
Wie willst du dich in einer Partnerschaft fühlen? Was ist dir in einer Freundschaft wichtig? Was fehlt dir? Ist es ein ausgeglichenes Geben und Nehmen?
Gibt es Menschen, mit denen sich die Beziehungsebene verändert hat? Auf welche Weise?
Möchtest du neue Menschen in dein Leben einladen, mit denen du eine innige oder tiefe Verbindung aufbauen kannst?
Wie viel Nähe oder Distanz brauchst du in deinen Beziehungen?
Was raubt dir Energie in deinen Freundschaften und in deiner Partnerschaft?

Freizeit
Wie verbringst du deine Freizeit?
Welche Hobbies hast du? Was liegt dir am Herzen?
Gibt es Freunde oder Bekannte, mit denen du gemeinsame Interessen hast und in deiner Freizeit etwas unternimmst?
Gehst du gerne allein spazieren, fährst Fahrrad, walkst oder joggst gerne in der Natur? Wenn du etwas davon zu viel oder zu wenig machst, es aber gerne tun würdest, was hält dich davon ab?
Vielleicht erkennst du jetzt, dass dich deine inneren Antreiber, deine tiefsitzenden Glaubenssätze und Muster über dich selbst bislang daran

gehindert haben. Vielleicht spürst du mittlerweile viel besser, was du heute brauchst und was dir entspricht und guttut? Was hält dich davon ab, deine innere Haltung zu überdenken und an deine derzeitigen Bedürfnisse anzupassen?

Hast du Haustiere? Wenn du gerne welche hättest, warum hast du keine?

Was würdest du gerne in deiner Freizeit ausprobieren oder regelmäßig machen? Was hält dich davon ab?

Wie verbringst du deinen Urlaub? Fühlst du dich nach dem Urlaub erholt und erfüllt? Wo und auf welche Weise würdest du gerne einmal Urlaub machen? Was hindert dich daran, das umzusetzen?

Was gibt dir Energie, was macht dir Freude, was füllt dein Energiegefäß in deiner Freizeit?

Was raubt dir Energie oder was erschöpft dich in deiner freien Zeit?

Wohnen und Nachbarschaft

Wie und wo lebst du – in der Stadt, am Stadtrand oder auf dem Land?

Fühlst du dich in deiner Wohnung, in deinem Haus und in deiner Nachbarschaft wohl?

Kommst du gerne nach Hause?

Was in deiner Wohnsituation oder Nachbarschaft gibt dir Energie (zum Beispiel der schöne Garten, liebe Nachbarn, die dich umgebende Stille)?

Hast du zuhause einen sicheren und angenehmen Ort, an dem du für dich sein und entspannen kannst?

Gibt es zuhause Beeinträchtigungen, zum Beispiel durch Lärm (Straße, Gewerbe, Landwirtschaft oder Nachbarn), schlechtes Wohnklima (Kälte, Schimmel), Unsicherheit über das Wohnverhältnis (Eigenbedarf, Kredite), keinen eigenen Raum oder Platz sowie Gerüche (Gülle aus der Landwirtschaft, Essensgerüche der Nachbarn)?

Wie, wo und mit wem lebst du? Mit wem würdest du gerne wohnen? Was hält dich davon ab, genau so zu wohnen?

Was in deiner Wohnsituation nährt dich, was gibt dir Energie?

Was in deinem Wohnumfeld laugt dich aus, was nimmt dir Energie?

Finanzen
Wie sieht deine finanzielle Situation aus?
Hast du finanzielle Sorgen oder Schulden?
Weißt du, für was du regelmäßig wieviel Geld ausgibst?
Was würdest du dir gerne leisten, wenn du ausreichend Geld zur Verfügung hättest?
Wie oder wodurch könnte sich deine finanzielle Situation entspannen?
Bist du glücklich über deinen materiellen Wohlstand, oder machst du dir Sorgen um das viele Geld oder die vielen Immobilien, die du besitzt?
Kannst du dir einen erholsamen und inspirierenden Urlaub gönnen?
Kannst du dir deine Wunschfreizeitaktivitäten leisten?

Um mehr Klarheit darüber zu erlangen, was dir derzeit in deiner privaten Lebenssituation Energie und Lebensfreude gibt oder nimmt, schlage ich vor, an dieser Stelle die Übung »Das Energiegefäß« aus Kapitel II noch einmal mit diesem Schwerpunkt zu machen.

Umgang mit Stress im privaten Bereich

Falls du durch die vorangegangenen Fragen erkannt hast, dass du im privaten Bereich häufig gestresst bist oder dich nicht so recht glücklich und zufrieden fühlst, dann empfehle ich dir, dich nochmals mit deinen inneren Antreibern, Mustern und Übertragungen zu befassen und dich so einer neuen inneren Haltung und für neue Möglichkeiten zu öffnen. Beschäftige dich mit den folgenden Anregungen und Ideen, die dir helfen können, dich selbst zu nähren und in eine neue Balance zu finden.

Verbringe deine Freizeit mit Aktivitäten und Menschen, die deinen Selbstwert stärken und die dir guttun. Lerne, dich von Menschen und Situationen abzugrenzen, die dir nicht guttun. Nutze die Möglichkeiten, die sich für dich aus dem energetischen Selbstschutz ergeben.

Finde eine regelmäßige körperliche Betätigung, die dir entspricht (etwa Gartenarbeit, Spazierengehen) oder eine Sportart, die dir Spaß macht und dir guttut und übe sie aus.

Mache dich auf die Suche nach Entspannungstechniken, spirituellen oder religiösen Praktiken, Gebeten oder Meditationsformen, die zu dir passen. Hast du dich mit den Übungen im Hauptteil des Buches beschäftigt, wird es dir immer leichter fallen zu merken, was du brauchst, um glücklich und zufrieden zu sein. Es kann sein, dass du herausfindest, dass dich immer wieder neue Erfahrungen anziehen und dein Leben bereichern. Es kann genauso gut sein, dass du erkennst, dass du dich in einen Bereich vertiefen und dich ganz auf ihn einlassen möchtest, um daraus Sicherheit und Lebensfreude zu ziehen. Probiere alles, was du noch nicht kennst, vielleicht einmal aus und spüre genau nach, ob es dir guttut. Informiere dich über unterschiedliche Ansätze. Es gibt zum Beispiel Yoga, Lach-Yoga, Qi Gong, progressive Muskelentspannung, Feldenkrais oder Klangschalenmassage. Besuche unterschiedliche Kurse oder Seminare zum Kennenlernen der verschiedenen Angebote zum Beispiel bei der Volkshochschule, im Familienbildungswerk oder in Bildungshäusern.

Gönne dir gelegentlich entspannende und wohltuende Massagen oder einen Abend in der Sauna.

Lerne neue, zu dir heute passende Menschen kennen, mit denen dich auch innere Aspekte verbinden. Vielleicht begegnen dir diese Menschen in einem Entspannungskurs oder bei einer Wanderung des Alpenvereins?

Trenne oder distanziere dich gegebenenfalls von Freunden oder anderen nahestehenden Menschen, die dir nicht (mehr) entsprechen und die dir nicht (mehr) guttun.

Erinnere dich im Alltag immer wieder daran, dich achtsam im gegenwärtigen Augenblick zu erleben. Wiederhole dazu die Übung »Präsenz in diesem Augenblick« aus Kapitel IV. Die folgende Gehmeditation kann dich zudem darin unterstützen, den jetzigen Moment mit all deinen Sinnen zu erfassen.

Übung: Achtsamkeit im Hier und Jetzt

Intention der Übung
In dieser Gehmeditation richtest du deine Aufmerksamkeit auf deine Sinne und auf das, was dir in diesem Moment begegnet. Dadurch verändert sich dein Fokus, und deine Alltagsgedanken beruhigen sich.

Übungsablauf
- Nimm dir für einen Moment Zeit zum Innehalten. Atme ein paar Mal ruhig und tief ein und aus. Spüre nun die Verbindung von deinen Füßen zur Erde und stelle dir deine energetische Sonne über deinem Kopf vor.
- Gib dir einen Moment Zeit, in Kontakt mit deinen Sinnen zu kommen und sie weiter zu öffnen. Konzentriere dich zunächst auf deine Augen und das Sehen. Gehe achtsam durch den Raum, den Park oder deinen Garten. Was siehst du? Welche Farben oder Formen nimmst du wahr? Was ist das Besondere, was du in dieser Jahreszeit siehst?
- Geh danach mit deiner Aufmerksamkeit zu deinen Ohren und dem Hören. Was hörst du? Welche Geräusche dringen in dein Bewusstsein? Kannst du die Stille hinter den Geräuschen wahrnehmen?
- Gehe nun mit deiner Aufmerksamkeit zu deiner Nase und zum Riechen. Was für Gerüche nimmst du wahr? Vielleicht hast du auch einen bestimmten Geschmack in deinem Mund?
- Beobachte, was du wahrnimmst, ohne es sofort zu bewerten.
- Ist es dir möglich, deine Aufmerksamkeit auf einen Sinn zu fokussieren, oder nimmst du mit allen Sinnen mehr oder weniger gleichzeitig wahr?
- Halte nach ein paar Minuten der Beobachtung inne und atme tief ein und aus und spüre für einen Moment deiner Sinneserfahrung nach. Fühle deinen Körper und nimm wahr, wie es dir jetzt geht.

Anmerkung
Wiederhole diese Gehmeditation regelmäßig und am besten zu den verschiedenen Jahreszeiten und an unterschiedlichen Orten. Beobachte in deinem Alltag immer wieder bewusst die jahreszeitlichen Veränderungen und den steten Wandel in der Natur. Mit der Zeit wirst du selbst bei den alltäglichsten Verrichtungen präsent bleiben, etwa beim Kochen, beim Gespräch mit deinem Nachbarn oder beim Gang zum Supermarkt. Das heißt: Du bist ganz in der Gegenwart, spürst dich und das, was gerade passiert.

Suche dir vor allem in unsicheren Lebensphasen Unterstützung in der Familie, bei guten Freunden oder Bekannten und gegebenenfalls auch bei professionellen Helfern.

Finde heraus, was dir hilft, deine Batterie im Alltag wieder aufzuladen. Nimm dir Zeit zu singen, zu tanzen, zu kochen und gut zu essen, zu lachen und für alles andere, was dir guttut. Schaffe dir Freiräume für deine Hobbies, für Genuss oder Spiritualität, Naturbeobachtung oder schöne Musik.

Schaffe dir immer mal wieder am Tag spontane Erleichterung durch tiefes Durchatmen, Gähnen, Recken und Strecken.

Lenke deine Wahrnehmung immer mal wieder auf angenehme Aspekte wie eine schöne Blume oder angenehme Musik.

Führe positive Selbstgespräche wie: »Immer mit der Ruhe«, »Es ist wie es ist – und es darf sich auch ändern«. Schreibe dir vielleicht einige der Sprüche auf, die du weiter vorne im Buch entdeckt hast und die dich ansprechen und stärken. Vielleicht kannst du die dem für dich typischen inneren Antreiber entgegengesetzte Position für dich notieren, um das alte Denkmuster immer wieder zu entlarven und es langsam durch etwas Neues abzulösen, das dir und deiner heutigen Natur mehr entspricht. Vielleicht begegnen dir ansprechende Postkarten oder Fotos, die dich an deinen Wunsch oder deine aktuelle Aufgabe erinnern, die dir im Verlauf dieses Buches deutlich geworden ist. Hefte sie, wenn du möchtest, an deinen Spiegel, an deine Haustüre oder stelle sie auf deinen Küchentisch.

Falls du merkst, dass du immer wieder in alten oder sich wiederholenden Gedanken und Sorgen feststeckst und dich von diesem Gedankenkarussel nicht distanzieren kannst, dann versuche die folgende – aus meiner Erfahrung für viele Menschen sehr hilfreiche – Übung.

Übung: Ich bin die Chefin meiner Gedanken

Intention der Übung
In dieser Übung erfährst du, wie du mit Hilfe eines von dir bestimmten Satzes deine Gedanken beschäftigen und beruhigen kannst. Dadurch erlebst du dich selbstwirksam und als Chef oder Chefin deiner eigenen Gedanken.

Übungsablauf
- Nimm dir für einen Moment Zeit, um innezuhalten. Atme ein paar Mal ruhig und tief ein und aus. Spüre nun die Verbindung deiner Füße mit der Erde und stelle dir deine energetische Sonne über deinem Kopf vor. Beobachte für eine Weile den steten Strom deiner Gedanken.
- Gib dir dann einen Moment Zeit, um in Kontakt mit dir selbst und mit deinem inneren Wesen zu kommen. Lasse in Gedanken einen Satz entstehen, mit dem du dich in diesem Augenblick wohlfühlst und der dir Vertrauen und Zuversicht gibt. Vielleicht hast du diesen Satz in diesem Buch gelesen. Vielleicht ist es ein Satz aus einem Lied oder Gedicht.
- Behalte diesen Satz nun für einige Minuten, für die Dauer eines Spaziergangs oder so lange in deinem Kopf, wie du möchtest. Wenn andere Gedanken kommen, nimm sie wahr, ohne sie zu bewerten, und lasse sie dann weiterziehen und besinne dich erneut auf deinen Satz.

Anmerkung
Du kannst diese Übung gern auch beim Gehen, beim Kochen oder bei der Gartenarbeit machen und sie beliebig lange durchführen.

Beschäftige dich immer wieder mit den Anregungen und Übungen aus diesem Buch, um veraltete und nicht mehr zu dir passende innere Überzeugungen und Verhaltensweisen nach und nach zu erkennen, zu verändern und – wenn es an der Zeit ist – sie loszulassen. Erkenne deine einschränkenden Glaubenssätze und lerne, sie nach und nach zu überwinden. Schaffe dir ein für dich heute passendes Leben.

Erinnere dich an für dich stimmige Affirmationen, die dich in deinem Wandel, in deiner Balance und in deiner heute zu dir passenden Haltung bestätigen. Wenn du möchtest, schreibe deine eigenen Sätze auf, so dass sie dir immer wieder begegnen und dich erinnern.

Ich mag mich, so wie ich bin.
Ich lebe mein Leben, so wie es mir entspricht und wie es mir
  Freude macht.
Ich erkenne und wertschätze meine eigenen Bedürfnisse.
Ich bin okay, so wie ich bin.

Finde für dich heraus, wie du mit Gefühlen und Gedanken angemessen umgehen kannst. Versuche, auch im privaten Bereich mit Konflikten konstruktiv umzugehen. Welche Strategien helfen dir, deine Emotionen zu erleben? Übe mit Hilfe der in diesem Buch vorgestellten Übungen, die Emotionen frühzeitig wahrzunehmen und dich mit ihnen auseinanderzusetzen. Wenn die Gefahr besteht, dass du von deinen Gefühlen überrollt wirst, nimm auf diesem Weg professionelle Unterstützung in Anspruch. Suche, wenn erforderlich, ärztliche oder psychologische Begleitung. Frage Bekannte oder Freunde, ob sie dir bei der Suche nach professioneller Unterstützung zur Seite stehen können. Vielleicht gibt es in deinem Umfeld die Grünen Seiten oder ein Internetportal, das dir bei der Suche nach geeigneten Fachleuten behilflich ist.

Dieses Buch hilft dir auf jeden Fall zu erkennen, wenn Bereiche deines Lebens, wenn deine Energie aus der Balance geraten ist. Nimm diese Hinweise auch als Warnsignale, die dich darin unterstützen, wieder mehr du selbst zu sein und dein Leben so zu gestalten, wie es für dich heute passend ist.

Nimm dir immer wieder Zeit, deinen Lebenszielen, Herzenswünschen und Sehnsüchten nachzuspüren. Dies kannst du, indem du die Übungen »Verbindung mit dem eigenen Wesenskern« oder »Herzenswunsch« aus Kapitel III wiederholst. Mit der Übersicht in Kapitel III: »Chakren und Burnout« hast du zudem ein praktisches Modell, um Blockaden, Antreibern und falschen Identifikationen auf die Spur zu kommen, die dich bislang von der Umsetzung deiner wesensgemäßen Wünsche abhielten. Verwirkliche dich mehr und mehr. Finde eine für dich passende Balance zwischen Arbeit und Freizeit, Ruhe und Aktivität, Geben und Nehmen, Anspannung und Entspannung, Stillstand und Bewegung, Alleinsein und Zusammensein, Wachen und Schlafen, Festhalten und Loslassen und zwischen dem inneren und dem äußeren Tempo.

Schlaf

Wie bereits weiter vorne ausführlich erläutert wurde, ist guter Schlaf eine wesentliche Voraussetzung für das körperliche, emotionale und geistige Wohlbefinden. Wenn du über einen längeren Zeitraum zu wenig

Schlaf bekommst oder morgens häufig nicht erholt aufwachst, kommt es zu enormen Beeinträchtigungen des Allgemeinbefindens. Du solltest dich dann unbedingt auf die Suche nach einer Gestaltung deines Alltags und deines Lebensweges machen, die dich wieder ausreichend und gut schlafen lässt. Die unten aufgeführten Fragen können dir helfen, dir darüber Klarheit zu verschaffen.

Schläfst du in der Regel gut?
Bist du morgens ausgeruht und entspannt?
Schläfst du genug? Wie viel Schlaf brauchst du, damit du ausgeruht in den neuen Tag gehen kannst?
Nimmst du Medikamente oder Beruhigungsmittel, damit du gut ein- und durchschläfst?
Was könnte deinen erholsamen Schlaf stören? Was machst du abends, bevor du zu Bett gehst?
Hast du die passende Matratze und den richtigen Platz für dein Bett?

Bei Bedarf beschäftige dich erneut mit den in Kapitel II gegebenen Anregungen für guten und erholsamen Schlaf.

Umgang mit Ängsten, Schuldgefühlen und Sorgen
Finde mit Hilfe dieses Buches einen angemessenen Umgang mit deinen Ängsten. Dazu ist es nötig, zunächst herauszufinden, vor was oder vor wem du dich fürchtest. Oft stecken die Themen, die ich im Zusammenhang mit den Chakren beschrieben habe, mitsamt den inneren Antreibern dahinter. Hast du konkrete oder unbestimmte Ängste?

Prüfe, ob deine Ängste begründet sind, indem du mit Freunden über sie sprichst. Kommen tieferliegende Ängste zum Vorschein, suche dir professionelle Hilfe. Die Übungen in diesem Buch unterstützen dich dann zusätzlich dabei, in der Gegenwart anzukommen. Wenn du dir übermäßig Sorgen machst, etwa um deine Gesundheit, deine finanzielle Situation, deinen Arbeitsplatz oder deine Beziehung, solltest du herausfinden, ob deine Sorgen wirklich begründet sind und was schlimmstenfalls passieren könnte. Sprich mit anderen über deine Sorgen, bleibe nicht allein damit. Hole dir gegebenenfalls professionelle Unterstützung, damit du einen angemessenen Umgang mit deinen Gefühlen erlernen kannst.

Ihr Geburtsrecht ist es, ein glückliches und zufriedenes Leben zu führen. (Dalai Lama)

Hängen deine Ängste und Sorgen vielleicht damit zusammen, dass du meinst, ein glückliches und zufriedenes Leben nicht verdient zu haben? Beschäftige dich dann gegebenenfalls eingehender mit deinen Schuldgefühlen. Woher kommen sie? In welchen Situationen fühlst du dich schuldig? Welche Menschen verursachen in dir Schuldgefühle? Sind diese Gefühle an früher erlebte Situationen gekoppelt? Was hilft dir, die alten Verstrickungen zu durchschauen und wenn möglich zu lösen? Führe Gespräche mit dir nahestehenden Menschen und nutze die Übungen in diesem Buch, um dich von überzogenen oder unpassenden Schuldgefühlen zu distanzieren.

Beschäftige dich nochmals mit den falschen Identifikationen, den Prinzipien der Chakren und den inneren Antreibern in Kapitel I und III. Dabei wirst du womöglich einen Zusammenhang zwischen dem fehlenden Selbstwertgefühl und dem Anspruch, etwas beweisen zu müssen, erkennen. Es zeigt sich bei unserer Betrachtungsweise, die sich auf die energetischen Zusammenhänge von Burnout, Stress und Balance konzentriert, dass wir durch die innere Arbeit und den damit verbundenen Bewusstwerdungsprozess ganz neue Möglichkeiten und Spielräume erhalten, unser Leben heute weitestgehend glücklich und zufrieden zu gestalten.

Im folgenden Abschnitt geht es um die besondere Situation von Frauen in der Lebensmitte. Aus meiner Sicht ist es auch für Männer interessant, sich mit dieser Thematik zu beschäftigen. Einerseits haben viele Männer in ihrer Lebensmitte mit speziellen Veränderungen und einer Neuorientierung zu tun. Andererseits trägt das Verständnis für die Prozesse der Frauen in dieser besonderen Zeit hoffentlich zu mehr Verständnis und Rücksichtnahme bei.

Zeit des Wandels: Veränderungen in der Lebensmitte bei Frauen

Das können nicht die Wechseljahre sein ... oder etwa doch?
(Northrup, S. 113)

Die Wechseljahre der Frau sind ein völlig normaler Prozess und keine Krankheit. Es ist eine Zeit des inneren und äußeren Wandels, und sie bedarf oft einer vielschichtigen Neudefinition und Neuausrichtung des bisherigen Lebens – auf allen Ebenen. Auch wenn Männer in der Lebensmitte ebenfalls häufig Krisen erleben, scheinen Frauen in dieser Zeit besonders drastischen Einschnitten und Veränderungen ausgesetzt zu sein. Die bisherigen Aufgaben und Ziele, wie zum Beispiel, eine Familie zu gründen und Kinder aufzuziehen, eine berufliche Karriere anzustreben und finanzielle Sicherheit zu erlangen, sind meist erfüllt, und neue Aufgaben und Ziele oft noch nicht in Sicht. Ein bisher weitestgehend stabiles Gesamtsystem gerät aus dem Gleichgewicht. Der Wiedereinstieg in den Beruf, eine berufliche Um- oder Neuorientierung sowie private Zusatzbelastungen werden als äußerst schwierig oder gar unlösbar erfahren. Die Wechselzeit kann, bis neue, stimmige Wege gefunden sind, eine ernsthafte Krise mit Depressionen, tiefer Erschöpfung oder bedrohlichen Krankheiten heraufbeschwören.

Eine lange Phase des Übergangs
Die Wechseljahre finden in der Regel im Alter von 45 bis 55 Jahren statt und dauern bei den meisten Frauen zwischen fünf und zehn, manchmal auch bis zu dreizehn Jahre. (ebd. S. 119) Während dieser Zeit variiert die Intensität und Dauer der Monatsblutungen stark. Wenn die monatlichen Blutungen mindestens ein Jahr lang aufgehört haben, beginnt die Menopause. Spätestens jetzt wird der Frau bewusst, dass sie nicht mehr im gebärfähigen Alter ist. Übernommene Erwartungen aus der Familie oder der Gesellschaft in Bezug auf eine eigene Familie und Kinder oder der Anspruch, sowohl eine Familie zu haben als auch im Berufsleben zu bleiben oder weiter Karriere zu machen, werden hinterfragt oder verlieren ihre Gültigkeit. Vielleicht erkennt die Frau, dass das starke

berufliche Engagement sie erschöpft hat oder jetzt für sie so nicht mehr passend ist. Damit verändern sich auch die Selbstwahrnehmung, das Selbstbild und die bislang eingenommenen Rollen. Durch das Loslassen der alten Bilder und Rollen entsteht der Raum, sich auf die eigentlichen Wünsche zu besinnen, die innere Haltung zu verändern und Neues einzuladen.

Aufgrund einer Erkrankung oder von chronischem Stress kann es zur vorzeitigen Perimenopause kommen. Diese dauert etwa ein bis drei Jahre und ist meist mit Anfang 40 abgeschlossen. Zu einer künstlichen Menopause kann es auch durch das operative Entfernen des Fortpflanzungstraktes, durch Bestrahlung, Chemotherapie oder Medikamente kommen. Sie ist oft mit schweren psychischen und körperlichen Symptomen verbunden. (ebd. S. 119f)

Die Frau ist in der Zeit des Wechsels besonders empfindsam und »anfällig« in Bezug auf berufliche oder private Anforderungen und Erwartungen. Der erlebte Stress kann nicht mehr so gut kompensiert oder abgebaut werden, und der Kreislauf zur Krise im Burnout schließt sich.

Die im Folgenden aufgezeigten Wechseljahrsymptome sind eine zeitlich befristete Erscheinung und gehen vorüber. Allerdings kann dieser Übergang für manche Frauen mit massiven Beeinträchtigungen verbunden sein und sehr lange dauern, während andere kaum Beschwerden haben und nur wenige Jahre damit befasst sind. Wichtig ist, sich im klaren zu sein, dass jede Frau diese Zeit unterschiedlich erlebt und unterschiedliche Symptome und Formen des Umgangs damit entwickelt.

Körperliche, emotionale und seelische Aspekte der Wechselzeit
Die Wechseljahre gehen häufig mit körperlichen, emotionalen und seelischen Symptomen einher. So zeigen sich unter anderem: (nach Northrup)
- Hitzewallungen
- Herzklopfen
- die Bildung von Myomen
- Harnwegprobleme
- Hautveränderungen
- Kopfschmerzen und Migräne

- Gewichtszunahme und Aufschwemmung
- Schilddrüsenprobleme
- Überlastung der Nebennieren
- Stimmungsschwankungen
- Schlafschwierigkeiten und nächtliche Schweißausbrüche
- zurückgehende Libido und Scheidentrockenheit
- Konzentrationsstörungen

Was genau passiert in dieser Zeit? Durch die hormonellen Veränderungen in dieser Lebensphase löst sich der durch die Fortpflanzungshormone erzeugte »Schleier« – sich für die Familie, die Kinder, den Ehepartner »aufzuopfern« und das eigene Leben hinten anzustellen – naturgemäß auf. Die »biologische Uhr« hört auf zu ticken.

Die über Jahre hinweg wirkenden Antreiber »Mach's anderen recht« (den Eltern, den Kindern, dem Partner…), »Beeil dich« (zwischen der Arbeit und dem Abholen der Kinder von der Schule schnell noch einkaufen…), »Sei perfekt« (eine hilfsbereite Tochter, eine gute Mutter, eine tolle Partnerin, eine zuverlässige Mitarbeiterin…), »Sei stark« (Familie und Karriere – klar…) und »Streng dich an« (dem Partner gefallen, schlank bleiben, berufliche Fortbildungen besuchen…) haben lange Zeit das Leben bestimmt und werden nun von vielen erkannt und hinterfragt. Natürlich gibt es auch Frauen, die keinen Kinderwunsch haben oder diesem Wunsch eher gelassen begegnen und sich davon nicht massiv stressen lassen, was allerdings die oben aufgeführten Ansprüche und Beschwerden während der Wechseljahre nicht unbedingt reduziert oder vermeidet.

In dieser Zeit kommt es zu einer hormonbedingten Veränderung, wodurch es möglich ist, dass die Erinnerung an frühere Lebensträume und Visionen wiederauflebt. Das Gehirn fängt Feuer, und die weibliche Intuition und Aufrichtigkeit bricht oftmals zur Gänze durch. (ebd. S. 41f) Wenn der Druck – den man sich hat machen lassen – wegfällt oder die Frau erkennt, dass sie sich nicht weiter von den Konventionen und übermäßigen Anforderungen bestimmen lassen möchte, entsteht eine neue Stärke und Selbstbestimmung. Meine Erfahrung zeigt, dass auf diesem Weg die Energiearbeit eine umfassende Hilfe darstellt. Sich auf das eigene Wesen zu besinnen und sich wieder an die Herzenswünsche anzubinden, eröffnet hierbei eine größere Entscheidungsfreiheit und ein umfassenderes Selbstbewusstsein. Wenn du dich von diesen Aspekten angesprochen fühlst, dann empfehle ich dir die Übungen: »Herzenswunsch« und »Verbindung mit dem eigenen Wesenskern« aus Kapitel III zu vertiefen.

In der Wechselzeit werden häufig Gefühle der Wut, Angst, Trauer, Ohnmacht, des Verlustes oder der Niedergeschlagenheit erlebt. Die Intensität dieser Gefühle lässt sich mit denen in der Pubertät vergleichen. Das mag einerseits daran liegen, dass die hormonellen Veränderungen ebenso einschneidend sind wie in der Pubertät. Andererseits stellt die Frau in dieser Wechselzeit womöglich fest, dass die bisher ausgeübten Rollen und das notwendige Funktionieren sie von ihren ursprünglichen Wünschen und Vorstellungen im Leben weit entfernt haben. Die eigenen Bedürfnisse konnten lange nicht gelebt werden, und die dazugehörenden Gefühle wurden verdrängt. Auch muss in dieser Phase gegebenenfalls ein unerfüllter Kinderwunsch akzeptiert und verabschiedet werden. Wenn das bei dir so sein sollte, dann lade ich dich zu der folgenden Übung ein.

Übung: Verabschieden von alten Wünschen   Audio 25

Intention der Übung
Diese Übung hilft dir, dich mit der Kraft des Windes und des Feuers von unerfüllbaren oder nicht mehr passenden Wünschen zu befreien. Durch das Loslassen entsteht Raum für Neues und heute Passenderes.

Affirmation
Ich befreie mich von alten nicht erfüllbaren Wünschen.

Übungsablauf
- Gehe mit deiner Aufmerksamkeit zu dir selbst nach innen und atme ein paar Mal ruhig und tief in deinem eigenen Rhythmus ein und aus.
- Stelle dir deine Verbindung mit der Erde vor und erinnere dich an deine energetische Sonne über deinem Kopf.
- Lege eine oder beide Hände auf dein Herzchakra, spüre deine Atmung und sage dir innerlich liebevoll: »Hallo, schön dass ich da bin«.

- Jetzt spüre ein paar Minuten in dich hinein und frage dich ganz ehrlich: Gibt es einen alten, nicht mehr passenden oder unerfüllbaren Wunsch in dir, der dich hindert, dein Leben heute so zu leben, wie es für dich stimmig ist? Hast du vielleicht heute noch einen tief verankerten Kinderwunsch, der sich nicht erfüllt hat und sich nun auch nicht mehr erfüllen lässt?
- Vielleicht braucht dieser alte Wunsch heute noch einmal deine Aufmerksamkeit, vielleicht möchtest du noch einmal weinen und die Gefühle spüren, die damit verbunden waren? Nimm dir die Zeit, die du brauchst.
- Wenn sich deine Gefühle etwas beruhigt haben und du soweit bist, dann stelle dir einen sanften Wind vor, der alle die Energien mitnimmt, die noch in deinem Körper, deinen Chakren und in deiner Aura an diesen alten Wunsch gebunden sind. Lasse los.
- Stelle dir anschließend vor, dass du an einem Feuer sitzt und alle alten Gefühle und Gedanken, die noch mit diesem Wunsch in Verbindung stehen, in die Flammen gehen lässt. Gib ab.
- Wenn du spürst, dass du dich soweit möglich von dem alten Wunsch verabschiedet hast, dann erde dich erneut, schreibe deinen Namen und das heutige Datum in deine Erdung und passe sie nochmals an. Dann stelle dir von deiner energetischen Sonne aus eine Verbindung mit der Freiheitsenergie im Universum vor. Vielleicht hat die Freiheitsenergie eine bestimmte Farbe oder einen Klang für dich? Fülle deine Aura, deine Chakren und deinen Körper mit Freiheitsenergie gut wieder auf.
- Atme ein paar Mal ruhig und tief ein und aus und öffne, wenn du soweit bist, deine Augen.

Anmerkung
Wenn du möchtest, kannst du deinen alten Wunsch vor dieser Übung auf einen Zettel schreiben oder ein Bild dazu malen. Zünde eine Kerze, gib den Zettel bewusst in die Flamme und lasse los.

Da die gesunderhaltende und lebensfreundliche Balance viel früher im Leben beginnt, lohnt es sich gerade für jüngere Frauen (und Männer natürlich auch), den Kontakt mit dem eigenen Wesen zu suchen und im Alltag immer wieder auf die eigenen Bedürfnisse Rücksicht zu nehmen und sie manchmal auch über das scheinbar Notwendige zu stellen.

Wenn du gut mit dir selbst in Verbindung bist, dann bricht nicht plötzlich alles zusammen, wenn sich deine Lebensumstände ändern oder eine eingenommene Rolle wegfällt, mit der du dich identifiziert hast.

Es ist notwendig, einen angemessenen Umgang mit den Gefühlen zu finden. Am besten schon, bevor es zur Krise kommt. Oft drängt gerade die Kraft der persönlichen Wut, die durch falsche oder nicht eingelöste Versprechen, durch Beleidigungen oder durch den Mangel an Liebe entstanden ist, die Frau zur Veränderung und zur Selbstverwirklichung. Möglich, und aus meiner Sicht wünschenswert, ist dieser Prozess der Balance und Bewusstheit natürlich auch für Frauen (und Männer) vor den Wechseljahren, vor der Krise. Die Frau beginnt das zu sagen, was es zu sagen gibt, und schluckt es nicht wie bis dahin (falls sie es getan hat) der Harmonie und der Pflicht wegen herunter. Unabdingbare Veränderungen in der Partnerschaft werden offensichtlich, wenn es weniger oder keine Ablenkungen mehr gibt und Zeit für die innere Einkehr besteht. Das muss nicht erst in den Wechseljahren zum Durchbruch kommen, wenn durch die Arbeit mit den Chakren und die Verbindung mit sich selbst das Leben in jeder Lebensphase immer wieder in Balance gebracht wird.

Frauen wie Männer werden in der Lebensmitte häufig mit Verlusten und Todesfällen in der Familie und im Bekanntenkreis konfrontiert. Das Thema der eigenen Vergänglichkeit wird – spätestens jetzt – offenbar. Die Auseinandersetzung damit, auch im Gespräch mit anderen, kann zu mehr Bewusstheit für die Einzigartigkeit des eigenen Lebens führen. Dadurch wird eine Entscheidung möglich, das Leben jetzt und nicht irgendwann später in all seiner Vielfalt auszukosten. Für viele Menschen stellt das Älter- oder Altwerden mit den dazu gehörenden körperlichen Veränderungen und Einschränkungen eine erhebliche Belastung dar. Das Gefühl, das Leben nicht wesensgemäß gelebt zu haben, führt zusammen mit unbewältigten Problemen und Konflikten oft zu Verbitterung und Traurigkeit. Ich denke, es ist sinnvoller, sich schon früh mit den eigenen Themen zu beschäftigen, um später das Leben so annehmen zu können, wie es ist, und sich mit möglichst wenigen offenen »Baustellen« herumschlagen zu müssen.

Der kulturelle und familiäre Zwang, die Erwartungen und Wünsche der anderen an die erste Stelle zu setzen und die eigenen Bedürfnisse hintanzustellen, macht langfristig unglücklich und krank. Jüngere Frauen (und Männer) sollten also nicht bis zur Lebensmitte warten, um ihre falschen Identifikationen, inneren Antreiber und Muster zu erkennen und aufzulösen, sondern heute beginnen, sich und ihr Leben in Balance zu bringen. Frauen, die bereits in ihrer Lebensmitte sind, haben jetzt die Chance für die »Wendemöglichkeit« und also für einen lebensbejahenden Wandel. Rollen werden neu definiert, und die Frau kümmert sich zunehmend um sich selbst. Genau das sollten meiner Meinung nach auch Männer in allen Lebensphasen tun, spätestens jedoch, nachdem ihre berufliche und familiäre Rolle sich verändert hat oder weggefallen ist.

Dieser Wandel geht häufig mit dem Loslassen der bisherigen »Opferrolle« einher. Der durch die Auseinandersetzung mit den Chakren vollzogene Bewusstwerdungsprozess ermöglicht es, bestehende Beziehungen in Frage zu stellen, sich zu trennen oder neue, inspirierende Beziehungen in unser Leben treten zu lassen. Mit dem »neuen« Selbstbewusstsein können Konflikte angegangen und häufig gelöst werden.

Allerdings geraten gerade Frauen im mittleren Alter häufig in die Pflicht, sich um kranke oder alte Familienangehörige zu kümmern. Nach wie vor wird das mehr von den Müttern, Töchtern oder Partnerinnen als von den Vätern, Söhnen oder Partnern erwartet und geleistet. Dass Frauen sich meist leichter in diese Aufgaben »hineinziehen« lassen, liegt sicherlich auch an den bis dahin wirksamen familiären und gesellschaftlichen Erwartungen und an den Antreibern, allen voran dem Antreiber »Mach's anderen recht«. Dies kann gerade in Hinblick auf Burnout einen nicht zu unterschätzenden zusätzlichen und oftmals lange anhaltenden Stressfaktor bedeuten. Gerade dann ist es so bedeutend, im Alltag immer wieder für sich selbst und für eine gute Balance zu sorgen.

Mit Hilfe der Energiearbeit kannst du deine Bedürfnisse immer besser erkennen, dich bei Bedarf schützen und abgrenzen, Fremdenergie abgeben und deine eigene Energie immer wieder zu dir zurückholen. Du wirst hoffentlich so gestärkt, dass du nur so viel tust oder gibst, wie es dein eigenes Wohlsein und deine eigene Gesundheit zulassen!

Veränderung und Neudefinition
Jeder Veränderung, die notwendig ist, muss man sich zunächst einmal bewusst werden. Und es erfordert Mut und Kreativität, um sich in einer Zeit des Wandels neu zu definieren. Dies gilt selbstverständlich nicht nur für die Wechseljahre der Frau, sondern für alle Lebensphasen, in denen Veränderungen anstehen. Beziehungen und andere Angelegenheiten können in diesen Zeiten geklärt werden, und es entsteht ein ganz neuer Schwung, mit dem die Energien wieder in Bewegung kommen. Ich bin überzeugt, dass Frauen und Männer in Umbruchphasen Zeit für sich allein brauchen. Es ist nötig, dass sie sich im Alltag Inseln des Rückzuges schaffen – ganz ohne Forderungen und Ansprüche von außen.

Durch den bewussten Umgang mit den inneren Antreibern und falschen Identifikationen verändert sich unsere innere Haltung, und wir lernen, uns nicht übermäßig unter Druck setzen zu lassen. Oft sind Veränderungsprozesse mit einem beruflichen Erwachen oder privaten Neuanfang gekoppelt. Der Mensch findet und lebt seine Berufung und gestaltet seine Beziehungen anders. In dieser Zeit wird der Kontakt mit dem eigenen Wesen neu entdeckt oder findet endlich die passende Zuwendung. Altes, Unpassendes oder Unwesentliches kann losgelassen werden, so dass Raum für Neues, Passendes und Wesentliches entsteht.

Wird der notwendigen Veränderung in den Wechseljahren der Frau nicht nachgegeben, kann es verstärkt zu körperlichen oder seelischen Erkrankungen kommen. So können zum Beispiel Herzerkrankungen, Myome an der Gebärmutter, Brustkrebs, Depressionen, Blasenprobleme oder Osteoporose auftreten. Mit der veränderten inneren Haltung und den in diesem Buch beschriebenen Übungen ergibt sich durch die Energiearbeit eine Balance auf allen Ebenen, was zu einem überwiegend ausgeglichenen und zufriedenen Leben führt. Auch tiefsitzende stressauslösende Faktoren können nach und nach erkannt und in der Tiefe gelöst werden. Um während und nach dieser intensiven Zeit des inneren und äußeren Wechsels glücklich und gesund zu bleiben, ist es also wichtig, negative Stressfaktoren zu erkennen und wohltuende Aspekte zu stärken, also das Leben wieder ins Gleichgewicht zu bringen. In jedem Fall wohltuend und stärkend wirken folgende Aspekte:

- Verminderung von negativem anhaltenden Stress mit Hilfe der Übungen
- bewusster Umgang oder Auflösung der inneren Antreiber
- keine dauerhafte Überarbeitung oder Überlastung
- mehr erholsame Pausen
- Klärung offener Konflikte
- Vermeidung ungesunder und falscher Ernährung
- Anpassung der Ernährung an den veränderten Stoffwechsel und Verbrauch
- Rauchen, Alkohol, Medikamente und Drogen reduzieren und wenn möglich meiden
- spirituelle oder religiöse Aspekte ins Leben bringen
- energieraubende Beziehung(en) klären und gegebenenfalls lösen
- Wesentliches von Unwesentlichem unterscheiden und mehr das Wesentliche leben
- für guten, ausreichenden Schlaf sorgen
- ausreichend Bewegung und Aufenthalte in der Natur und in frischer Luft
- Oasen der Entspannung und des Genusses schaffen

In »stressigen« Zeiten und vor allem in Zeiten der »Krise« oder des Umbruchs ist es hilfreich, sich auf die Weisheit des eigenen Körpers zu besinnen und sich zu fragen, auf was er mit seinen Empfindungen hinweisen möchte. Welche Aspekte lebe ich in meinem Leben nicht oder nur unzureichend? Welche Aspekte möchte ich stärken oder vertiefen, da sie mir guttun?

Neben den in diesem Buch angebotenen Übungen aus der Energiearbeit kann eine regelmäßige angemessene sportliche Betätigung in den Wechseljahren helfen, die körperlichen, emotionalen und geistigen Energien auszubalancieren. Aus der inneren Einsicht, sich Gutes zu tun und sich die eigenen Bedürfnisse zu erfüllen, kann auch eine Ernährungsumstellung mit viel frischem Obst und Gemüse das Befinden sehr positiv beeinflussen und einer übermäßigen Gewichtszunahme entgegenwirken. In und nach den Wechseljahren sollte ein Mangel an mehrfach ungesättigten Fettsäuren (Omega-3-Fettsäuren) vermieden werden, da es dadurch zu Störungen im Nervensystem, den Augen und dem Immunsystem kommen kann. Auch sollte ein Mangel an Vitamin C, B6 und Magnesium vermieden werden, da dieser zu einer Überproduktion von entzündungsfördernden Stoffen führen kann. Bei anhaltender Müdigkeit und Stimmungstiefs sollte abgeklärt werden, ob zum Beispiel ein Vitamin D, B oder ein Eisenmangel vorliegt. (Northrup S. 208 ff.)

Alternative Therapien, die Verwendung von Heilpflanzen oder Kräutern sowie ausgesuchte Nahrungsergänzungsmittel können bei Bedarf den Veränderungsprozess ebenfalls sanft unterstützen.

Fazit
Zur Erhaltung der geistigen Vitalität und körperlichen Beweglichkeit in allen Lebensphasen – und besonders in und nach den Wechseljahren – möchte ich an dieser Stelle die in diesem Buch vorgestellten Chancen und Möglichkeiten nochmals zusammenfassen:

- Du kommst wieder mit dir selbst, mit deinem Körper, deinen Gefühlen und deinen Gedanken in Kontakt und kannst sie – wenn du möchtest – intensiv leben und ausdrücken.
- Du kannst deinen Körper akzeptieren und nimmst deine Körpersignale wahr und verstehst, auf was sie dich hinweisen wollen.
- Du nimmst deine Bedürfnisse wahr, sorgst gut für dich und löst dich mehr und mehr von den Erwartungen anderer.
- Du kannst deine Gedanken, Gefühle und Verhaltensweisen beobachten und dich – wenn du möchtest – auch davon distanzieren.
- Du erkennst, wo Entscheidungen anstehen oder Veränderung notwendig ist und hast die innere Stabilität und Stärke, sie umzusetzen.
- Durch den Selbsterkenntnisweg durch deine Chakren weißt du um die hinter den inneren Antreibern liegenden falschen Identifikationen.
- Du entwickelst eine optimistische Lebenshaltung im Hier und Jetzt und kannst hin und wieder über dich selbst lachen.
- Du folgst deinem eigenen Rhythmus und Tempo und weißt, wie du deine innere Balance wiederherstellen kannst.

- Du erlaubst dir, dich – wenn nötig – energetisch abzugrenzen und dich von den Ansprüchen, Antreibern und Gefühlen anderer zu distanzieren.
- Du entscheidest dich, mehr und mehr das zu tun, was dir wirklich Freude macht, was dir guttut und dir Energie gibt.
- Du erinnerst dich an deine Sehnsucht und an deine Herzenswünsche und gestaltest dein Leben immer mehr danach.
- Du erkennst tiefsitzende Bilder oder Ansichten über das Alter und kannst sie wandeln, akzeptieren oder loslassen.
- Dadurch lebst du dein Leben zunehmend in Freiheit und so, wie es für dich heute stimmig ist. Damit schaffst du dir heute die besten Bedingungen für eine wunderbare Zukunft.

Abschlussbetrachtung

- Burnout ist eine ernstzunehmende Erkrankung. Das durch Stress übererregte System findet nicht zur Normallage zurück.
- Im Burnout findet in der Regel eine Fehleinschätzung des eigenen Zustandes statt, daher lassen sich die Betroffenen meist erst sehr spät behandeln.
- Burnout kann sich zu einer lebensbedrohlichen Krise entwickeln, die stationär behandelt werden muss.
- Burnout ist in Deutschland häufig und nimmt dramatisch zu: »30 bis 35% der deutschen Lehrer, 40 bis 60% der deutschen Pflegenden, 15 bis 30% der deutschen Ärzte« leiden nach einer Untersuchung durch Rösing an Burnout. (Jaggi 2008, Seite 15 verweist auf Rösing I. 2003, Seite 52ff und 104ff)
- Burnout bedeutet einen schweren volkswirtschaftlichen Schaden.
- Burnout wird in der deutschen Wirtschaft und in vielen anderen Ländern bagatellisiert und tabuisiert.
- Trotz der öffentlichen Diskussion um Burnout, ist ein Eingeständnis oft mit schwerwiegenden Nachteilen verbunden.
- Arbeit ist ein wichtiger Teil des Lebens und sollte nicht als Bedrohung des Lebens empfunden werden müssen.
- Wer ausbrennt, muss zuerst einmal gebrannt haben.
- Masken und Rollen sind in Ordnung. Wichtig ist, die Maske nach Gebrauch wieder ablegen zu können, sonst läuft man Gefahr, im Leben zu einer Maske zu erstarren. Unsere beruflichen und privaten Rollen müssen im Interesse eines lebendigen Lebens irgendwann zerbrechen. Was meist als Krise erlebt wird, hilft dem Menschen hinter der Maske letztlich, sich selbst wiederzufinden.
- Burnout ist ein Zustand, der durch erlebte Einsicht, Einüben neuer Fähigkeiten und die Entfaltung noch nicht genutzter Ressourcen vermieden, gestoppt und überwunden werden kann.

Eine Anpassung an die veränderten und vielfach stressigen Lebens- und Arbeitsbedingungen kann in der heutigen Zeit nur gelingen, wenn wir in unsere Mitte und in Kontakt mit unserem inneren Wesen kommen und unser Potential aus dieser Mitte heraus leben. Hierbei ist ein achtsamer und bewusster Umgang mit den eigenen Empfindungen, Gefühlen und Bedürfnissen grundlegend.

Unsere Ziele, Wünsche und Sehnsüchte geben uns Energie und machen uns wach und aufmerksam. Sie verhindern Apathie, können sich aber auch gegenseitig im Wege stehen. Viele Menschen haben ihre Ziele, Sehnsüchte und Wünsche im Laufe des Lebens vergessen oder hinter die Alltagsanforderungen zurückgestellt.

Masken und Rollen, die wir übernommen haben, die uns aber nicht mehr passen oder die überflüssig geworden sind, sollten wir ablegen. Sonst laufen wir Gefahr, dass unser Leben zu einer Maske erstarrt und wir daran ersticken. Die Maske muss im Interesse des Lebens irgendwann zerbrechen. Das wird in der Regel als schwerwiegende Krise erlebt. Aber letztlich können hinter der zerbrochenen Maske oder nach der abgelegten Rolle das eigene Wesen und die eigenen Wünsche wieder in Erscheinung treten.

Ich wünsche mir von Herzen, dass dir dieses Buch auf deinem Weg zu dir selbst eine wertvolle und praktikable Begleitung ist und dich immer wieder an dein eigenes Licht und deine Kraft erinnert. Mögest du und alle Wesen glücklich, gesund und in Frieden sein.

Literaturhinweise

Arzmüller, Barbara, *Leuchtende Chakren*, Mankau 2016
Bambaren, Sergio, *Der träumende Delphin*, Piper 1999
Bergner, Thomas M.H., *Burnout-Prävention*, Schattauer 2011
Buijssen, Huub, *Demenz und Alzheimer verstehen*, Betz 2008
Brennan, Barbara Ann, *Lichtarbeit*, Goldmann Esoterik, 1989; *Licht-Heilung*, Goldmann 10. Auflage, 1994
GEOkompakt, *Ausgebrannt*, Spiegel TV, DVD 2012
GEOkompakt, *Wege aus dem Stress*, Nr. 40
Georgii, Ursula, *Energiearbeit mit Aura und Chakras*, Neue Erde, 2002; *Frei Sein im Hier und Jetzt* + CD, Neue Erde, 2010
Geurtz, Jan, *Sucht-Frei*, Omega, 2007
Giger-Bütler, J., »Sie haben es doch gut gemeint«, Betz 2011, *Depressionen und Familie*
Hemmerich, F. Helmut, *Aufrichten aus der Burnout-Falle* in info3 NR. 5, 2009
Jaggi, Ferdinand, *Burn-out praxisnah*, Thieme Verlag, 2008
Kaiser, Annette, *Der Weg hat keinen Namen*, Theseus, 2003; *Jenseits aller Pfade*, Theseus, 2004
Katie, Byron, Über Liebe, Sex und Beziehungen, Goldmann, Arkana 2006
Krohne, Horst, *Das Hausbuch der Geistheilung*, Ansata 2005
Lipton, Bruce H., *Intelligente Zellen*, KOHA-Verlag, 2009
Master Choa Kok Sui, *Energetischer Selbstschutz*, Ansata, 2003
Melchizedek, Drunvalo, *Aus dem Herzen leben*, KOHA-Verlag, 2007
Myss, Caroline, *Chakren*, MensSana 2000
Natur&heilen, August 8/2019
Nelting, Manfred, *Burn-out – Wenn die Maske zerbricht*, Goldmann, 2014
Nidiaye, Safi, *Aufwachen und Lachen*, Ullstein 2007; *Befreie deine Sehnsucht*, Integral, 2005; *Herz öffnen statt Kopf zerbrechen*, Ullstein 2005
Northrup, Dr. med. Christiane, *Weisheit der Wechseljahre*, Goldmann, 2010
Platsch, Klaus-Dieter, *Was heilt*, Theseus, 2007
Paulson, Genevieve, *Das Chakra- und Kundalini-Übungsbuch*, Windpferd, 2009
Sharamon, Shaila; Baginski, Bodo J., *Das Chakra-Handbuch*, Windpferd, 2001
Tolle, Eckehard, Jetzt: *Die Kraft der Gegenwart*, Kamphausen, 2008; *Eine neue Erde*, Goldmann, 2005

Tubali, Shai, *Chakren*, Neue Erde, 2013
Tubali, S. mit Ritzler, P., *Lebensfreude*, Neue Erde, 2017
Wessbecher, Harald, *Entfalte deine Bestimmung*, Heyne, 2008; *Individualität und Freiheit*, Integral, 2007; H. Wessbecher: CD *Chakrameditation in 20*
Wilber, Ken, *Mut und Gnade*, Goldmann Verlag

Über die Autorin

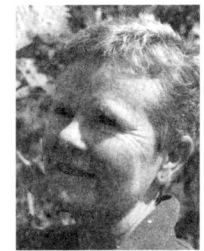

Ursula Georgii hat lange Zeit als Gärtnerin und Landschaftsplanerin gearbeitet und ist seit 15 Jahren als intuitive Beraterin und Trainerin tätig. Sie ist Autorin von zwei Büchern und hat eine Meditations-CD herausgegeben.

Ursula Georgii wurde von 1990 bis 1997 in der Schule für intuitive und kreative Entwicklung Berlin/Utrecht in der Energiearbeit mit Aura und Chakren ausgebildet. Seit 2004 folgt sie auch beruflich ihrem Herzen und bietet Aura- und Chakra-Lesungen sowie Seminare und Ausbildungen in der Energiearbeit und im energetischen Selbstschutz an.

In den letzten Jahren liegt ein Schwerpunkt ihrer Arbeit darin, Menschen zu unterstützen, die unter den enormen gesellschaftlichen und privaten Anforderungen und dem permanenten Leistungs- und Zeitdruck leiden.

www.intuitive-energiearbeit.de

Weitere Titel bei Neue Erde

Übungsanleitungen für jeden Zweck
Ein Buch für alle, die schon viel über Aura und Chakras gelesen haben, jetzt aber endlich mit diesem Wissen auch etwas anfangen möchten. »Energiearbeit mit Aura und Chakras« ergänzt dieses theoretische Wissen mit einer Vielzahl von Übungen.
Dieses Buch ist so etwas wie ein »Rezeptbuch«, in dem man für jeden Zweck und jedes Anliegen eine passende Übung finden kann.

Ursula Georgii
Energiearbeit mit Aura und Chakras
56 praktische Übungen zur Erdung, Reinigung und Heilung
Paperback, 128 Seiten
ISBN 978-3-89060-460-2

Dein Leben durch Energiearbeit in Fülle gestalten
Wir denken etwa 60.000 Gedanken am Tag, aber fast alle sind Wiederholungen, innere Dialoge, Schuldzuweisungen und Zukunftssorgen. Diese Gedanken sind unnütz, die daran gekoppelten Emotionen rauben uns Energie. Und sie holen uns aus der einzigen Zeit, die wirklich ist, dem Jetzt, und dem einzigen Raum, den wir gestalten können, dem Hier. Dieses Buch enthält eine Fülle von praktischen Übungen. Sie vermitteln uns, wie wir unsere Energie für uns bewahren und für die Gestaltung unseres Lebens und die Erfüllung unserer Wünsche nutzen können.

Ursula Georgii
Frei sein im Hier und Jetzt
Die Intuitive Energiearbeit
45 Meditationsübungen für Heilung, Erdung und Selbstverwirklichung
Paperback, 128 Seiten
ISBN 978-3-89060-550-0

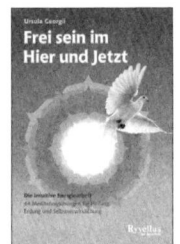

Angeleitete Meditationen zum »Frei sein«
Die auf dieser CD von Ursula Georgii selbst angeleiteten Übungen helfen, Körper und Geist zu entspannen und sich im Zustand der inneren Sammlung besser kennenzulernen und die eigene Wirklichkeit durch die Vorstellungskraft zu verändern. Der Kontakt zu sich selbst, zur Erde und zu den kosmischen Energien sowie die Reinigung des Energiesystems schafft Raum für ein selbstbestimmtes Leben in Freiheit und Fülle.

Ursula Georgii
Frei sein im Hier und Jetzt
Neun Meditationsübungen für Heilung, Erdung und Selbstverwirklichung
CD, 72 Minuten
ISBN 978-3-89060-566-1

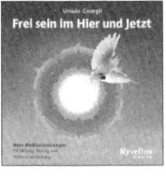

www.neue-erde.de

Weitere Titel bei Neue Erde

Auf den Körper vertrauen
Unser Körper ist immer da, und er teilt sich uns auch ständig mit. Doch wir haben verlernt, ihn wahrzunehmen, sind abgeschnitten von seiner Weisheit. Alte Traumata abzulegen und wieder in die unmittelbare Körperwahrnehmung zu gehen, dazu will dieses praktische Buch Wegweiser und Anleitung sein. Es macht Mut, wieder Vertrauen in den eigenen Körper und seine Selbstheilungskräfte zu fassen. Der Körper hat seine eigene Sprache, die älter und ursprünglicher ist, als die meisten von uns glauben. Es wird Zeit hinzuhören! In diesem Buch geht es um die Wiedergewinnung dieses lebensfördernden Systems, das wir alle in uns tragen und das geduldig darauf wartet, gehört zu werden.

Suzanne Scurlock-Durana
Bewusst Körper Sein
Wie wir die uns innewohnende uralte Weisheit des Körpers wiedergewinnen und in unserem alltäglichen Leben heilsam anwenden
Broschur, 192 Seiten
ISBN 978-3-89060-744-3

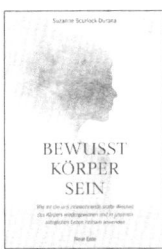

Mit Seelenbildern die Organe stärken und heilen
Seele und Körper sind eine Einheit, und durch unser Fühlen und Denken, durch innere Bilder, können wir unsere Organe beeinflussen. In diesem Buch stellt der Autor unsere Organe in Bildern vor, die der Seele zugänglich sind. Dazu gibt er zu jedem Organ eine Übung, mit der wir, unterstützt durch die Behandlung der entsprechenden Reflexzone, dieses Organ stärken und zu einer Heilung beitragen können.

Ewald Kliegel
Reflexzonen und Organsprache
Heilwerden an Leib und Seele
Paperback, 128 Seiten
ISBN 978-3-89060-272-1

Zugang zu unserer innersten Natur
Mit diesem Kartenset wird es möglich, sich vertieft auf die Organwesen und ihr vielstimmiges Wechselspiel einzulassen. Damit öffnet sich ein großartiger neuer Zugang zu den körperlichen, seelischen und geistigen Ebenen der Organe.

Ewald Kliegel, Anne Heng
Organwesen-Karten
Paperback, 112 Seiten,
+ 56 Karten 96 x 130 mm in Magnetklappbox
ISBN 978-3-89060-757-3

www.neue-erde.de

NEUE ERDE im Buchhandel

Neue Erde ist ein kleiner unabhängiger Verlag, und der unabhängige Buchhandel ist unser natürlicher Partner. Wir unterstützen die Initiative »buy local«.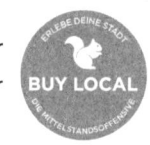

Sollte es Lieferschwierigkeiten bei den Büchern von NEUE ERDE geben, lassen Sie immer im VLB (Verzeichnis lieferbarer Bücher) nachsehen, im Internet unter **www.buchhandel.de**

Alle lieferbaren Titel des Verlags sind für den Buchhandel verfügbar.

Auch mobil können Sie, zum Beispiel mit LChoice, unsere Bücher beim örtlichen Buchhändler kaufen.

Sie finden unsere Bücher auch auf unserer Homepage **www.neue-erde.de** oder in unserem Gesamtverzeichnis, welches Sie gerne hier anfordern können:

NEUE ERDE GmbH
Cecilienstr. 29 · 66111 Saarbrücken
info@neue-erde.de

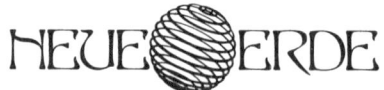